国家出版基金项目
NATIONAL PUBLICATION FOUNDATION

中医历代名家学术研究丛书

主编 潘桂娟

Academic Research Series of Famous
Doctors of Traditional Chinese
Medicine through the Ages

"十三五"国家重点图书出版规划项目

杨杰 李菲 付玉娟 编著

徐灵胎

U0308665

全国百佳图书出版单位
中国中医药出版社
·北 京·

图书在版编目（CIP）数据

中医历代名家学术研究丛书 . 徐灵胎 / 潘桂娟主编 ；
杨杰，李菲，付玉娟编著 . —北京：中国中医药出版社，
2021.12

ISBN 978-7-5132-6719-9

Ⅰ . ①中… Ⅱ . ①潘… ②杨… ③李… ④付… Ⅲ .
①中医临床—经验—中国—清代 Ⅳ . ① R249.1

中国版本图书馆 CIP 数据核字（2021）第 007637 号

中国中医药出版社出版

北京经济技术开发区科创十三街 31 号院二区 8 号楼
邮政编码 100176
传真 010-64405721
河北品睿印刷有限公司印刷
各地新华书店经销

开本 880×1230 1/32 印张 8.5 字数 220 千字
2021 年 12 月第 1 版 2021 年 12 月第 1 次印刷
书号 ISBN 978-7-5132-6719-9

定价 69.00 元
网址 www.cptcm.com

服务热线 010-64405510
购书热线 010-89535836
侵权打假 010-64405753

微信服务号 zgzyycbs
微商城网址 https://kdt.im/LIdUGr
官方微博 http://e.weibo.com/cptcm
天猫旗舰店网址 https://zgzyycbs.tmall.com

2005 年国家重点基础研究发展计划（973 计划）课题"中医学理论体系框架结构与内涵研究"（编号：2005CB532503）

2009 年科技部基础性工作专项重点项目"中医药古籍与方志的文献整理"（编号：2009FY120300）子课题"古代医家学术思想与诊疗经验研究"

2013 年国家重点基础研究发展计划（973 计划）项目"中医理论体系框架结构研究"（编号：2013CB532000）

国家中医药管理局重点研究室"中医理论体系结构与内涵研究室"建设规划

"十三五"国家重点图书、音像、电子出版物出版规划（医药卫生）

2021 年度国家出版基金资助项目

项目来源及国家重点图书出版计划

前言

中医理论肇始于《黄帝内经》《难经》，本草学探源于《神农本草经》，辨证论治及方剂学发轫于《伤寒杂病论》。在此基础上，历代医家结合自身的思考与实践，提出独具特色的真知灼见，不断革故鼎新，充实完善，使得中医药学具有系统的知识体系结构、丰富的原创理论内涵、显著的临床诊治疗效、深邃的中国哲学背景和特有的话语表达方式。历代医家本身就是"活"的学术载体，他们刻意研精，探微索隐，华叶递荣，日新其用。因此，中医药学发展的历史进程，始终呈现出一派继承不泥古、发扬不离宗的繁荣景象。

中国中医科学院中医基础理论研究所，自2008年起相继依托2005年国家重点基础研究发展计划（973计划）课题"中医学理论体系框架结构与内涵研究"、2009年科技部基础性工作专项重点项目"中医药古籍与方志的文献整理"子课题"古代医家学术思想与诊疗经验研究"、2013年国家重点基础研究发展计划（973计划）项目"中医理论体系框架结构研究"，以及国家中医药管理局重点研究室（中医理论体系结构与内涵研究室）建设规划，联合北京中医药大学等16所高等院校及科研和医疗机构的专家、学者，选取历代具有代表性或学术特色突出的医家，系统地阐释与解析其学术思想和诊疗经验，旨在发掘与传承、丰富与完善中医理论，为提升中医师临床实践能力和水平提供参考和借鉴。本套丛书即是由此系列研究阶段性成果总结而成。

综观历史，凡能称之为"大医"者，大都博览群书，学问淹博赅洽，集百家之言，成一家之长。因此，我们以每位医家的内容独立成书，尽可能尊重原著，进行总结、提炼和阐发。本丛书的另一个特点是，将医家特色学术观点与临床实践相印证，尽可能选择一些典型医案，用以说明理论的实践价值，便于临床施用。本丛书列选"'十三五'国家重点图书、音像、电子出版物出版规划""医药卫生"类项目，收载民国及以前共102名医家。第一批61个分册，已于2017年出版。第二批41个分册，申报2021年国家出版基金项目已获批准，出版在即。

丛书各分册作者，有中医基础和临床学科的资深专家、国家及行业重点学科带头人，也有中青年骨干教师、科研人员和临床医师中的学术骨干，来自全国高等中医药院校、科研机构和临床单位。从学科分布来看，涉及中医基础理论、中医各家学说、中医医史文献、中医经典及中医临床基础、中医临床各学科。全体作者以对中医药事业的拳拳之心，共同努力和无私奉献，历经数年完成了这份艰巨的工作，以实际行动切实履行了"继承好、发展好、利用好"中医药的重大使命。

在完成上述科研项目及丛书撰写、统稿与审订的过程中，研究团队暨编委会和审订委员会全体成员精益求精之心始终如一。在上述科研项目负责人、丛书总主编、中国中医科学院中医基础理论研究所潘桂娟研究员主持下，由常务副主编陈曦副研究员、张宇鹏副研究员及各分题负责人——翟双庆教授、钱会南教授、刘桂荣教授、郑洪新教授、邢玉瑞教授、马淑然教授、文颖娟教授、陆翔教授、杨卫彬研究员、崔为教授、江泳教授、柳亚平副教授、王静波副教授等，以及医史文献专家张效霞教授，分别承担或参与了团队的组织和协调，课题任务书和丛书编写体例的起草、修订和具体组织实施，各单位课题研究任务的落实和分册文稿编写、审订等工作。编委会多次组织工作会议和继续教育项目培训，推进编撰工作进度，确保书稿撰写规范，并组织有关专家对初稿进行审订；最终，由总主编与常务副主编对丛书各分册进行复审、修订和统稿，并与全体作者充分交流，对各分册内容加以补充完善，而始得告成。

2016年2月，国家中医药管理局颁布《关于加强中医理论传承创新的若干意见》，指出要"加强对传承脉络清晰、理论特色鲜明的古代医家的学术思想研究"。2016年2月，国务院颁布《中医药发展战略规划纲要（2016—2030年）》，强调"全面系统继承历代各家学术理论、流派及学说"。上述项目研究及丛书的编写，是研究团队对国家层面"遵循中医药发展规律，传承精华，守正创新"号召的积极响应，体现了当代中医人敢于担当的勇气和矢志不渝的追求！通过此项全国协作的系统工程，凝聚了中医医史、文献、理论、临床研究的专门人才，培育了一支专业化的学术队伍。

在此衷心感谢中国中医科学院及其所属中医基础理论研究所、中医药信息研究所、研究生院，以及北京中医药大学、陕西中医药大学、山东中医药大学、云南中医药大学、安徽中医药大学、辽宁中医药大学、浙江中医药大学、成都中医药大学、湖南中医药大学、长春中医药大学、黑龙江中医药大学、南京中医药大学、河北中医学院、贵州中医药大学、中日友好医院16家科研、教学和医疗单位对此项工作的大力支持！衷心感谢中国中医科学院余瀛鳌研究员、姚乃礼主任医师、曹洪欣教授与北京中医药大学严季澜教授在项目实施和本丛书出版过程中给予的悉心指导与支持！衷心感谢中国中医药出版社有关领导及华中健编辑、芮立新编辑、伊丽萦编辑、鄢洁编辑及丛书编校人员的辛勤付出！

在本丛书即将付梓之际，全体作者感慨万千！希望广大读者透过本丛书，能够概要纵览中医药学术发展之历史脉络，撷取中医理论之精华，承绪千载临床之经验，为中医药学术的振兴和人类卫生保健事业做出应有的贡献！

由于种种原因，书中难免有疏漏之处，敬请读者不吝批评指正，以促进本丛书的不断修订和完善，共同推进中医历代名家学术的继承与发扬！

《中医历代名家学术研究丛书》编委会

2021 年 3 月

凡例

一、本套丛书选取的医家，为历代具有代表性或特色思想与临床经验者，包括汉代至晋唐医家6名，宋金元医家19名，明代医家24名，清代医家46名，民国医家7名，总计102名。每位医家独立成册，旨在对医家学术思想与诊疗经验等内容进行较为详尽的总结阐发，并进行精要论述。

二、丛书的编写，本着历史、文献、理论研究有机结合的原则，全面解读、系统梳理和深入研究医家原著，适当参考古今有关该医家的各类文献资料，对医家学术思想和诊疗经验加以发掘、梳理、提炼、升华、概括，将其中具有理论意义、实践价值的独特内容阐发出来。

三、丛书在总体框架上，要求结构合理、层次清晰；在内容阐述上，要求概念正确，表述规范，持论公允，论证充分，观点明确，言之有据；在分册体量上，鉴于每个医家的具体情况不同，总体要求控制在10万～20万字。

四、丛书的每一分册的正文结构，分为"生平概述""著作简介""学术思想""临证经验"与"后世影响"五个独立的内容范畴。各分册将拟论述的内容按照逻辑与次序，分门别类地纳入以上五个内容范畴之中。

五、"生平概述"部分，主要包括医家姓名字号、生卒年代、籍贯等基本信息，时代背景、从医经历以及相关问题的考辨等。

六、"著作简介"部分，逐一介绍医家的著作名称（包括现存、已经亡佚又经后人辑复的著作）、卷数、成书年代、主要内容、学术价值等。

七、"学术思想"部分，分为"学术渊源"与"学术特色"两部分进行论述。前者重在阐述医家之家传、师承、私淑（中医经典或前代医家思想对其影响）关系，重点发掘医家学术思想的历史传承与学术渊源；后者主要从独特学术见解、学术成就、学术特点等方面，总结医家的主要学术思想特色。

八、"临证经验"部分，重点考察和论述医家学术著作中的医案、医论、医话，并有选择地收集历代杂文笔记、地方志等材料，从中提炼整理医家临床诊疗的思路与特色，发掘、总结其独到的诊治方法。此外，还根据医家不同情况，以适当方式选录部分反映医家学术思想与临证特色的医案。

九、"后世影响"部分，主要包括"学术影响与历代评价""学派传承（学术传承）""后世发挥"和"国外流传"等内容。其中，对医家的总体评价，重视和体现学术界共识和主流观点，在此基础上，有理有据地阐明新见解。

十、附以"参考文献"，标示引用著作名称及版本。同时，分册编写过程中涉及的期刊与学位论文，以及未经引用但能体现一定研究水准的期刊与学位论文也一并列出，以充分体现对该医家研究的整体状况。

十一、附以丛书全部医家名录，依照时间先后排列，以便查验。

十二、丛书正文标点符号使用，依据中华人民共和国国家标准《标点符号用法》（GB/T 15834—2011）。医家原书中出现的俗字、异体字等一律改为简化正体字，个别不能对应简化字的繁体字酌予保留。

《中医历代名家学术研究丛书》编委会

2021 年 3 月

内容提要

　　徐灵胎，名大椿，原名大业，灵胎为其字，晚号洄溪老人；生于清康熙三十二年（1693），卒于清乾隆三十六年（1771）；江苏吴江（今江苏省苏州）人，清代著名医家。著有《难经经释》《神农本草经百种录》《医学源流论》《伤寒类方》《兰台轨范》《医贯砭》《慎疾刍言》《洄溪医案》等。徐灵胎业儒通经，博学多才，旁及杂学，尤精岐黄。徐灵胎强调"志医当求医道"，重元气，重阴精，慎温补；重视临床实践，以方类证，广求治法。徐灵胎在内科、外科、妇科、儿科疾病诊治，以及针灸、养生等方面，多有独到见解。本书内容包括徐灵胎的生平概述、著作简介、学术思想、临证经验、后世影响等。

徐灵胎，名大椿，原名大业，灵胎为其字，晚号洄溪老人，清代著名医家。生于清康熙三十二年（1693），卒于清乾隆三十六年（1771）；江苏吴江（今江苏省苏州）人。著有《难经经释》《神农本草经百种录》《医学源流论》《伤寒类方》《兰台轨范》《医贯砭》《慎疾刍言》《洄溪医案》等。徐灵胎业儒通经，博学多才，旁及杂学，尤精岐黄；既无家学渊源，又无师道传授，可谓自学成才。徐灵胎崇尚经典，淹通儒道，旁览杂学，"探研《易》理，好读黄老与阴符家言；凡星经、地志、九宫、音律，以至舞刀夺槊、勾卒、嬴越之法"等。广博的知识背景，为其在医学领域独树一帜奠定了坚实的基础。徐灵胎强调"志医当求医道"，其重元气，重阴精，慎温补；重视临床实践，以方类证，广求治法。徐灵胎的医学著作颇多，立论范围博杂，大至"医道通治道论"，小至"煎药服药法"；论临床诊疗，从患家选择医者，到医家理法方药，再到疗效检验，无不入微涉及。总之，徐灵胎理论造诣深邃，临证效果非凡，是中医学史上一位有广泛影响的医家。

现代以来，有不少学者整理和研究徐灵胎的学术思想和临证经验。笔者通过中国知网（CNKI）、万方数据库、读秀学术搜索、国家图书馆、中国中医科学院图书馆、北京中医药大学图书馆等多种途径，以"徐灵胎""徐大椿""徐大业"为主题词，检索了期刊论文、会议论文、学术论文与相关著作。其中，1956年至2019年，有期刊论文248篇，内容涉及对徐灵胎的学术思想、临证经验、代表著作的探讨与阐述等。学位论文有：山东中医药大学耿尊恩的《〈神农本草经百种录〉文献研究》（2017年）、中国中医科学院王子川的《徐灵胎学术思想与临床经验研究》（2013年）、扬州大学尤娟的《清代文人三家道情》（2012年）、北京中医药大学马良梅的《徐灵胎对〈伤寒论〉学术思想的继承和发展》（2012年）、山东中医药大学赵晶的《难经的文献研究》（2008年）、广西中医学院徐笋晶的《徐灵胎对〈伤寒论〉辨证论治及处方用药特点的研究》（2011年）等。相关著作方面，有《精于辨证的徐灵胎》，重在总结徐灵胎"辨证"方面的成就，1990年由中国科学技术出版社出版；《徐灵胎医学全书》，以校勘注释徐灵胎八部医学著作为主，兼撰"徐灵胎医学学术思想研究"一文；《中国历代名医名术》一书，载有部分徐灵胎学术思想研究的相关内容。迄今为止，未见与本书类似的专著出版。

　　本次整理研究，从徐灵胎的生平经历、从医背景入手，探析其成长之路；从学术渊源、治学方法，论述其学术思想特色和治学之道；从理、法、方、药四个方面，系统总结其临证经验，或论，或述，或与医案相结合，旨在系统而全面地彰显徐灵胎的学术风格，准确地阐述其学术思想和临证经验。在整理研究过程中，运用文献学方法，深入研读徐灵胎的医学原著，并加以发掘、梳理、提炼、升华、概括；参考历代医家著作中涉及徐灵胎本人及其著作中的评述和发挥；同时广泛涉猎和适当参考中国知网期刊数据库中相关期刊论文、著作及学位论文。总之，本书拟通过对徐灵胎原著主要内容的整理与研究，并参考古今有关研究进展，重在阐发其学术思想特色、临床诊疗经验以及治学方法与特点等。

　　徐灵胎著作颇丰，刊本繁多。本书所选底本，系徐灵胎生前刊行的版本，书稿由其亲自完成，经徐氏子弟校正版样，伪讹较少。如《难经经释》，采用清雍正五年（1727）徐氏洄溪草堂精刻处印家藏本；《神农本草经百种录》，采用乾隆间半松斋《徐氏医书六种》；《医学源流论》，采用清乾隆二十二年（1757）半松斋初刻本；《伤寒类方》，采用乾隆年间半松斋《徐氏医书六种》；《兰台轨范》，采用清乾隆二十九年（1764）洄溪草堂原刻本；《医贯砭》，采用清乾隆间半松斋《徐氏医书六种》；《慎疾刍言》，采用清道光十八年（1838）蔡氏涵虚阁本；《洄溪医案》，采用清咸丰七年（1857）蒋氏衍芬草堂刻本。

在此衷心感谢参考文献的作者及支持本项研究的各位同仁！

中国中医科学院　杨 杰

2021 年 10 月

目录

徐灵胎

生平概述

徐灵胎，名大椿，原名大业，灵胎为其字，晚号洄溪老人；生于清康熙三十二年（1693），卒于清乾隆三十六年（1771）；江苏吴江（今江苏省苏州）人，清代著名医家。著有《难经经释》《神农本草经百种录》《医学源流论》《伤寒类方》《兰台轨范》《医贯砭》《慎疾刍言》《洄溪医案》等。徐灵胎业儒通经，博学多才，旁及杂学，尤精岐黄。徐灵胎梳理中国医学之源流，阐发医学典籍之精髓，使"古圣立方治病之心灼然可知"。其博览群书，胸有实学；注重实践，长于思辨；勤于笔耕，针砭积弊。徐灵胎在道德学问、为人处世、行医道术、摄生保养等各个方面，卓异超群，发表过不少精辟独到的见解，是中医学史上一位具有深远影响的理论家、评论家和临床家。兹略加钩辑，简述如次。

一、时代背景

（一）医学背景

徐灵胎在《医学源流论》自序中曰："而窃慨唐宋以来，无儒者为之振兴，视为下业，逡巡失传，至理已失，良法并亡，怵然伤怀，恐自今以往，不复有生人之术。不揣庸妄，用敷厥言，倘有所补所全者，或不仅一人一世已乎？"清初医界治学，每多罢黜各家，专宗张仲景，发挥《伤寒论》精义，阐述《金匮要略》微旨。喻嘉言附和方有执之说，取其《伤寒论条辨》，参以己意，著伤寒《尚论》前后篇。其门人徐忠可，又著《伤寒方论》一卷（一作《伤寒一百十三方发明》）和《金匮要略论注》，以析张仲景立方深义，羽翼其说。此后医学界就逐渐产生了经典学派，康熙、雍正、乾隆年间，注释经典者日益增多，康熙年间的程云来、张志聪、张璐、张卿子、程郊倩、周扬俊、汪琥、钱潢、柯韵伯、沈目南、魏荔彤，雍正年间的尤在泾，乾隆年间的黄元御、吴仪洛等，对《伤寒论》《金匮要略》各有发挥。而太医院吴谦等，编写《医宗金鉴》，又将《伤寒论》《金匮要略》原文逐条注释，因此经典学派盛极一时。徐灵胎一生接触的医家、学者，多从事经典研究，因此，徐灵胎学习和研究经典并卓有成就，与上述医学背景有一定的关系。由于徐灵胎天资高，有才学，加之勤奋治学、重视临证，所以成为经典学派的正统人物。

自古医界多有大医不断倡导从医者应加强自身修养，努力提高自身素质。徐灵胎在《洄溪道情·行医叹》中言："叹无聊，便学医。唉，人命关天，此事难知。救人心，做不得谋生计。不读方书半卷，只记药味几枚。无论臟腑风劳、伤寒疟痢，一般的望闻问切、说是谈非。要入世投机，只打听近日时医，惯用的是何方何味。试一试，偶然得效，倒觉希奇。试得不灵，便弄得无主意。若还死了，只说道，药不错，病难医。绝多少单男独女，送多少高年父母，拆多少壮岁夫妻。不但分毫无罪，还要药本酬仪。问你居心何忍？王法虽不及，天理实难欺。若果有救世真心，还望你读书明理。做不来，宁可改业营生，免得阴诛冥击。"《黄帝内经》（以下简称《内经》）为中医学之源头，而汉代以后，《内经》之学出现分流。虽然仓公、张仲景、华佗医术各有所长，宗法皆不离《内经》，但是师承各别。徐灵胎感叹当时有不少医家只重医术，不重医道，至晋唐以后，支流愈分，出现"徒讲乎医之术、而不讲乎医之道"（《难经经释》）的局面，徐灵胎认为"去圣远矣"。徐灵胎指出《内经》乃圣学之传，《难经》之阐述则悉本《内经》之语，深得《内经》之宗法要旨，历代注家对此"皆不敢有异议"，对于明显有疑问的地方，"且多为曲解"；徐灵胎叹当时社会人云亦云，墨守成规，认为《难经》经文中有有悖《内经》之处，甚至存在颠倒经文的情况。

（二）家学背景

清康熙二十二年（1693），徐灵胎生于江苏吴江西城下塘之毓瑞堂。其家世为望族，"代有科第"。徐灵胎的祖籍在江西，在宋代南渡时从江西迁至浙江的嘉善县魏塘镇；到明代正统年间，过祖徐富举家又迁到江苏吴江之南麻村，先祖徐硕再徙至西蒙港（今吴县江北厍乡），遂定居吴江。

徐灵胎高祖徐履仁（1565—1623），字熙宇，邑庠生，于农田水利尤为熟悉。明万历年间，吴江知县霍维华编定《履亩清册》，履仁左右其事，钩稽核算。质朴俭约，品行为时推重。辛勤农耕，治家有方，拓产累田，有数十顷，但依然寒素布衣。晚年筑"稻香楼"，每每登临吟咏，著有《稻香楼集》若干卷。明天启三年（1623）九月初七卒，年五十九。配潘氏（1566—1629），生四子一女。

曾祖名徐毓奇（1599—1667），原名允美，字季华。年十八即助其父勘田核算。家建"南州草堂"，居常唯手抄书史，漪花种竹自娱。喜购书，积书至数千卷，博学多闻，藏书过目成诵，凡兵农医卜、天官地利，无不通晓，尤邃医理。为人孝友仗义，好学博古，明亡，著书，著有《徐氏曰抄》《事物原始》《吴郡志略》《闻窗异》《适志集》（一名《西檬吟稿》）《文体正伪》《纬武集》《创始备览》《医略》等书数十卷。清康熙六年（1667）五月二十四日卒，享年六十九岁。其妻王氏（1601—1656），侧室韩氏（1615—1673）（徐钪生母），生四子一女。

祖父徐钪（1636—1709），字电发，号虹亭，一号拙庵，晚号松风老人，又号枫江渔父、菊庄老人等，为清初著名辞章家、词学家，兼善绘事，兴酣落墨，山水笔致风秀，画神趣如生。早具凤慧，少颖悟绝人，弱冠时即擅以诗名，尤工词。家有藏书万卷，览诵不遗。康熙十八年（1679）开考博学鸿词科，榜上有名，授翰林院检讨，编修《明史》，任馆职四载，因不能事权贵，以病告归，未几罢官归田，几年后病愈转调外官，不赴选，遂脱朝衫归里，居吴江县城毓瑞堂。与同邑潘来、嘉兴朱彝尊、苏州尤侗为莫逆交。癸未岁（1703），康熙南巡，两次钦赐御书，诏复原官。钫因老病不就职，杜门却轨，唯以著书为事。工词善画，刊《青门集》，著有《菊庄乐府》二卷、《南州草堂集》三十卷、《南州草堂续集》四卷、《词苑丛谈》十二卷、《续本事诗》十二卷等。其《菊庄乐府》最见重于时，朝鲜贡使仇元吉尝以金饼易之。康熙四十八年（1709）十二月二十一日卒，年七十四岁。原配吴氏（1631—1685），为徐养浩生母；侧室吴氏。生四子三女。

父徐养浩（生卒年不详），字直方，号药江，又号莼村，考授州司马，不就选而归，老于家，益耽于学，毕生攻读诗文。曾覆舟五龙桥遇救，手中犹执《通鉴》一册，闻者以为美谈。其精于水利之学，曾受聘纂修《吴中水利志》，但养浩早亡，清康熙六十年（1721）与其父徐钫同葬于吴江二十七都壁宇圩，家道中落。配丁氏，侧室顾氏。生子五，长子大椿；次子如桐，字含醇；三子如彬、四子景松、五子景柏均早殇。

清康熙三十二年（1693）五月十五日，徐灵胎生于下塘毓瑞堂，徐灵胎母丁孺人，厚德纯行。家族的长辈们则寄望于徐灵胎，希冀其能秉祖承宗，光大家声。徐灵胎在《洄溪道情·六十自寿》中自述生平，哀人生之多艰。"原指望少博微名，幸叨半职，些微展布苍生计。谁料得严君见背，诸弟连摧，只剩得单亲独子，形影相依。朝持两桨辞娘出，暮倚柴门望子归。只得谱几调高宫细羽，聊代斑衣戏；卖几片陈皮甘草，权当负米回。待守到风木悲余，我的年华老矣。"徐灵胎早年挑起生活重担，虽未能科名显耀，但他有博学多才之能，对音乐文学、天文地理，无不深究，而于医学用力最多。

（三）文化背景

中医学奠定于中国古代哲学、天文学、历律学、算学、地理学、物候学、文字学等的基础上，要求学医者要有广博而精深的知识。正如清代著名文学家袁枚所云："先生生有异禀，聪强过人。凡星经、地志、九宫、音律、舞刀夺槊、勾卒、嬴越之法，靡不宣究，而尤长于医。"(《徐灵胎先生传》)徐灵胎年少时学习儒术，且好读道家书，天文、地理、音律、技击等无一不精。徐灵胎7岁入塾，先习八股，继而钻研经学，后又遵父命学习水利之术。14岁学时文，对《道德经》有自己独到的认识；18岁时研究水利书籍，阅水利诸书并录其要略；20岁县庠入泮，拜周意庭为师，开始自学医学，自此潜心医道，无师自通，终至大成。

药王孙思邈《千金要方·大医习业》曰："凡欲为大医，必须谙《素问》《甲乙》《黄帝针经》《明堂流注》、十二经脉、三部九候、五脏六腑、表里孔穴、本草药对，张仲景、王叔和、阮河南、范东阳、张苗、靳邵等诸部经方。又须妙解阴阳禄命、诸家相法，及灼龟五兆、《周易》六壬，并须精熟，如此乃得为大医。若不尔者，如无目夜游，动致颠殒。次须熟读此方，寻思妙理，留意钻研，始可与言于医道矣。又须涉猎群书，何者？若不读五经，不知有仁义之道；不读三史，不知有古今之事；不读诸子，睹事则不能默而识之；不读《内经》，则不知有慈悲喜舍之德；不读《庄》《老》，不能任真体远，则吉凶拘忌，触涂而生。至于五行休王，七耀天文，并须探赜。若能具而学之，则与医道无所滞碍，尽善尽美矣。"以此"大医"标准，徐灵胎在深入研究古典医籍前，已具备此各种文化背景，对中华文化的许多方面均下过很深功夫。其撰有《阴符经注》《道德经注》《乐府传声》《洄溪道情》等。徐灵胎卓越的医理修养与医术造诣，与其深厚的文化修养，互为表里，相辅相成。徐灵胎与袁枚交厚，在袁枚的《随园诗话》中载有徐灵胎的文学作品。袁枚认为："先生好古，不喜时文，与余平素意合，故采其嘲学究俳歌一曲，载《诗话》中以警世云。"所谓"时文"，是指当时盛行的八股文，徐灵胎厌弃之，而以俳歌体和道情体抒发灵性和情怀。徐灵胎精于医，长于文，他的医学成就与他深厚的文学素养密不可分。《皇清敕赠儒林郎徐徵君墓志铭》曰："君性通敏，知时务，喜豪辩，跌宕自恣，若脱鞲之鹰，瞬息千里，众鸟避易。自少年时，已落落有奇志。初学时文，薄其道，因覃思《周易》《道德》《阴符》家言，久之有契。既乃旁搜天文、地志、音律、技击之术，精意练习，得其要领，而于医理尤邃，上下数千年，穷源达流，参稽得失。尝创新乐府，曰《洄溪道情》，警动恺切，士林诵之。"

二、生平纪略

（一）生平概要

徐灵胎（1693—1771），是清雍正、乾隆年间的医学大家。先生名大椿，灵胎为字，又名大业；因晚年隐于洄溪，晚号洄溪老人；清代苏州府吴江县（今属江苏）松陵镇人；生于康熙三十二年（1693），卒于乾隆三十六年（1771），享年79岁，是我国清代著名医家，是中医学史上不可多得的理论家和临床家。

徐灵胎二十岁县庠入泮，"至是更名大业"（《征士洄溪府君自序》）；后因手足连病，侍医制药，转治医，乃弃举子业，故其间所著医书不用大业名，仍署名大椿，在雍正五年的《难经经释》至乾隆二十四年的《伤寒类方》等五部著作自序款识中，均署名大椿。乾隆二十五年钦召称字，遂以字灵胎作名，在乾隆二十九年和三十二年所著《兰台轨范》和《慎疾刍言》自序款识中，均已灵胎为著。此后隐居吴山洄溪画眉泉著书立说，故晚号洄溪老人。徐灵胎著注医书十余部，理论造诣精深，临证不同凡响，甚为当时和后世医家所称重。徐灵胎纯粹自学成才，无师自通，灵胎称号，名符其实，在古今杏林中当属奇才，凤毛麟角。追溯其生平，或可窥其成才之一迹，以为后学模范。

清代著名文学家袁枚的《小仓山房诗文集·卷三十四》，是为徐灵胎所作传略。传文用第一人称，介绍徐灵胎的生平家世、才德风度和医学成就等。其云："先生名大椿，字灵胎，晚自号洄溪老人。家本望族。祖钪，康熙十八年鸿词科翰林，纂修《明史》。先生生有异禀，聪强过人，凡星经、地志、九宫、音律，以至舞刀夺槊、勾卒、嬴越之法，靡不通究，而尤长于医；每视人疾，穿穴膏肓，能呼肺腑与之作语；其用药也，神施鬼设，斩关夺隘，如周亚夫之军从天而下；诸岐黄家目憷心骇，帖帖折服，而卒莫测其所以然。先生隐于洄溪，矮屋百椽。有画眉泉，小桥流水，松竹铺纷。登楼则太湖奇峰鳞罗布列，如儿孙拱侍状。先生啸傲其间，望之疑真人之在天际也。所著有《难经经释》《医学源流》等书，凡六种……赞曰：纪称德成而先，艺成而后，似乎德重而艺轻。不知艺也者，德之精华也，德之不存，艺于何有？人但见先生艺精伎绝，而不知其平素之事亲孝，与人忠，葬枯粟乏，造修桥梁，见羲心为，是据于德而后游于艺者也。宜其得心应手，驱遗鬼神。呼呼！岂偶然哉。"（《小仓山房诗文集·卷三十四·徐灵胎先生传》）

《小仓山房诗文集·卷三十四·徐灵胎先生传》记载徐灵胎多才多艺。《清史稿·艺术传》亦称其"凡星经、地志、九宫、音律、技击、勾卒、嬴越之法，靡不通究，尤邃于医，世多传其异迹"。徐灵胎在当时以医鸣世，有着丰富的临床诊治经验，能对症下药，治标治本。

徐灵胎于乾隆三十六年（1771）夏日，曾自记生平，约半年后逝世，为后人留下了不可多得的第一手生平资料。其自叙生平的意义在于，"倘他时好余之人，或为作状，或为立传，捃摭及之，即不至大失实，亦徒以滋愧耳。故追述生平而自记之，如此以当年谱"。徐灵胎去世后，就其《征士洄溪府君自序》所未竟者，其子徐爔以《征士洄溪府君自序》为名刊刻。其云"伏念府君（灵胎）以诸生名达九重，两膺征召，生前知遇，身后荣崇，遭逢盛世，千载一时"，以感恩皇封。勒刻《征士洄溪府君自序》，以志不朽。

徐灵胎不仅医术高超，其平生好著述，所撰甚多。尤注重经典医著，长于阐发医理。著有《难经经释》《神农本草经百种录》《医学源流论》《伤寒类方》《兰台轨范》《医贯砭》《慎疾当言》《洄溪医案》医书八种。徐灵胎的医著，还有《徐批临证指南医案》，是徐灵胎批点叶天士的临床医案，纠正谬误，颇为中肯，还有未刊稿《管见集》四册。徐灵胎一生著述颇丰，以其医著编辑成丛书多种，常见的丛书，有《徐氏医书六种》《徐灵胎医略六书》《徐氏医书八种》《徐灵胎十种全集》《徐灵胎医学全书》《徐灵胎医书三十二种》等。以徐灵胎之名命名的丛书中，有的还收录了他人的医书，乃托名徐灵胎之作。由此可见，徐灵胎医书非常受世人青睐。

徐灵胎又工文辞，通晓音律、水利之学。吴江修治河道，多陈"开河事宜"，当事从其议，往往事半功倍，著有《水利策稿》；与邑人沈彤共辑《吴江县志》《震泽县志》；所著《乐府传声》，是有关唱曲的重要参考资料，而所创《洄溪道情》颇为生动；又著有《道德经注释》二卷、《阴符经注释》一卷，收入《四库全书》。此外，尚有《述恩经略》《洄溪经义》《画眉泉杂咏》《待问篇》等著述存世。《征士洄溪府君自序》是徐灵胎去世数月前完稿的，由其子付梓刊行。

（二）存疑考证

1. 生卒年考证

关于徐灵胎的生卒年，各书所载不一。清代袁枚在《小仓山房诗文集》卷三十四中的《徐灵胎先生传》中记载："乾隆二十五年……天子召入都……后二十年……再召入都，先生已七十九岁，自知衰矣，未必生还……果至都三日而卒。"据此推算，当卒于乾隆四十五年（1780）。《辞海》《苏州史话》和多种学术论著都记载生于 1693 年，卒于 1772 年。据吴江市文物陈列室现藏徐灵胎墓志铭《皇清敕赠儒林郎徐徵君墓志铭》记载："（乾隆）三十六年冬，再召，卒于京师，年七十九。"又据徐燨《兰台轨范·跋》记："先府君……至十月廿五日，奉旨复召入都……腊月初一日抵都，精力复衰，越三日……至夜谈笑而逝。"这两处记载，卒年为乾隆三十六年（1771）十二月初四日。按享年七十九岁推算，生年当为康熙三十二年（1693），这与徐灵胎晚年的《自述纪略》中"康熙三十二年五月十五日，余生于下塘毓瑞堂"的记载完全一致。乾隆三十六年十二月初四日，系指农历，以阳历计是 1772 年 1 月 8 日，但享年 79 岁，根据我国民间习俗，当为虚岁。如以 1772 年推至其生年 1693 年，就变成享年八十岁了，这显然与事实不符。所以现在一般认为，徐灵胎生于康熙三十二年（1693），卒于乾隆三十六年（1771）。

2. 字号考证

徐灵胎原名大椿，庠名大业。《吴江徐氏家谱·卷一》"世经人纬图"徐灵胎条下注："原名大椿，庠名大业，字灵胎，号洄溪，乾隆十六年钦召称字，遂以字名。"《征士洄溪府君自序》云："余生前三日，有僧来家，向先祖曰：我有一弟子寄汝，是时贫衲不能来，遣苍龙送来矣。三日，见一僧入堂直进，追呼莫得，内即报生余。庶母顾孺人取米煮汤，母饮，见有金色大蛇盘旋而去，想即苍龙也。先祖因即名余曰徐大椿，字灵胎。"此为徐灵胎在自序中对自己诞生、名字来历的描述。在这段事涉不经的传说中，值得注意的是僧人并非将"弟子"寄托其未来父母而是祖父徐釚，因此无意间透露出一个信息，徐釚乃至整个家族，对嫡长子长孙徐灵胎所寄托的期许。而徐灵胎与医学最早的渊缘，也正是来自他的家族。

徐灵胎《自述纪略》记载："年二十，从学于周意庭先生，是岁县庠入泮。始，先祖名余曰大椿，至是更名大业，后以钦召称字，遂以字名。"然而，也有些志书，辞典均写"徐灵胎原名大业"，如光绪《吴江县续志》《中国人名辞典》《中国文学家大辞典》等。实际上，徐灵胎虽在二十岁时游庠入泮，更名大业，但在他的著作和为他人著作评注或作序中，从不用大业之名。如在雍正五年的《难经经释》至乾隆二十四年的《伤寒类方》等五部著作自序款识中，均署名大椿。乾隆二十五年钦召称字，遂以字灵胎作名，在乾隆二十九年和三十二年所著《兰台轨范》和《慎疾刍言》自序款识中，均以灵胎为著。此后隐居吴山洄溪画眉泉著书立说，故晚号洄溪老人，而弃大业之名。而署徐大椿、徐灵胎，以及晚号洄溪老人等，这可能与徐灵胎薄时文，弃科举，不慕功名的思想有关。

3. 故居考证

清乾隆二十六年（1761）春，徐灵胎奉诏入都。皇帝怜其年老而有疾，准其加归故里。徐灵胎返回吴江，因觉年事已高，终寻得安静优雅之处画眉泉，著书立说。经过一年的准备和筹建，于清乾隆二十七年（1762）搬入画眉泉。自此一住约十年，直到再次奉旨赴京而逝。《兰台轨范》《慎疾刍言》《外科正宗评注》等书皆出自此处，从此画眉泉因徐灵胎而闻名。

画眉泉之名，仅见于徐灵胎自己所写的一篇《画眉泉记》和一幅《画眉泉图》中，但随着时间的流逝，画眉泉古迹已不为人知，其原址究竟在何处，无法查找。

根据徐灵胎本人于清乾隆二十七年（1762）所作的《画眉泉记》中"吴山七子墩之下"和清代叶逢金《徐灵胎画眉泉故居图》的线索，几经寻访，1958年4月，中华医学会上海分会医史博物馆朱孔阳等人，终于在吴江县吴山西、七子山南坡的山坳间，寻得画眉泉遗址。

袁枚于清乾隆三十一年（1766），因臂疾而来此求医，盛赞此处"小桥流水，松竹纷铺，登楼则见太湖奇峰鳞罗布列"（《徐灵胎先生传》）。朱孔阳等人刮去泉眼前面石壁上的苔藓，见到清代几十位名人的题词，其中袁枚所题"仙境"二字，依然清晰可辨，说明袁枚当年确是来过此地。据实地观察，画眉泉这个地方风景很好，有山峰对峙，从南面观望，恰像一条眉毛，上下狭而细，中间比较宽阔，泉在半山中间宽阔的部分。泉水自上面的两个山峰往下流，至画眉泉已汇成一小潭，平日既不满盈，也不干涸，终年活水清碧。山上密树丛生，绿荫遮天。东山顶上有乾元寺，东望能看见楞伽山，西面峰峦层叠，南面则太湖在望。风帆点点，怪不得袁枚叹道"如真人之在天际也"，以形容此景之胜。

（三）要事年谱

徐灵胎生于清康熙三十二年（1693），卒于清乾隆三十六年（1771），享年79岁。参考吴国良、宋大仁、刘洋、杨运高等研究结果和有关史料，将徐灵胎生平要事依年序列如下。

康熙三十二年（1693） 夏历五月十五日，生于江苏吴江下塘毓瑞堂。是时祖父予之名大椿，字灵胎。

康熙三十八年（1699） 7岁。入塾就读，每日诵数行，犹复善忘，塾师亦不以为奇。然志气颇异，虽未有所识，似乎不屑随人作生活计。

康熙四十五年（1706） 14岁。初学时文，在同学中稍优。询师得训，知习时文于学问无甚益处，遂转研经学，旁及诸子百家，以求终身不可尽之业。始推究《易》理，秉夜默坐潜阅。旁及诸子百家，于《道德经》独有体会，遂详加注释。

康熙四十八年（1709） 17岁。12月20日，祖父卒，年74岁。

康熙四十九年（1710） 18岁。遵父命，始讲求水利，翻阅水利诸书，记录水利工程要领，根据地理环境用心体察东南地区洪涝灾情。

康熙五十一年（1712） 20岁。从师于周意庭（周意庭为朱声始高足，于四子书有精深研究。朱声始师从刘念台），徐灵胎谨遵周师教导，功课益进。同年县庠入泮，补诸生，地方上录为廪膳生，排名38位。经江苏督学推荐，为贡太学，随后又弃去这一职务。更名大业。质本柔弱而性颇动，始习武艺。是岁四至九月，历时半载，夜坐广庭，对天星图观星，考其经度行次，对天空星座的位置和变化了然于心。

康熙五十二年（1714） 22岁。精意习武已二载，可举三百斤巨石，身亦便捷，复得闪打母子技击之术及枪棍之法，更是参悟习练，得其要领。遂使体强矫健，声音宏亮。

雍正二年（1724） 32岁。吴江修浚塘河，估深六尺，傍塘岸起土。徐灵胎认为开太深则费重，淤泥易积；傍岸泥崩，则塘易倒。书呈县尹，建议改缩浅短，离塘岸一丈八尺起土，纠错开浚塘河（运河）设计，改深浚为浅掘，改塘岸取土为远岸取土，工省三成，结果工讫而塘固，塘以保全。游都门，得会翰林出身之副使陈洪，号圣泉，学问气节推重一时，二人结交心知。

雍正五年（1727） 35岁。3月既望，著刻《难经经释》二卷撰成，以《经》释《难》，源流互证，间有发明，为其治学门径，读经始于《易》，百子始于老。从源头从难处着手，认真注释，细心揣摩，正本清源，学必有成。期间，从14岁开始详加注释的《道德经》，积二十余年，方脱稿。

雍正六年（1728） 36岁。正月，吴江开浚长河，因太深之故，致使沿岸房俱裂。二月，又开运河，徐灵胎以长桥河为例，条陈开浚塘河宜阔不宜深，塘河之土宜留不宜去，粮艘中行，旁不碍商船往来为率，方可费省而利多。工程依徐灵胎之言而行，使之节省财力而工程完峻。

雍正八年（1730） 38岁。吴江大修塘工。督理办员欲尽行填塞塘上泄水涵洞，此四府咽喉，徐灵胎再次条陈修塘事宜，呈江尹陈公、震尹邓公，力阻而事得寝。提出多增水窦，以泄西来太湖之水，使工程顺利完成。

雍正十年（1732） 40岁。昆山大疫，"死者数万人"。汪翁天成亦染此症，徐灵胎往治之，愈人无数。归后，叶生为记此事。10月，为尤在泾《金匮心典》作序。

乾隆元年（1736） 44岁。4月，著刻《神农本草经百种录》一卷撰成。"择耳目所习见不疑，而理有可测者，共得百种，为之探本溯源，发其所以然之义，使古圣立方治病之心灼然可见。"（《神农本草经百种录·序》）徐灵胎认为，从本草源头开始，方能知药性之真。以药物的形、色、质、气、味等为突破口，多侧面地剖析药物的作用机理和临床功效，充分体现了徐灵胎独树一帜的辨证思维能力和善于比较分析的研究方法。梳理源头为徐灵胎治学之根本和成就之根本。

乾隆二年（1737） 45岁。仲夏，为明水利学家沈江村的《吴江水考》重刊作序《重刊吴江水考后序》。

乾隆四年（1739） 47岁。为尤在泾《医学读书记》作序，表达了自己治学的体会："惟多读古人之书，斯能善用古人之书，不误于用意，亦不泥于用意。"

乾隆六年（1741） 49岁。2月既望，《医贯砭》二卷成书。《医贯》为明代赵养葵所作，发明薛己之说，力执六味地黄丸、八味地黄丸二方治诸百病。徐灵胎以为其害无穷，荒谬不经，力为辨砭，以正医林。

乾隆七年（1742） 50岁。母丁氏目疾，视物不清，无以为娱。乃延聘老优令卫天街至家，招二童子教之唱曲，以博母欢。徐灵胎亲试四呼五音唱法。老优法以授童，音高节明，迥非凡响。并"广道情之体，凡劝戒、游览、庆吊、赠别，无所不备，付之管弦，遂成一家之体，方《乐府传声》之初脱稿也""意欲广汉魏以来乐府诸体，尽谱之以传既绝之声，惜未果也"（《征士洄溪府君自序》）。

乾隆九年（1744） 52岁。8月既望，《乐府传声》一卷撰成。9月，与同邑沈彤（清代著名考据学家）受聘，参与编修震、吴两县县志，修辑《吴江县志》和《震泽县志》。主疆域勘定。

乾隆十一年（1746） 54岁。《震泽县志》修成。徐灵胎分修界域、形胜、山水、塘路、桥梁、治水、修塘，共7类9篇，并绘制县图。

乾隆十二年（1747） 55岁。《吴江县志》修成。徐灵胎分修界域、形胜、山水、塘路、桥梁、治水、修塘、声歌，共8类10篇，并绘制县图。勘编之时，"遍履其地，细察要害之处，必真确而后下笔"。徐灵胎所修部分，府志照录不改，亦为定论。

乾隆十三年（1748） 56岁。正月，出其《乐府传声》，分别质之间邑潘其炳（字文虎，为清代文学家潘耒之子）和德清胡彦颖为《乐府传声》作序。

乾隆十七年（1752） 60岁。值六十寿，作道情《六十自寿》一首，缅怀生平，寄托情思。《伤寒类方》纂集成帙。

乾隆二十二年（1757） 65岁。著刻《医学源流论》，亦作《医论》。是书为徐灵胎的主要医学论文集，充分反映了徐灵胎的医学理论建树和学术思想，集中阐述了毕生治医的心得体会。其立言通达平正，虽无惊心动魄之语，但所论多切中时弊，于微细疑难屡有争议之处辨析尤为得力，体现了著者学博而通的深厚功底和丰富老到的临床经验，为徐灵胎之力作，深为后世称道。

乾隆二十四年（1759） 67岁。著刻《伤寒类方》，又名《伤寒论类方》。是书编撰七年，五易其稿，方无遗憾，于是年10月成书，一卷。集以方类证、方统条文之大成，为后世治伤寒的又一门径，向为研究《伤寒论》者所重视。

乾隆二十五年（1760） 68岁。2月中旬，《道德经注释》撰成，二卷。徐灵胎以《老子》旧注人人异说，而本旨反晦，乃寻绎经义，疏解其义。此书"在老子注中，尚为善本"（《四库全书总目提要》）。2月下旬，《阴符经注释》一卷撰成，与三十年前完稿之《道德经注释》合成一书刊刻。9月，大学士文恪公蒋溥病,乾隆皇帝访名医,大司寇文恭公秦蕙田首荐徐灵胎。乾隆帝谕召徐灵胎诊治,其适以病,辞。"后以钦召称字,遂以字名",此后序书署名均作徐灵胎。

乾隆二十六年（1761） 69岁。正月,病体稍痊,奉上特旨赴京,与太医同诊治大学士蒋溥病,密奏过立夏当逝。"天子召入都,命视蒋公疾。先生奏疾不可治。"是晚,帝命视司农李元亮疾。次日,又命入圆明园,连奉特旨六次。乾隆皇帝嘉其朴诚,称其"学问既优,人又诚实",欲授官职以留京师太医院效力。徐灵胎自揣年老多病,以年老多病请辞乞归田里,恳秦蕙田转奏辞免,帝许之。乃于五月初四放归。著《恩纪略》。在吴山画眉泉静养生息,避免远行。期闭户著述,以终余年。因钦召称字,遂以"灵胎"之字行世。

乾隆二十七年（1762） 70岁。筑室画眉泉,悉心经营一年有余,方以告竣。夏,撰《画眉泉记》,亲笔正书。是年,江浙大水。江苏巡抚庄有恭欲开震泽县境内七十二港,以泄太湖下流,徐灵胎力陈其弊,协理浙江巡抚庄滋圃设计引湖入江工程,建议开其中十余条,而其余不开。呈报乾隆皇帝御准后,与庄巡抚仔细筹划,帑银垫费,结果"民不知役而功已竣",民不扰而工竣。著《水利策稿》。

乾隆二十九年（1764） 72岁。4月,著刻《兰台轨范》八卷。鉴于"时医不考病源,不辨病名,不知经方,不明法度",每病以《内》《难》《伤寒》《金匮》为源,下沿《病源》《千金》《外台》支脉,考效近宋之方,前后井然罗列,履迹以为轨范。秋,大司寇秦蕙田而奏乞归,就徐医治。先不书来约定,因秦卒而未竟,徐遂作"祭大司寇秦咪经先生"道情一首悼念之。

乾隆三十年（1765） 73岁。增修《徐氏家谱》,并作序。

乾隆三十一年（1766） 74岁。秋,袁枚左臂忽短缩不能伸,诸医莫治，乃柁舟直诣洄溪就医。徐灵胎一见如故，谈竟日，赠丹药一丸而别。

乾隆三十二年（1767） 75岁。7月7日，刻《慎疾刍言》一卷撰成，亦称《医砭》。主要针砭医界时弊，如病症不辨，笼统阴阳虚实；治法单一，一方通治既已；滥用温补，不怕病死，只怕虚死。强调辨病精细、立法严谨、用方中肯。批注明陈实功所撰之《外科正宗》。

乾隆三十五年（1770） 78岁。袁枚复臂痛，买舟再访之。

乾隆三十六年（1771） 79岁。夏日作《征士洄溪府君自序》一篇，书于耄学龛，载记徐门八世祖谱，迁徙本末，自己一世作为经历，言辞凿凿，恐后人擅纂失实滋愧。"后二十年，上以中贵人有疾，再召入都。"10月25日奉诏入京，时方卧病，自知衰老，未必生归，乃率子徐爔，载楄树以扁舟力疾登程。腊月初一抵京精力复衰，三日后，从容议论阴阳生死出入之理，自作墓前对联：满山芳草仙人药，一径清风处士坟。至夜谈笑而逝。额附尚书福公入奏，"天子愐惜之，赐帑金，命爔扶榇以归"。乾隆皇帝赏白银一百两，授儒林郎，谕其子徐爔护丧以归故里。

乾隆三十七年（1772） 春，徐爔扶榇旋里，葬父于越来溪之牒字圩新阡。

乾隆三十七年（1772） 壬辰年。9月28日，徐爔便授儒林郎，其配针蕙封安人，徐灵胎敕赠儒林郎。其室周氏、继室殷氏赠安人，副室沈氏（徐爔生母）封安人。徐爔扶梓归里，于10月16日入葬于吴江县越来溪黄字圩之阡，以两赠安人合拱，沈安人于其左。墓志铭由兵部尚书、徐灵胎之重表兄弟彭启丰撰文，大学士嵇璜书，福建道监察御史王曾翼盖。

乾隆五十七年（1792） 徐灵胎葬越来溪黄字圩后，连年败落，遂于乾隆五十四年春重复寻觅葬地，经三年考量，于壬子年三月十五日申时迁葬于吴江县大境下圩二百三十八丘内（今吴江县八坼乡凌益村田心里）。主穴徐灵胎，周安人附左，殷、沈安人附右。墓基六亩，有莲花柱八风一座，金门槛二条，四柱三间石牌坊一座，额"名世鸿儒"，为兵部尚书彭启丰所题墓联二副，其一为徐灵胎临终前自撰："满山芳草仙人药，一径清风处士坟。"另一墓联是："魄返九泉，满腹经纶埋地下；书传四海，万年利济在人间。"

1963年，吴江县文教局整修徐灵胎墓并置碑。"文革"期间遭到严重破坏，树木、牌坊荡然无遗，墓地仅存九分。1984年，由江苏省文化厅拨款重修，加高封土，墓地扩为二亩，四周植树，重建牌坊及石碑，定为江苏省文物保护单位。

三、从医经历

徐灵胎之治医，既无医学家学渊源，又无师道传授，纯粹是自学成才。其广求博学，于古今杏林，当属罕见。

徐灵胎习医起于自用，开始的出发点朴素而实际，上疗君亲之疾，下拯骨肉之厄。徐灵胎在《征士洄溪府君自序》中记述颇详："余之习医也，因第三弟患疾，先君为遍请名医。余因日与讲论，又药皆亲制，医理稍通。既而四、五两弟又连年病卒，先君以悲悼得疾，医药之事无虚岁。家藏有医书数十种，朝夕披览，久而通其大义，质之时医茫如也。乃更穷源及流，自《内经》以至元明诸书，广求博采，几万余卷，而后胸有实获，不能已于言矣。"由此可知，其三弟得病，父亲遍请名医，徐灵胎得以每天和各位医家探讨，便稍通医理。既而家中亲人骨肉多人疾病连年，诸弟接连病卒，其父悲悼得疾而殁。亲人相继故去，徐灵胎感叹医道不振之余，于是弃儒攻医，始习岐黄，因其"家藏有医书数十种，朝夕披览，久而通其大义，质之时医茫知也。乃更穷源及流，自《内经》以至元明诸书，广求博采，几万余卷，而后胸有实获，不能已于言矣。"于是每天研习家藏医书，为拯救骨肉之厄而努力学医。久而贯通，然后穷源及流，广求博采，几万余卷，而后深有所得。"自此三十余年，难易生死，无不立辨。怪症痼疾，皆获效验。远近求治，刻无宁晷。"

关于徐灵胎少年时期的情况，有两种记载：一是《清史稿》及袁枚等人赞其"生有异禀，聪强过人"；二是县志、自传中记载其天资平平，"生而资质中下，七岁入塾，日诵数行，扰复善忘，师不之奇也。然志气颇异，虽未有所识，似乎不屑随人作生活计"。入塾读，每日仅诵数行，尚且善忘，"塾师不以为奇"。但徐灵胎求学经历，表明其天资聪颖。他先习八股，继而钻研经学，后又遵父命学习水利之术。14岁已对《道德经》有独自的体会，18岁阅水利诸书，并录其要略，20岁县庠入泮，非资质聪慧则难以有成。

徐灵胎二十岁时，师从周意庭，博览方书，精研医理。因朝夕研读医书，久而通晓医学大义，更能博采众家之长，从《黄帝内经》至明清诸家医论，皆研读不辍。自此医道日进，治病效验，求医者盈门。因徐灵胎医名广传，乾隆二十六年（1761）及乾隆三十六年（1771），两次应召入宫治病，曾官居太医院供奉，赐儒林郎。

徐灵胎曾追忆少年时代经历，谈到"想当年束发从师，志薄风雷，也曾穷经辨史，也曾谈玄讲理，也曾嗜癖探奇。原指望少博微名，幸叨半职，些微展布苍生计。谁料得严君见背，诸弟连摧，只剩得单亲独子，形影相依。朝持两桨辞娘出，暮倚柴门望子归。只得谱几调高宫细羽，聊代斑衣戏；卖几片陈皮甘草，权当负米回。待守到风木悲余，我的年华老矣"（《洄溪道情·六十自寿》）。他矢志于学，任心尽求于探寻学术圣境，而非局限于旦夕功名。徐灵胎的所有求索，体现出他一生为学的个人特色，包括其治学的三大特点：淹通、自考与务实。亦即，一旦学将起来不会满足于通其大义，一定要穷源及流，于是上溯《内经》，下及前朝，广求博采，排比梳理。这个工作量相当巨大，推测徐灵胎研读过清以前大部分医学著作。独特的思考，建立在广博的医学知识背景下，徐灵胎开始撰写医学著作，发表见解。他鄙薄"有尽境"的时文，偏爱沉浸求索于"无尽境"的经学之中。其 14 岁初学时文，在同学中稍优，师诱奖之。遂"因问师：时文至何人而极？师曰：如本朝有名前辈，皆时文尽境。曰：若弟子者，何时可臻其境？师曰：攻苦数年，则庶几矣。曰：然则数年之后，可不学耶？师曰：时文止此也，惟经学则无尽境。曰：然则何以舍终身不可穷之学，而反从事于数年可尽之业乎？且时文即所以明经，而穷经正有益于时文，我志决矣。又问师曰：经学何经为最难？曰：《易经》。余退而取家藏注《易》者数种汇参之"。询师得训，知习时文于学问无甚益处，遂转研经学，旁及诸子百家，以求终身不可尽之业。始推究《易经》之理，昼夜默坐潜阅。旁及诸子百家，于《道德经》独有体会，遂详加注释。从经入学，是他一贯的治学态度，为他在医学道路上发展，成就一代名医，奠定了坚实的基础。

徐灵胎

著作简介

一、代表性医药著作

徐灵胎著有《难经经释》《神农本草经百种录》《医学源流论》《伤寒类方》《兰台轨范》《医贯砭》《慎疾刍言》等医书。

徐灵胎在《征士洄溪府君自序》中，阐明了七部医学著作的名称和写作意图。其云："谓学医必先明经脉脏腑也，故作《难经经释》。谓药性必当知其真也，故作《神农本草经百种录》。谓治病必有其所以然之理，而后世失其传也，故作《医学源流论》。谓《伤寒论》颠倒错乱，注家各私其说，而无定论也，故作《伤寒类方》。谓时医不考病源，不辨病名，不知经方，不明法度也，故作《兰台轨范》。谓医道之坏，坏于明之薛立斋，而吕氏刻赵氏《医贯》，专以六味、八味两方治天下之病，贻害无穷也，故作《医贯砭》。谓医学绝传，邪说互出，杀人之祸烈也，故作《慎疾刍言》。"徐灵胎这七部传世医著，已充分体现其治学风格和学术特色与成就。徐灵胎对于《内经》《难经》《神农本草经》《伤寒杂病论》等经典著作，有自己独到的建树，实属罕见。另有医学评注两种和《洄溪医案》一种，以及未刊稿《管见集》四册。《徐批临证指南医案》一书，是徐灵胎批点叶天士的临床医案，纠正谬误，论述也颇为中肯。

徐灵胎研习、注疏、辨析、梳理《内经》《难经》《神农本草经》《伤寒杂病论》等，对中医学的源流和根柢悉聚于心。其重视实践，反复历试，悉心揣摩，成竹于胸，引发皆为中的之矢，故可以溯《源流》，说《慎疾》，砭《医贯》，作《轨范》，并对后世产生了深远的学术影响。

其医著编辑成的丛书有多种，常见的丛书有《徐氏医书六种》《徐灵胎医略六书》《徐氏医书八种》《徐灵胎十种全集》《徐灵胎医学全书》《徐灵胎医书三十二种》等。《徐氏医书八种》收录了徐灵胎最著名的医书，徐灵胎的学术思想和医学成就以及对中医学的贡献，集中反映在这八部著作中。

徐灵胎是医学大家，医著颇多，然又工文辞，通晓音律、水利之学，医学著作之外的著作颇多，亦颇有影响。本书为医学著作，故其他学科著作不再赘述。现将其代表性医学著作主要内容略述如下。

（一）《难经经释》

《难经经释》，分上、下两卷，成书于雍正五年（1727）。《难经经释·叙》曰："雍正五年三月既望松陵徐大椿叙。"郭蔼春《中国医史年表》载："1727，建元五年，徐大椿著《难经经释》。"此书以《黄帝内经》理论为本，来阐释《难经》，按八十一难顺序逐条进行诠释。书中采用《内经》和《难经》互相比较的方式，相互参照，阐发医理，探究渊源，颇有参考价值。《难经》相传为战国扁鹊所作，内容多为《内经》释义，问难以发《内经》奥旨，故称《难经》。但《内经》广宏而《难经》偏狭，故徐灵胎又反其道，以《内经》释《难经》，而作《难经经释》。两经排比对参，考校厘定，再现《内》《难》经义，非经学深厚不可为也。正如徐灵胎在《难经经释·序》中所云："以《难》释《经》而《经》明，以《经》释《难》而《难》明。"徐灵胎亦云："以《灵》《素》之微言奥旨引端未发者，设为问答者，俾畅其义也。"

本书为徐灵胎有感而作。一感"只重医术，不重医道"。《内经》为医之祖，而汉代以后，《内经》之学出现不同流派，师承各别。至晋唐以后，支流愈分，出现"徒讲乎医之术、而不讲乎医之道"（《难经经释》），徐大椿认为"去圣远矣"。二感"人云亦云，墨守成规"。《内经》乃圣学之传，《难经》之阐述则悉本《内经》之语，历代注家对此"皆不敢有异议"，对于明显有疑问的地方，"且多为曲解"。徐灵胎对此颇多疑问，认为《难经》

中存在有悖《内经》之处，甚至有颠倒经文的情况，故不墨守成规，敢于质疑，于《难经经释》中大胆提出个人见解。

现存版本有以下十余种：①清雍正五年丁未（1727）徐氏洄溪草堂刻本。②日本宽政十二年庚申（1800）聿修堂刻本。③清同治三年甲子（1864）善成堂刻彭树萱校本。④清同治十二年癸酉（1873）岭南小嫏嬛阁刻本。⑤清同治十二年癸酉（1873）湖北崇文书局刻本。⑥清光绪四年戊寅（1878）扫叶山房刻徐氏医书八种本。⑦清光绪十五年乙丑（1889）上海江左书林刻徐氏医书八种本。⑧清光绪十八年壬辰（1892）湖北官书处刻徐氏医书八种本。⑨清光绪十九年癸巳（1893）图书集成印书局铅印徐氏医书八种本。⑩清光绪三十三年丁未（1907）上海六艺书局石印徐灵胎医书十六种本。此外，还有清吴江半松斋刻本、清经纶堂刻本、1985年江苏科技出版社铅印本、徐氏医书六种本、徐氏医书八种本及徐灵胎医学全书本等。

（二）《神农本草经百种录》

《神农本草经百种录》，共一卷，成书于乾隆六年（1736）。从《神农本草经》上、中、下三品中选择100种药，故名"百种录"。《神农本草经》乃中药渊薮，"医理必宗《内经》，引方俱出仲景"。徐灵胎认为，当时医书中有关药物的记载常常不切实用，谬误相仍，故选取《神农本草经》中药物百种，都是其"耳目所习见不疑且理有可测者"之中药，加以简要的注释；依据药物本身的形状、颜色、气味及时令，辨明药性，辨别适宜，阐发义蕴，以"探本溯源，发其所以然之义，使古圣立方治病之心灼然可见"。《神农本草经百种录》引导正确理解《神农本草经》药性，建立研究本草的有效方法，对于比类药物、组方治病等意义重大。《神农本草经百种录》专以形、质、色、气、味辨药，同时结合人体经络脏腑，探求本源，论述其能治病之理，并阐述其治病之所以然。

现存版本有以下数种：①清乾隆元年（1736）吴江徐氏刻本。②清乾隆元年（1736）半松斋刻本。③清同治三年（1864）彭树萱成堂刻本。④清同治十三年（1874）湖北崇文书局刻本。⑤清光绪三十三年丁未（1907）陇右乐善书局刻本。⑥日本跻寿馆活字本。

（三）《医贯砭》

《医贯砭》，分上、下两卷，约成书于乾隆六年（1741）。徐灵胎的写作意图是，针对赵献可有关温补的学术思想，引录或节录《医贯》原文，逐段加以批注、评议。书中详细分析了温补之弊，提出和阐述了与赵献可截然不同的学术观点。为了使中医界不再盲目地相信一种以偏概全、包治百病的医学理论，徐灵胎撰写此书。书中对赵献可的观点进行辨析和鞭笞，不避流俗，不怕责难，直抒胸臆，倡导张仲景的辨证论治思想。

现存版本，有《徐氏医书六种》本，清乾隆六年（1741）半松斋刻本。

（四）《医学源流论》

《医学源流论》，分上、下两卷，上卷52篇，下卷47篇。成书于乾隆二十二年（1757）。上卷有经络脏腑（9篇）、脉（3篇）、病（16篇）、方药（24篇）等四纲；下卷有治法（24篇）、书论（13篇）、古今（10篇）等三纲。此书是徐灵胎颇具特色的一部医学论文专集，较为全面地反映了作者数十年从医治学的心得体会。针对当时医界的现状和弊端，书中对医理的阐述，结合《黄帝内经》《伤寒论》等经典及名家诸贤的观点而论，从元气、经络、脏腑、脉、病、方药、治法到书论、古今等各方面展开精辟论述，透彻地进行了析评，集中体现了徐灵胎的学术风格，并对医学理论和临床、辨证和方药等多个方面进行了探讨。其著书目的是正其异说，明其渊源，故名之为《医学源流论》。

书中有关元气学说的论述，系统地讨论了元气的概念、生存、衰亡及保全元气的方法；对脏腑气血理论的阐发，从元气入手，对疾病传变与脏腑经络的关系等问题也有论及；有关脉的论述，援引《内经》之说，讨论了脉气的顺逆，胃气的有无，脉病的从舍等问题；讨论了辨病与辨证、病与主症、病与主方、方与主药的关系，以及亡阴亡阳之分辨等；有关病的论述，阐述了辨证中的同中辨异、虚实真假辨别等问题，如《病同人异论》《病证不同论》《病同因别论》《寒热虚实真假论》等篇；还论述了中风、臌胀等病的治法，同时以中风为例批评了当时医界重温补的习气。

徐灵胎重视药性专能，尊崇张仲景方，以张仲景组方为"古之经方"，认为其证治明确，配伍严密，加减灵活，对其加减变化、煎药方法等详尽地予以论述。书中《用药如用兵论》篇，以用兵之道来比喻用药之道，形象生动，颇富哲理；在《人参论》篇中，针对当时滥用人参的弊端，温补成风，提出了人参的适用范围及利弊等精辟的见解；《热药误人最烈论》篇，提出温热药"杀人为最烈"，劫杀阴精。徐灵胎反对滥用温补，慎温补论的学术思想，对后世颇有影响。

书中还阐明司天运气之变化、五方地域之不同，进而论述治法必须因时、因人而异，做到通治与异治相结合；然后针对针灸之法、缓急之法，以及汗、攻、补和外治之法等分别论述；在外治法中，对围药的运用最有体会，为世人所推崇。

徐灵胎提倡溯源治学。书中简要地介绍了《难经》《伤寒论》《金匮要略》《脉经》《千金要方》《外台秘要》《活人书》《太素脉》及妇科、痘科、幼科、疡科等医学著作，着重讨论了《神农本草经》《伤寒论》中方药的运用。

书中评价古今医家、学术流派，对明代以来把刘河间、李东垣、朱丹溪三人与张仲景并列称为四大家，徐灵胎并不认可这种文风，认为金元三子实属"一偏之学"，根本不能与张仲景"千古集大成之圣人"相比，也不能与扁鹊、仓公、王叔和、孙思邈等人相比。因此，徐灵胎在此书中，专论为医之道和学医之道，作醒世名篇——《涉猎医书误人论》。

总而言之，此书阐述医理深刻，论据确凿，对纠正当时医界轻理论、重温补之陋习起到很大的启示作用。但由于徐灵胎所处的历史时代及认识所限，在书中也存在着厚古薄今、言辞偏激的现象。

现存版本有以下数种：①清乾隆二十二年（1757）半松斋初刻本。②《四库全书》本。③日本嘉永五年（1852）博采药宝刻本。

（五）《伤寒类方》

《伤寒类方》，共四卷，成书于乾隆二十四年（1759）。此前历代，《伤寒论》注家众多，编排各出新意。徐灵胎潜心于此七载，五易其稿，方遂心意，著成《伤寒类方》。徐灵胎认为，《伤寒论》"非仲景依经立方之书，乃救误之书"，"误治之后，变症错杂，必无循经现症之理。当时著书，亦不过随证立方，本无一定之次序"。所以，其"不类经而类方"。《伤寒类方》书中，不按传统伤寒著作的六经分类方法，用以方类证的方法，将《伤寒论》113方分为桂枝汤类、麻黄汤类、葛根汤类、杂法方等12类方。其后，又附六经脉证、别症辨证、刺法等。每类先定主方，后附同类诸方，再载六经脉证、别证及变证，随证分录；诸方中兼治杂病的，皆分载各证条下，条理比较清楚，随文诠释，使读者能一目了然。以方类证，方统条文，方药虽简但所治之证杂驳，病出数经可以一方统治。通过本书所论，徐灵胎继承和展现了《伤寒论》的学术思想，批评了当时医界不经辨证，而拘泥于一二成方治病的弊端，可为研究张仲景学说之津梁，同时对中医学术繁荣起了重要的推动作用。

现存版本有以下数种：①清乾隆二十四年（1759）刻本。②日本宽政九年（1797）聿修堂刻本。③清同治十二年癸酉（1873）湖北崇文书局刊本。④清光绪四年（1878）扫叶山房刊本。

（六）《兰台轨范》

《兰台轨范》，共八卷，38门，选方1020首，是一部综合性临床实用型医书。成书于清乾隆二十九年（1764）。书中先立病名，次列病证，再次列方。其述证简要，选方精当，源流清楚，易学易懂。书中采用了以病名为主的分类方法，先述病源、证候，以《内经》《金匮要略》《伤寒论》条文为准绳；经文未备者，取《诸病源候论》《千金要方》《外台秘要》等隋唐诸书补之；其后列出方剂。卷一为通治方，载方97首，包括小建中汤、炙甘草汤、六味地黄丸、四君子汤、七味白术散、参附汤、保元汤、归脾汤、补中益气汤、天王补心丹、礞石滚痰丸、至宝丹、苏合香丸、琼玉膏、大活络丹等名方均入选其中，以便"随证拣用"；卷二到卷六，为内科杂病和外感病。卷二，为风痹、历节、痿、厥、虚劳、消证；卷三为伤寒、百合病、寒热、霍乱、痉、癃闭尿淋；卷四为湿、暍、疟疾、痢、癫狂病、痰饮、咳嗽、疝；卷五为喘、臌胀水肿、肺痿、诸血、噎膈呕吐、泄泻；卷六为积聚癥瘕、虫、诸痛、脚气；卷七为疫疠鬼疰、诸疮、情志卧梦、五窍病及杂病；卷八为妇人、小儿诸病。徐灵胎以自身临床实践为基础，上溯《黄帝内经》《难经》《伤寒杂病论》根源，下沿唐宋支脉，把学思所至的病证和经历有效的方剂联缀一起，以期规范临床各科。全书"本《内经》以探其源，次《难经》《金匮》《伤寒论》以求治法。其有未备者，则取六朝、唐人之方，以广其法，而后世之书，掇其精华，摘其谬误，融会贯通"。《兰台轨范》以采录唐以前著名医书的方论为主，亦采录唐后世的有名方剂；还选用了宋以后诸方书内容，但对其选取更为严谨，以"其义有可推，试多获效者"为原则。病证方剂引用较多，也有许多徐灵胎本人独到的见解。如其在"虚劳门"和"小建中汤方"下，就虚劳之证论曰："古人所谓虚劳，皆是纯虚无阳之证，与近日之阴虚火旺、吐血咳嗽者正相反，误治必毙。"嘱勿用小建中汤类温补方剂治疗肺劳。所选之方，多符合临床实际应用，为临证之参考，按病求方，不致临证无措。由于徐灵胎痛批滥用温补，因此对温补类方剂，如张景岳右归丸等扶阳名方，未予选录，实为可惜，也反映出了一定的局限性。徐灵胎认为，此书足以为治疗的典范，故取"兰台轨范"之名，充分体现出其对自己学识和能力的自信。

现存版本，有清乾隆二十九年甲申（1764）洄溪草堂原刻本，还有《四库全书》本。

（七）《慎疾刍言》

《慎疾刍言》，全书一卷，共有论文 19 篇。成书于乾隆三十二年（1767），为徐灵胎晚年所著。内容包括：补剂、用药、中风、咳嗽、吐血、中暑、痢疾、阴证、老人、妇人、小儿、外科、治法、制剂、煎药服药法、延医、秘方、诡诞和宗传等。本书初刊后，经海丰张鸿（柳吟）补辑并加按语，更名为《医砭》行世。《慎疾刍言》为徐灵胎晚年目击某些医生不重古籍、不究医理、草菅人命的状况，针对当时医学界的流弊而作。其深感世俗溺于补剂而惧怕攻邪，以致影响病者择医、医家施治，时俗谬说误人性命，愤然而作此书，以论批驳谬误，匡弊治偏，并倡导医家病者都能谨慎治疾，以正医风。在《洄溪医案·暑》所载医案中，曾提到本书写作之目的。如"郡中友人蒋奕兰，气体壮健，暑月于亲戚家祝寿，吃汤饼过多，回至间门，又触臭秽，痧暑夹食，身热闷乱。延医治之，告以故，勉用轻药一剂，亦未能中病也。况食未消而暑未退，岂能一剂而愈。明日复诊曰：服清理而不愈，则必虚矣。即用参附，是夕烦躁发昏，四肢厥冷，复延名医治之，曰：此虚极矣。更重用参附，明日热冒昏厥而毙。余往唁之，伤心惨目，因念如此死者，遍地皆然，此风何时得息？又伤亲故多遭此祸，归而作《慎疾刍言》，刻印万册，广送诸人，冀世人之或悟也"。可见此医案中言辞犀利，多"惊心动魄之语"，切中时弊，论理中肯。该书虽然篇幅不长，各篇之间联系较少，但却是一部医坛醒世之作。尤为可贵的是，该书不仅极力针砭医生在医德、医风、医术上的不良习气，还指出了病家的错误盲从的倾向，同时普及医学知识，是古代医学普及性读物。

现存版本，有清乾隆三十二年（1967）半松斋刻本。

（八）《洄溪医案》

《洄溪医案》，共一卷，为徐灵胎晚年撰著。徐灵胎谢世后85年，即清咸丰五年，有徐灵胎门人金复村珍藏抄本，由王孟英刊行。《洄溪医案》为徐灵胎的医案集，采用夹叙夹议方式，或示人以治法，或切中时弊，共记载了91则具有代表性的医案。书中分中风、恶风、周痹、痱、伤寒等56种病证。这些医案短小精悍，均经过徐灵胎精心选择，颇具代表性。内容涉及内外妇儿诸科，其中有急危重症的医疗经验纪实，治法灵活多变，随证施方，体现了徐灵胎的辨证论治思想，对中医诊疗急危重证有重要参考价值。《洄溪医案》，文理清晰，史实有征。王孟英根据抄本编次并附加按语，首次刊刻问世。《洄溪医案》内容平实，不尚奇方，与徐灵胎的学术风格和学术思想均相吻合，为研究徐灵胎的临床经验提供了不可或缺的资料，且堪为后人临证参考。

现存版本有以下十几种：①清咸丰七年（1857）海昌蒋氏衍芬草堂刻本（简称：咸丰本）。②清同治三年（1864）彭氏刻本。③清同治刻本善成堂藏版。④清光绪元年（1875）刻本。⑤清光绪二年（1876）刻本河南聚文斋藏版。⑥清光绪二年（1876）刻本（简称：丙子本）。⑦清光绪四年（1878）扫叶山房刻本。⑧清光绪四年（1878）葛氏啸园刻本。⑨清光绪十五年（1889）上海江左书林刻本。⑩清光绪十七年（1907）湖北官书处刻本。⑪清光绪十九年（公元1893）刻本。⑫清光绪三十三年（1907）上海六艺书局石印本。⑬清半松书屋刻本。⑭1930年上海图书集成印书局铅印本。⑮ 1934 年上海三民图书公司铅印本。⑯民国广益书局石印本。

二、著作考辨

（一）著作总录

徐灵胎一生建树颇多，于医尤其，勤于思行，著述丰富，御召一再，声名远播。故而出现一些附"灵胎之名以见世，比大椿之书以长身"的事情亦不足为怪。笔者以全国中医图书新、老联合目录为主要依据，旁参学者考稽，将其著作名称加以整理。自清雍正五年（1727）刻刊《难经经释》始，迄 1935 年上海世界书局出版《增注古方新解》（徐大椿撰，陆士谔编）止，209 年间流传的徐灵胎著作有 50 余种。现按初刻年代，刻坊名号，有否自序等情况汇列如下，若不详者缺省。徐灵胎医学著作的刊行，大致可分为三个高峰。

第一次高峰，出现在徐灵胎生前。著作情况见表 2-1。

表 2-1　徐灵胎著作刊行的第一个高峰

序号	著作名称	初刻年代（公元）	书坊字号
01	难经经释（难经经解）	雍正五年（1727）	洄溪草堂
02	神农本草经百种录	乾隆元年（1736）	吴江徐氏刻本
03	医贯砭	乾隆六年（1741）	半松斋
04	医学源流论（医论）	乾隆二十二年（1757）	半松斋
05	伤寒（论）类方	乾隆二十四年（1759）	半松斋
06	道德经注	乾隆二十五年（1760）	
07	阴符经注	乾隆二十五年（1760）	

序号	著作名称	初刻年代（公元）	书坊字号
08	兰台轨范（集成卒编）	乾隆二十九年（1764）	洄溪草堂
	徐氏医书六种	乾隆间	半松斋
09	慎疾刍言（医砭）	乾隆三十二年（1767）	半松斋
10	徐批临证指南医案	乾隆三十三年（1768）	卫生堂
11	征士洄溪府君自序	乾隆三十七年（1772）	洄溪草堂

　　上述书中，《道德经注》《阴符经注》为非医学书籍。《徐批临证指南医案》为徐灵胎批点叶天士的临床医案，言语犀利而内容中肯，为后世称道。《征士洄溪府君自序》，为徐灵胎去世前数月完稿，身后次年由其子刊刻。

　　由此至咸丰五年（1885）的83年间，徐灵胎著作的刊行，处于沉寂期。咸丰五年十月，以王孟英得洄溪医案并加以编次附按刊刻为先导，开始了徐灵胎著作面世的第二次高峰表（2-2）。

表2-2　徐灵胎著作刊行的第二个高峰

序号	著作名称	初刻年代	书坊字号
12	洄溪医案	咸丰五年（1885）	衍芬草堂
	徐灵胎医学全书16种	咸丰五年（1885）	衍芬草堂
13	内经诠释（内经要略）		
14	洄溪脉学		
15	脉诀启微注释		
16	六经病解		
17	伤寒约编		

续表

序号	著作名称	初刻年代	书坊字号
18	舌鉴总论		
19	杂病源		
20	女科医案		
	徐氏医书八种	咸丰七年（1857）	衍芬草堂
21	徐灵胎评外科正宗	咸丰十年（1860）	
	徐氏医书三种（子目不详）	咸丰十年（1960）	衍芬草堂

从咸丰五年至十年，即徐灵胎去世后第85—90年的六年间，其著作增加了10种。同时衍芬草堂于咸丰七年，于《洄溪医案》初刻两年后，又再次校刻。

同治年间初刻的徐灵胎著作有两部（21、22）。《徐灵胎十二种全集》，是最初表现徐灵胎多思多智、才艺广泛的丛书；《增辑伤寒论类方》，则标志着后世对徐灵胎著作增补编辑的开始。

续表

序号	著作名称	初刻年代	书坊字号
	徐灵胎十二种全集	同治三年（1864）	
22	洄溪道情		
23	乐府传声		
24	增辑伤寒论类方	同治五年（1866）	靴园医学丛书

光绪至民国年间，署名徐灵胎的著作，又出现了第三次刊行高峰表（2-3）。

表 2–3　徐灵胎著作刊行的第三个高峰

序号	著作名称	年代	书坊字号
	医学三书合刻	光绪元年（1875）	兰池书院
25	经验方		
26	洄溪秘方	光绪五年（1879）	
27	徐氏杂著	光绪十九年（1893）	上海图书印书局
	徐氏医书十三种	光绪十九年（1893）	上海图书印书局
	徐灵胎医略六书	光绪二十九年（1903）	上洋赵翰香局
28	药性切用		
29	女科指要		
30	附：经络诊视图		
31	附：舌鉴图		
32	洄溪老人二十六秘方	光绪刻本	
33	附：牛痘要略		
34	附：推拿述略		
35	徐批疡科选粹	1913 年	
36	难经注释补正	1914 年	成都存古书局
	徐灵胎医书三十二种	民国	上海锦文堂书局
37	证治指南（杂病证治）		
38	古方集解		
39	种子要方		
40	中风大法		
41	六经脉诊		

序号	著作名称	年代	书坊字号
42	舌胎图说		
43	药性诗解		
44	叶案批谬		
45	汤引总义		
46	洄溪医案唐人法	1933 年	黄恩荣编述
47	增注古方新解	1935 年	上海世界书局

5 种年代不明的徐灵胎著作的抄本、稿本。目录如表 2-4 所示。

表 2-4　5 种年代不明的徐灵胎著作

序号	著作名称	年代	书坊
48	管见集		
49	徐氏医灵		
50	外科秘本		
51	伤寒论类方增注		
52	疡科集案类编		

5 种与医学无关之著作，目录如表 2-5 所示。

表 2-5　5 种与医学无关的徐灵胎著作

序号	著作名称	年代	主要内容
53	震泽县志	乾隆十一年（1746）	
54	吴江县志	乾隆十二年（1747）	

序号	著作名称	年代	主要内容
55	述恩经略	乾隆二十六年（1761）	记述乾隆二十六年奉诏入京被泽圣惠感恩之文
56	水利策稿	乾隆二十七年（1762）	协助当时政府整修东南水利的方略和设想
57	画眉泉杂咏	乾隆二十七年（1762）	徐灵胎隐于吴山画眉泉，所记友好朋党唱和兴赋之著
58	洄溪经义		
59	待问编		

笔者汇集到的徐灵胎撰著的书籍有59种。基于上述徐灵胎医学著作编辑而成的丛书有多种，主要有：《徐氏医书六种》《徐灵胎医略六书》《徐氏医书八种》《徐灵胎十种全集》《徐灵胎医学全书》《徐灵胎医书三十二种》。《徐氏医书八种》，收录了以上所述徐灵胎最为著名的著作。徐灵胎的学术思想和医学成就，以及对中医学术的贡献，集中反映在这八部著作中。此外，以"徐灵胎"命名的丛书中，有的还收录了非徐灵胎的医书，是他人托名徐灵胎之作，但由此可见徐灵胎医书受到世人的青睐。其中组成了丛书10种。

①**徐氏医书七种**：包括《难经经释》《神农本草经百种录》《医学源流论》《伤寒类方》《兰台轨范》《医贯砭》《慎疾刍言》等医书。

②**徐氏医书六种**：包括《难经经释》《神农本草经百种录》《医贯砭》《医学源流论》《伤寒（论）类方》《兰台轨范》，初刻于乾隆年间，书坊字号为半松斋。《慎疾刍言》未纳入《徐氏医书六种》，推测应在乾隆二十九年至三十二年之间。

③**徐灵胎医学全书（十六种）**：在《徐氏医书六种》基础上，加《慎疾刍言》《洄溪医案》《内经诠释》《洄溪脉学》《脉诀启微注释》《六经病解》《伤寒约编》《舌鉴总论》《杂病源》《女科医案》等。

④**徐氏医书八种**：是在《徐氏医书六种》基础上，加《慎疾刍言》《洄溪医案》。

⑤**徐氏医书三种**：子目不详。

⑥**徐灵胎十二种全集**：在徐氏医书八种基础上，加《道德经注》《阴符经注》《洄溪道情》《乐府传声》等。

⑦**医学三书合刻**：包括《慎疾刍言》《洄溪医案》《经验方》等。

⑧**徐氏医书十三种**：《徐氏医书三种》加《徐灵胎评外科正宗》。

⑨**徐灵胎医略六书**：《内经诠释》《脉诀启微注释》《伤寒约编》《杂病源》《药性切用》《女科指要》《附：经络诊视图》《附：舌鉴图》。

⑩**徐灵胎医书三十二种**：徐灵胎医学全书十六种，加《道德经注》《阴符经注》《洄溪道情》《乐府传声》《药性切用》《女科指要》《附：经络诊视图》《证治指南（杂病证治）》《古方集解》《种子要方》《中风大法》《六经脉诊》《舌胎图说》《药性诗解》《叶案批谬》《汤引总义》等。

（二）著作辨伪

徐灵胎一生直言敢为，文风直白，不曲胸臆，人文一体，"长身广颡，音声如钟，白须伟然，一望而知为奇男子"（《小仓山房诗文集·卷三十四·徐灵胎先生传》）。徐灵胎至死不昧，临终前"从容议论阴阳生死出入之理，谈笑而逝"。因此，其逝世前数月亲撰《征士洄溪府君自序》，足征一生行迹，尤其于著书立说方面记录当近周全，应作为徐灵胎著作考辨真伪的主要依据。据此推计其有以下著作。

14岁时，始研《道德经》，历20余年《道德经注》完竣，与其后的《阴符经注》合成一书。见《四库全书·子部·道家类》。

35 岁时，著刻《难经经释》。

44 岁时，著刻《神农本草经百种录》。

49 岁时，著刻《医贯砭》。

50 岁时，著《乐府传声》，并"广道情之体，凡劝戒、游览、庆吊、赠别，无所不备，付之管弦，遂成一家之体"之《洄溪道情》。

65 岁时，著刻《医学源流论》。

67 岁时，著刻《伤寒类方》。

69 岁时，奉旨入京，因沐泽恩崇，著记《恩纪略》。

70 岁时，协理引湖入江工程，著《水利策稿》。

72 岁时，著刻《兰台轨范》。

75 岁时，著《慎疾刍言》。

79 岁时，著《征士洄溪府君自序》。徐灵胎逝世后，其子鼎和以《征士洄溪府君自序》为名刊刻。

以上诸书为徐灵胎亲撰，依据是充分的。凡徐灵胎自撰医书有两个特点：一是均有自序；二是生前即行刊刻。《徐批叶氏临证指南医案》一书，尽管徐灵胎未予记载，但是书刊刻于乾隆三十三年（1768），徐灵胎尚在世，声誉日隆，且批评叶案冷眼热心，入木中肯，功力见地均佳，深为后世褒扬。《洄溪医案》，是在徐灵胎身后 85 年（咸丰五年）时，由王孟英编次附按初刊的，记为吕慎庵"得之徐氏及门金君复村"。案文生动明畅，辨治神施鬼设，说理极具功底，应变轻灵老到，与徐灵胎文风经历吻合。记载的与叶天士先后同治一消渴患者的经过，颇合《清史稿》"大椿与叶桂，同以医名吴中"的史称；尤在泾治疗热呃的经历，也与徐灵胎性格合拍。因此，认定《洄溪医案》的真实性，依据是有说服力的。《徐评外科正宗》初刻于咸丰十年（1860），因徐灵胎外科精专，独有异见，故人皆以为此是徐灵胎外科医道根柢。《管见集》稿本，钤有"灵胎氏"朱文方印，"大椿手录"和"炼药草堂"白文方印，及顾氏秘笈朱文方印。体例以病症分类，每症之下辑录各家及自己的治疗心得并附药方。据考当为徐灵胎所著，至于生前未能刊刻的原因，可能自觉不够成熟，浸渍时日不足，或觉立意一般。除此而外，自《内经诠释》以后的诸多医学著作，若为徐灵胎撰著，徐灵胎自会记录。按徐灵胎性格习惯和经济条件，生前也当刊刻。现经考证，此中书目或是他书一章，或是他人杂书拼凑，或是弟子辈著作掺杂，纳入徐灵胎著作范围，缺乏依据。

根据专家考证，在署名徐灵胎的医学著作中，由他人所撰混杂为徐灵胎著作者有6种。包括:《叶案批谬》《经验方》《洄溪医案唐人法》《药性诗解》《洄溪秘方》《古方集解》。由他书杂抄而成者7种。包括:《杂病源》《洄溪脉学》《汤引总义》《六经病解》《舌鉴总论》《舌胎图说》《经络诊视图》。从徐灵胎著作中抽出某些篇章另立专书者1种，即《六经脉证》。托名之书7种，包括:《女科医案》《内经要略》《脉诀启微》《药性切用》《伤寒约编》《杂病证治》《女科指要》。后六种合之即是《医略六书》。

徐灵胎

学术思想

一、学术渊源

初学医时，徐灵胎抱着不被庸医所误的思想，上疗君亲之疾，下拯骨肉之厄。徐灵胎在自传年谱中记述："余之习医也，因三弟患疾，先君为遍请名医。余因日与讲论，又药皆亲制，医理稍通。既而四、五两弟又连年病卒，先君以悲悼得疾，医药之事无虚岁。家藏有医书数十种，朝夕披览。"得以"随时翻阅，不过欲识方药而已"。久而久之，被中医精湛的医理、丰富的治验所吸引，"久而通其大义，质之时医茫如也。乃更穷源及流，自《内经》以至元明诸书，广求博采，几万余卷，而后胸有实获，不能已于言矣"。于是"用上追《灵》《素》根源，下沿汉唐支派……五十年中批阅之书约千余卷，泛览之书约万余卷"(《医学源流论》)。徐灵胎就是凭着这种锲而不舍的毅力和一丝不苟的治学态度，以书本为老师，以实践为课堂，而成为一代名医的。中医学史上，这种既无家传，又无师承的医学大家，实属罕见。

中医学是在中华传统文化的土壤中孕育成长起来的，吸吮着传统文化的精髓，自古有医易相通、儒医相兼、儒道医不分家之论。徐灵胎年少时学习儒术，且好读道家书，天文、地理、音律、技击等无一不精，具有广博的社会人文知识结构。徐灵胎7岁入塾，14岁学八股文，继而钻研经学，对《道德经》有独到的体会。八股文是当时正统的学习科目，主要是以《大学》《中庸》《论语》《孟子》四书中的某一文句作为命题，按照格式（启、承、转、合）的写法予以论述，解释主要依据朱熹的《四书章句集注》。其"在同学中稍优，师褒奖之"。说明徐灵胎对四书的理解和把握已达到一定水平，并且掌握了学习的方法，对做人和治学都奠定了很好的基础。18岁时，奉父命学习水利之术，研究水利书籍，阅水利诸书，并录其要略。20岁县庠入泮，拜周意庭为师，开始自学医学，自此潜心医道，无师自通，终至大成。地方上录为廪膳生，排名38位。经江苏督学推荐，为贡太学，随后又弃去这一职务。他先从经典著作入手，对《灵枢》《素问》《难经》《伤寒杂病论》等，反复揣摩，细心体会，发隐掘微。至35岁，撰成《难经经释》二卷。40岁，昆山大疫"死者数万人"，徐灵胎前往视之，救人无算，名震江南。至此，基本形成了徐灵胎独特的医疗风格。随后，《神农本草经百种录》《医贯砭》《医学源流论》《伤寒类方》等书相继问世。

《中医必读·自序》曰："夫学医之士，首重通儒，先明其理；再以薪传师授为根本，加以博览群书，日求精进，由博返约，虚心应物，临症日多，自然得心应手。一旦豁然贯通，未有不名实并优者也。"徐灵胎在学医之前，已然将中医学的本质晓白洞然，崇尚儒学、熟谙道学、旁览理学、杂学其他。这些学问集于一身，为徐灵胎自学医业并成为一代大医，奠定了极为有利的基础。正如清代著名文学家袁枚所云："先生生有异禀，聪强过人。凡星经、地志、九宫、音律、舞刀夺槊、勾卒、嬴越之法，靡不宣究，而尤长于医。"（《小仓山房诗文集·卷三十四·徐灵胎先生传》）如果不相兼通，则难有所成，徐灵胎的自学治医成功之路，值得业内同仁深思。中医与传统文化相互交融滋润，中医学会更加枝叶繁茂，按照有中医特色的自身发展规律和道路不断前进。

（一）崇尚儒学

儒家思想的核心，以"仁"为最高道德原则、道德标准和道德境界，体现在恕、忠、孝、悌、节、仁、义、礼、恕、勇、让、智、信等方面。《大学》强调"格物致知，诚意正心，修身齐家，治国平天下"。《中庸》主张"博学之，审问之，慎思之，明辨之，笃行之"。《论语》认为"学而不思则罔，思而不学则殆"，"己所不欲，勿施于人"。《孟子》提倡存心养性，深造自得；行有不得，反求诸己；"富贵不能淫，贫贱不能移，威武不能屈"，善养浩然之气，万物皆备于我，等。徐灵胎《医学源流论·自序》曰："医，小道也。"而称"古者大人之学，将以治天下国家，使无一夫不被其泽，甚者天地位而万物育，斯学者之极功也"。此即《大学》所称"治国、平天下"的儒者抱负，因两者同能济世而救人也。徐灵胎是以儒者自称的，如其《洄溪道情·六十自寿》自诉生平时曾言："想当年，束发从师，志薄风雷，也曾穷经辨史，也曾谈玄讲理，也曾嗜僻探奇。原指望少博微名，幸叨半职，些微展布苍生计。"因此，徐灵胎在县庠入泮时，更名大业。其言"一事不知，儒之耻也"。观徐灵胎所学，"凡星经地志，九宫音律，以至舞刀夺槊、勾卒、赢越之法，靡不通究，而尤长于医"。其以大儒的要求来规范自己，谙熟儒道理学，同时杂学其他。其在《兰台轨范·凡例》中，亦言："通天地人之谓儒。"其崇古、尊古之思想，与孔子之意颇同。

（二）熟谙道学

道家老庄思想对徐灵胎的影响，更是根深而蒂固。"慈"是道家三宝之首，"仁"为儒家的纲领。《洄溪道情·寿韩开云先生九十》中，有"不必有金丹辟谷，何须求玉液琼浆，只不忘慈仁恭敬，人人尽寿康"之句。可见徐灵胎是集道、儒两家于一身，从其将"慈"排于"仁"之前，可见道家在其心目中的地位乃重中之重。

徐灵胎注释了《老子》《阴符经》。《四库全书·子部·道家类》中，收入了徐灵胎所作《道德经注》《阴符经注》。《四库全书》评价曰："其训诂，推求古义，取其上下贯通者；其诠释，主乎言简理赅……研索较深，发挥较显，在《老子》注中尚为善本。附载《阴符经》一卷，诂以《易》理，义亦可通。"《道德经》，又名《老子》《道德真经》《老子五千文》，是道家的根本典籍。以丰富的辩证法思想，概括其核心思想是道法自然、无为而治，主张"清静无为""返朴归真""顺应自然""贵柔"。徐灵胎著有《道德经注》。《阴符经》亦为道家经典，认为"治国之术百数，其要在清净自化；用兵之术百数，其要在奇正权谋"；"圣人知自然之道不可违，因而制之"；"心生于物，死于物"，天地运行，阴阳变化，与人事之间有生克制化关系。当观天之道，执天之行，掌握天人暗合之机，行事合于天道，天人合发，则治国养生皆得其宜。

　　道家对自然界、人类社会、人本身等诸多现象和本质充满哲理的看法，看重柔以克刚，无为而治，清心寡欲，见素抱朴。河上公《道德真经注》曰："修道于身，爱气养神，益寿延年，其德如是，乃为真人。修道于家，父慈子孝，兄友弟顺，夫信妻正。修道于国，则君圣臣忠，仁义自生，礼乐自兴。人主修道于天下，不言而化，不教而治。"从徐灵胎的治学特点、为人处世的方式中，可以看出道家思想对其行为规范的影响。在"上嘉其朴诚，欲留在京师效力"时，徐灵胎"乞归故里"，是老子"功成身退"的思想体现。在《洄溪道情·六十自寿》写道："如今是秋深露冷蝉将蜕，春老花残蝶倦飞。只愿得天公怜我，放我在闲田地，享用些闲滋味。直闲到东溟水浅，西山石烂，南极星移。"则是一派无欲无为、归真返朴的道家思想。徐灵胎所尊崇的道家，非后世那些"炼金丹、服气辟谷求长生"的道家，而是老庄的朴素道学，亦为道学之源。徐灵胎名大椿，大椿者，出自《庄子·逍遥游》："上古有大椿者，以八千岁为春，八千岁为秋。"后虽更名大业，但在他的著作和为他人著作评注或作序中，从不用大业之名，而分别署徐大椿、徐灵胎，以及晚号洄溪道人、洄溪老人、洄溪主人等，就连晚年居画眉泉摩崖石刻中的两处徐灵胎题刻亦不例外。可见徐灵胎对大椿之名的喜欢，无不受道家思想影响。

（三）旁览理学

徐灵胎聪颖过人，精力充沛，一生好学，求知欲盛，兴趣广泛。"继又好览濂洛关闽诸书，每丙夜默坐潜阅。"濂洛关闽是宋代理学（亦称程朱理学）的四个主要流派，包括濂溪周敦颐（濂）、洛阳二程（程颢、程颐，即洛）、陕西张载（关）、讲学于福建的朱熹（闽）。虽然四个流派各有观点，但从总体上是对春秋秦汉以来儒家和道家思想的继承和发挥，认为自然界生成源于太极，太极动静产生阴阳万物，万物生生，变化无穷，人得其秀而最灵。太极而生，人极而圣，人极即诚，纯粹至善，模仿太极建立人极，要求人欲象天，通过主静、无欲才能达到这种道德的最高境界。中国古代思想文化中天人合一、以天喻人、诚静则天的底蕴，经过一代又一代哲人的不断梳理绪余，培育出一代又一代的新人。

（四）杂学其他

徐灵胎在18岁时检阅水利书籍，对求东南水利尤所洞悉。雍正二年，当事大开塘河，吴江修浚塘河，估深六尺，傍塘岸起土。徐灵胎认为开太深则费重，淤泥易积，傍岸泥崩，则塘易倒。遂改缩浅短，离塘岸一丈八尺起土，工费省而塘保全。乾隆二十七年，江浙大水，苏抚欲开震泽七十二港，以泄太湖下流。徐灵胎认为震泽七十二港，非太湖之下流也。唯近城十余港，乃入江故道，此真下流所当开浚者。其余五十余港，长二百余里，两岸室庐坟墓万计。欲大开，费既重而伤民实多；且恐湖泥倒灌，旋开旋塞。此乃民间自浚之河，非当官应辨之河也。工程依徐灵胎之言而行，遂赋式属役，民不扰、节省财力而工程完竣。

徐灵胎20岁时，对照天星图夜坐观星，历时半载，参见汉晋天文志，考稽天星经度行次。

徐灵胎质本柔弱而性颇动，20岁开始习武艺。22岁，精意习武已二载，可举三百斤巨石，身亦便捷，复得闪打母子技击之术及枪棍之法，更是参悟习练，得其要领。遂使体强矫健，声音宏亮。

徐大椿不仅是一代名医，也精通音韵乐理，也是著名作曲家，著有《洄溪道情》《乐府传声》。徐大椿自称"自余广道情之体，一切诗文，悉以道情代之。然构此颇不易，必情境音词，处处动人，方有道气。故非知音不作。"（《洄溪道情·寿沈井南》）。道情是曲艺的一个类别，起源于唐代的《承天》《九真》等道曲，南宋始用渔鼓、简板伴奏，故又称道情渔鼓。至清代，道情同各地民间音乐结合，形成了同源异流的多种形式。道情多以唱为主，以说为辅，有坐唱、站唱、单口、对口等表演形式。徐灵胎所著《洄溪道情》在其身后流传甚广，师法者甚众。在《洄溪道情》中，记载了何小山、潘文虎、潘其炳、马秋玉、袁枚等多位名公才人对他的欣赏。《续修四库全书总目》评价"大连满铁图书馆藏道光十七年丁丑刊本"的《洄溪道情》曰："今江南各地，俚俗乐歌，有寓劝戒之语者，谓之唱道情。考其句法，多由斯集演变而成。是斯集之作，不宁为道情专集之最早者，且其于后世民间文学关系至巨；诚民俗文学中最可珍贵之资料焉。"正如袁枚评价所言，徐灵胎所学，"凡星经地志，九宫音律，以至舞刀夺槊、勾卒、蠃越之法，靡不宣究，而尤长于医"。

二、学术特色

徐灵胎学有渊源，医道高明。其学术思想受到《内经》《神农本草经》《伤寒论》《金匮要略》等经典的影响。根据《素问·上古天真论》中"真气从之，则精神内守，病安从来"的观点，重视元气学说，重视正气。至于其处方法则的严谨性，以及辨证施治的方法，则源于张仲景的学术思想。如疾病的传变规律，经络脏腑之不同，是受张仲景"知肝传脾，当先实脾"和六经传变理论的影响；诊疗疾病强调因地、因时、因人而异，是《伤寒论》辨证论治思想的发挥。

（一）志医当求医道

有道无术，术尚可求；有术无道，必止于术。道法自然，道是术的基础，术是道的表现。有道才能成就更高的术，有术无道只能是普通的医者。道乃术之渊源，是中医理法方药和辨证论治的渊源。徐灵胎反对志医者学而无本，反对求术不求道，强调治医者应钻研经典，掌握中医学术之道，而后精通辨证论治之法。徐大椿在《难经经释·书后》中，强调医道与医术的关系，言："医有道焉，有术焉。道难知也，即知之而无可用者。知道而能用夫道，则道精矣。术，易知也，知之而无与乎道者也。知术而能通乎道，则术神矣。"如果不明道术之本源，一味"徒讲乎医之术，不讲乎医之道"，则"去圣远矣"。如何讲乎医道，徐灵胎又提出"医道通治道论"。

1. 医重道而非术

徐灵胎提出，治医不可只求医术、不求医道。认为医理之本，源于《内经》，"自古言医者，皆祖《内经》"。而《内经》之学，汉代以后出现分流，仓公、张仲景、华佗，医术各有所长，宗法要旨"虽皆不离乎《内经》，而师承各别"；晋唐以后，流派所分更多，出现了"徒讲乎医之术，不讲乎医之道"的情况，徐灵胎认为"去圣远矣"，背离了中医发展的本源，与"圣人之学"相去甚远。他认为，"惟《难经》则悉本《内经》之语，而敷畅其义，圣学之传惟此得以为宗"。但是，两千多年来，对《难经》的认识，历代注家多有曲解，"然此书之垂已二千余年，注者不下数十家，皆不敢有异议，其间有大可疑者，且多曲为解释，并他书之是者反疑之"。徐灵胎认为，由于"经学不讲久矣"，且"惟知溯流以寻源……未尝从源以及流也"，故而认识各有偏颇；以《难经》来解释《难经》，则《难经》并无可议之处；但若以《内经》之义来疏解《难经》，则可见《难经》

多有瑕疵。徐灵胎认为，"始也，盖尝崇信而佩习之（《难经》），习之久而渐疑其或非，更习之久而信己之必是，非信己也，信夫《难经》之必不可违乎《内经》也"。徐灵胎重视经典，尊《内经》为道，为医之祖，称之为"圣学之传"，强调"惟此为得其宗"。治学源而及流，则胸有定见，虽支流纷繁，却终能不为其所惑而不至于不知所从也。"以《难》释《经》而《经》明，以《经》释《难》而《难》明，此所谓医之道，而非术也"。"徒讲乎医之术，而不讲乎医之道"，这里的"道"，即指中医经典理论。徐灵胎认为，道乃术之渊源，是中医理法方药和辨证论治的渊源。反对治医者学而无所本，反对求医术而不求医道，认为"经学不讲久矣"，则"去圣远矣"。强调志医者应钻研经典，掌握医学之道，而后精进医术，"惟夫遵《内经》之训而诠解未洽者……此则所谓医之道也，而非术也"（《难经经释·序》）。总之，志决于医者，当求"医之道也，而非术也"，当广求博学，定要穷源及流，"循序渐久，上追《灵》《素》根源，下延汉唐支派"，胸中有定见，始为不惑。

2. 医道通治道论

徐灵胎专门撰写"医道通治道论"，探讨了治病之法与治国之术的相通之处。其言"一阴一阳谓之道"，而"治身犹治天下也。天下之乱，有由乎天者，有由乎人者。而人之病，有由乎先天者，有由乎后天者。先天之病，非其人之善养与服大药不能免于夭折，犹之天生之乱，非大圣大贤不能平也"。医道与治道相通，平"内忧""外患"，实则平"喜怒忧思悲惊恐""风寒暑湿燥火"，治则"补中之攻不可过也"，亦不可"攻中之补不可误也"；"患大病以大药制之"，"患小病以小方处之"，克伐有度，使得"病气有余"，而"正气不伤"。医道与治道相通，以道为法，则"然而施治有时，先后有序，大小有方，轻重有度，疏密有数，纯而不杂，整而不乱，所用之药，各得其性。则器使之道，所处之方，各得其理；则调度

之法，能即小以喻大"。所以，良医与良相相通，"谁谓良医之法，不可通
于良相也？"徐灵胎视张仲景之书为"上古圣人历代相传之经方"，折服之
学乃《内经》之道、张仲景之学。《内经》于天人之际、阴阳之道、经络之
秘、脏腑之微及脉法治要阐发备至，讲求天人合一之"道"，以人为本的阴
阳平衡调节，是谨守病机、方随病变的个体化治疗之"术"方式，此乃中
医"道"和"术"，当为后学者传承之。

（二）阐发元气学说

徐灵胎所处的时代，江浙地区某些医者滥用温燥。如"浙江则六味八
味汤加人参、麦冬等药；江南则理中汤加附、桂、熟地、鹿茸、脐带等药"
(《慎疾刍言·补剂》)。徐灵胎指出，俗医辨证不明，滥用温燥，结果多是
延误病情、耗竭元气；俗医急功近利，欲只记数方以成绝学，故而滥用温
燥。"若果元气欲脱，虽浸于参附之中，亦何所用"。批判了当时俗医推崇
的《医贯》，认为赵献可过于重视"六味""八味"，误导世医。为了扭转当
时的医疗风气，徐灵胎在《医学源流论》首卷的"元气存亡论"中，谈到
"故诊病决死生者，不视病之轻重，而视元气之存亡，则百不失一矣"的弊
端。徐灵胎对元气学说深有研究，汲取古人有关元气学说的精华并有一定
创新。其提出"元气论"，主张并且创造性地阐释邪气、元气相随，病有不
愈不死、虽愈必死的转归过程。此说具有很重要的理论意义和实践意义，
一直为医者所重视。在《医学源流论》中，列"元气存亡论"于卷首，在
中医精气理论中独树一帜，系统地讨论了元气的生存、衰亡及保全元气的
方法。徐灵胎认为，元气先天定分，居于两肾，元气通过脏腑功能而得以
具体体现。因此，溯源及流，深究根本，谨视元气，以元断病，根据元气
盛衰判断疾病状况，元气盛衰存亡，实为人生死病老之关键所系，决定了
人的生命长短。徐灵胎的"元气论"，在临床辨证施治时极具特色，对中医
理论的发展产生了较大的影响。迄今，"元气论"在中医的诊法、治则、方

药等多方面，仍有重要的指导意义。

1. 元气的概念

徐灵胎的"元气论"，秉承于《内经》《难经》。《难经·八难》曰："故气者，人之根本，根绝则茎叶枯矣。"徐灵胎在《难经经释》批注中曰："气，即原气也。""原气，即元气，言根柢乎此也。"徐灵胎所言"元气"，即《难经》所谓"原气"。徐灵胎认为，元气"当其受生之时，已有定分"。元气于人至珍至贵，至徐灵胎而大昌。元气者，生气之原也。元气是人体生长发育的原始动力，是维系生命活动的基本物质。在《医学源流论》及徐灵胎的其他著作中，"元气论"的思想处处可见。徐灵胎在其著作中，解释了元气的基本概念，讨论了元气在人身体中的来源、元气的具体作用、表现形式及元气与疾病的关系。

（1）元气的来源

元气者，本原之气也。元气禀受于先天，是人体生长发育的原始动力，是生命的基本物质。徐灵胎认为，元气禀于先天，受承父母，与生俱生，"先天定分，参合于道，动则生阳，静而生阴。受生之时，已有定分焉。所谓定分者，元气也"。亦即，"其成形之时，已有定数"；元气于人，若柴薪与火的关系。在《元气存亡论》篇中，徐灵胎指出，元气在人的一生中充当了柴薪的作用，将人的生命过程比作柴薪燃烧。柴薪始燃，火焰尚微，愈燃则焰愈烈，至柴薪燃尽则火自熄。由于元气不能修复，如欲薪火长燃，需柴薪质地坚实，方可寿命长久。因此，人必须时刻顾护元气，谨慎预防元气损伤。如其所言："譬如置薪于火，始然尚微，渐久则烈，薪力既尽，而火熄矣。其有久暂之殊者，则薪之坚脆异质也。故终身无病者，待元气之自尽而死，此所谓终其天年者也。"徐灵胎强调元气是生命的根本，元气决定人之性命寿夭，元气生则人身生，元气长则人身长，元气消则人身消，元气亡则人身亡。元气盛衰存亡，实为人生死病老之关键所系，决定了人的生命长短。

（2）元气的位置

徐灵胎认为，元气不是虚无的，元气根植于人体特定部位。徐灵胎提出，"盖肾为牝脏，其数偶，故北方玄武，亦有龟蛇二物。龟为阴中之阴，蛇为阴中之阳，即是道也""道体冲虚，就其虚而欲用之，或似不足，然实则渊深不测，似为万物之宗主""根本所在"，虽然各家对元气根本所在处于身体前后具体位置的认识不同，但基本一致。"道经所谓丹田，《难经》所谓命门，《内经》所谓七节之旁中有小心"，即不论丹田、命门，均为元气之根本所在。元气存在于丹田、命门，分发于五脏，元气即五脏之根本，激发和推动以五脏为中心的人体生命活动。"至所谓元气者，何所寄耶？五脏之真精，此元气之分体者也。"徐灵胎认为，元气藏于肾，由肾中与生俱来的先天之精演化。在《医贯砭》中，更是明确地指出："人之元气藏于肾中，肾之阴阳必宜保护，不宜戕贼，比诸藏为尤重，何等明白。"肾精禀受父母，是生命本源。气由精化，是生命的维系。

（3）元气的形质

元气没有具体的形质，元气的功能通过脏腑得以体现。其形质特点是"视之不见，求之不得"，不易把握。然其运行与气血紧密相关，无处不在，充满全身，引领气血周流全身，"附于气血之内，宰乎气血之先"。元气虽自有所在，然实与脏腑密切相连。元气通过气血运行到达五脏，内而脏腑，外而皮毛，表里上下无处不到。元气充足则五脏精气旺盛，元气虚衰则五脏精气不足，五脏精气与元气相互影响。"五脏有五脏之真精，此元气之分体者也。"元气决定五脏精气盛衰，"盖元气脱，则五脏六腑皆无气矣"。同时，脏腑精气间接反映元气的状态，"邪入于中，而精不能续，则元气无所附而伤矣"。徐灵胎尤为注重元气的具体表现形式，认为元气"附于气血之内，宰乎气血之先"。其以元气为中心，将脏腑紧密联系，从正面解释了

"人身一体"，人之一身，无处不宜谨护，而药不可轻试，以免寒热攻补不得其道。一脏一腑先绝，必伤及元气，累及其他。五脏真精乃元气分体的提出，使"元气论"由理论走向实际应用，因此可以通过气血的状态间接观察元气的状态，从而具有临床价值。

2. 元气的作用

徐灵胎强调了元气的作用，认为元气于人的至要处，在于"阴阳阖辟存乎此，呼吸出入系乎此。无火而能令百体皆温，无水而能令五脏皆润。此中一线未绝，则生气一线未亡"。因而，"人之死，大约因元气存亡而绝"。元气平和中正，五脏之精气亦由此化生。性命所系，唯在元气。阴阳开阖，呼吸出入，机体与外界交换协调的动力源于元气。五脏皆润，百体皆温，机体自身新陈代谢生生不息的动力源于元气。元气盛衰的规律：四十岁之前，"未尝无嗜欲、劳苦、思虑，然而日生日长"，元气逐渐旺盛，元气旺则生气强；四十岁之后，"虽无嗜欲、劳苦、思虑，然而日消日减"，元气逐渐消亡，元气弱则生气衰；至元气竭而生命终，元气绝则生气亡。

正气之蓄，即为元气，正气是人体各种抗病能力。徐灵胎认为，"正气之蓄，即为元气"。元气蓄积充足旺盛，而发挥为抗病能力，即为正气。因此，其在《医学源流论·元气存亡论》指出："预防之道，惟上工能虑在病前，不使其势已横而莫救，使元气克全，则自能托邪于外。"这种观点认为，元气是正气的基础，元气与正气紧密联系；元气旺则正气强，人体就不易感受病邪。

气血阴精为元气所化生，气血阴精又为元气之载体。徐灵胎认为，血气阴阳、五脏精气等，皆为元气所化生。其云："五脏有五脏之真精，此元气之分体者也。而其根本所在，即道经所谓丹田。"因元气充养于脏腑的不同，而有脾气、胃气、宗气等之别。亦即，元气是脏腑、阴阳之气的源泉，脏腑之气、阴阳之气均是"元气之分体"。因此，元气的盛衰决定着脏腑、阴阳之气的荣衰。如《医学源流论·元气存亡论》所云："元气者，视之不见，求之不得；附于气血之内，宰乎气血之先。"气血阴精，是元气的载体，是其依附所在。

3. 元气论的运用

（1）指导临床诊治

徐灵胎的"元气论"多有发挥。尤为可贵的是，理论联系实际，颇为实用。其在临床上，将"元气论"应用于中医诊断、治疗、选方用药等方面。

①元气盛衰决定生死

脏腑之气、阴阳之气，亦决定元气存亡，具有重要的临床指导意义。医者在判断病证顺逆过程中，要重视元气盛衰，追本溯源，不应该单纯考虑病证轻重。"此中一线未绝，则生气一线未亡"，故"疾病之人，若元气不伤，虽病甚不死，元气或伤虽病亦死"（《医学源流论·元气存亡论》）。徐灵胎通过诊脉辨别元气盛衰，"邪入于中，而精不能续，则元气无所附而伤矣"。如《难经经释》中，提及"脉之流动，气实主之。未有生气已绝，而寸口脉尚平者。况生气之绝而不绝，亦必诊脉而后见"。通过脉象判断元气盛衰，达到"惟上工能虑在病前，不使其势已横而莫救，使元气克全，则自能托邪于外"的目的，同时也反映出扶助正气的重要性；甚至医者应该以此自求，"若邪盛为害，则乘元气未动与之背城而一决，勿使后事生悔，此神而明之之术也"。

②邪气与元气相并

病家病势急，邪气盛而元气未衰，或迁延日久，元气大虚、余邪留恋，邪强正弱，以致"邪气与元气相并，大攻则恐伤其正，小攻则病不为动，如油入面，一合则不可复分"。徐灵胎指出，"方其病之始形，必有可征之端，良工知之，自有防微之法"。在邪气与元气相持阶段，认为病证还可分内外轻重。"其大端则病气入脏腑者，病与人俱尽者为多；病在经络骨脉者，病与人俱存者为多，此乃内外轻重之别也。"如若疾病已发展到正虚邪恋的邪气与元气相并阶段，徐灵胎认为，此时之法唯有拖延，努力提高患者生活质量，使之带病延年，不愈不死。其云："既不使之与病俱亡，亦不使之终身不愈。此非深通经义之人，必不能穷源极流，挽回于人所不见之地也。"

③元气与气血阴精

元气与气血阴精相辅相成，关系密切，治疗上应注意祛邪续精，以安抚元气。如发汗耗散卫气，易引动元阳上越，元气离散。如《医学源流论·阴阳升降论》曰："故发汗之药，皆鼓动其浮阳，出于营卫之中，以泄其气耳。若元阳一动，则元气漓矣。是以发汗太甚，动其元阳，即有亡阳之患。"温燥之品伤及津液，易使元阴衰竭，元气衰脱虞。"吐血不死咳嗽必死论""发汗不用燥药论"，由于元气与气血阴阳相辅相成，脏腑之气损伤后会影响到元气，故有是说，而慎用温燥药。关于慎用温燥之药，徐灵胎非常重视，单列一篇，予以详述。

（2）诊察元气的方法

元气是五脏机能协调状态的重要反映，医者通过观察元气，对全身状况给予综合评价。诊察元气损伤与否，是医生临诊的重要内容，对于确定治疗原则、推测疾病预后等，有非常重要的意义。"疾病之人，若元气不伤，虽病甚不死；元气或伤，虽病轻亦死。而其中又有辨焉。有先伤元气而病者，此不可治者也；有因病而伤元气者，此不可不预防者也"（《医学源流论·元气存亡论》）。对于为医治病之人，"诊病决死生者，不视病之轻重，而视元气之存亡，则百不失一矣"（《医学源流论·元气存亡论》）。徐灵胎将对元气损伤情况的判断，置于临床诊病辨证、判决死生的至重地位，是中医临床诊断的主要内容。

①**察神气**

徐灵胎认为，诊察元气重在"神气"。神气，即"生气"，乃"元气活动的外在表现，生命活动的主要象征"。在《医学源流论·元气存亡论》中，明确指出何谓元气所在之处，"五脏有五脏之真精，此元气之分体者也。而其根本所在，即《道经》所谓丹田，《难经》所谓命门，《内经》所谓七节之旁中有小心"。《医学源流论·元气存亡论》指出："故诊病决死生者，不视病之轻重，而视元气之存亡，则百不失一矣。"《洄溪医案》中，主要以脉形证来诊察元气。如脉微，或浮大中空，皆为脉中已无生气，即元气欲竭之象，目暗睛迷、形羸色败、汗冷如膏、手足厥逆、喘促不已、言语谵妄、昏不知人等，皆为元气已脱，无以为继，是危在旦夕的征象。

②**察五脏之气**

五脏之精气乃元气之分体，即"五脏有五脏之真精，此元气之分体者也"。故因病损脏腑的不同，可致某一脏腑的精气（即元气）先行衰竭。如"心绝则昏昧，不知世事；肝绝则喜怒无节，肾绝则阳道痿缩，脾绝则食入不化，肺绝则气促声哑。六腑之绝，而失其所司亦然"（《医学源流论·一脏一腑先绝论》）。又如，"病深之人，发喘呃逆，即有阳越之虞"；"咳嗽不止，则肾中元气震荡不宁"等，明确指出了诊察五脏元气盛衰的方法。

③**察亡阴亡阳**

徐灵胎认为，阳气（邪气）炽盛，灼伤元阴则亡阴；元气散脱，即为亡阳。亡阳之时，阳损及阴，亦可亡阴；而"亡阴不止，阳从汗出，元气散脱，即为亡阳"。由于亡阴、亡阳与元气息息相关，因此察亡阴、亡阳也即察元气的存亡。具体表现是："病深之人发喘呃逆，即有阳越之虞，其危皆在烦刻，必用参附及重镇之药以坠安之。所以治元气虚弱之人，用升提发散之药，最防阳气散越，此第一关也。"（《医学源流论·阴阳升降论》）

《洄溪医案》中提到亡阳之证，脉微，或浮数而空，汗冷而味淡，身恶寒，手足厥逆而舌润，气微；"至于阴气则不患其升，而患其竭，竭则精液不布，干枯燥烈，廉泉玉英，毫无滋润，舌燥唇焦，皮肤粗槁"（《医学源流论·阴阳升降论》）。《洄溪医案》中提到亡阴之证，脉洪，汗出而味咸，身畏热，手足温而舌干，气粗。徐灵胎在《洄溪医案·痰喘亡阴》中，专门指出了亡阴亡阳的具体辨别方法，以及在治疗时的注意事项。其指出："盖亡阴亡阳，相似而实不同，一则脉微，汗冷如膏，手足厥逆而舌润。一则脉洪汗热不黏，手足温和而舌干。但亡阴不止，阳从汗出，元气散脱，即为亡阳。然当亡阴之时，阳气方炽，不可即用阳药，宜收敛其阳气，不可不知也。亡阴之药宜凉，亡阳之药宜热，一或相反，无不立毙。标本先后之间，辨在毫发，乃举世更无知者，故动辄相反也。"

（3）元气决定预后

元气的盛衰，决定着疾病的发生和发展。此即《素问遗篇·刺法论》所谓"正气存内，邪不可干""邪之所凑，其气必虚"。元气决定着正气的强弱，元气不足则病邪易于侵袭人体而发病。徐灵胎认为，"夫人之精神完固，则外邪不敢犯，惟其所以御之之具有亏，则侮之者斯集"（《医学源流论·病有鬼神论》）。元气衰弱，但尚不至脱，可能导致"一脏一腑先绝"（《医学源流论·一脏一腑先绝论》），此时病多危重。元气耗竭，脏腑充养无源而气绝，"元气脱，五脏六腑皆无气矣"（《医学源流论·一脏一腑先绝论》）。病入膏肓，危在旦夕，亦可出现病愈假象，即看似病愈，实则"其人之元气与病俱亡"，"不久必死"（《医学源流论·病有愈不死虽愈必死论》）。邪气驱于内，"与元气相并"，"如油入面"，"内外混杂，则恐伤其正；小攻，则病不为动"（《医学源流论·病有愈不死虽愈必死论》）。此病情缠绵难愈，邪入而元气尚未扰乱。或通过治疗，使紊乱的元气归复平衡，"则自能托邪于外"（《医学源流论·元气存亡论》），是为"扶正即所以祛邪"。

（4）护养元气方法

护养元气的方法有多种，包括劳逸、情志、五谷护养等，不局限于药物护养。大凡言及护养元气，人们多认为必用人参、鹿茸等补药，其实不然，若不辨病因，一味使用温燥峻烈之品，极易造成病家因进补而死的严重后果。尤其在江浙地区，气候多湿，更不宜参茸大补。徐灵胎多次告诫，用药补养元气要慎重。其"元气论"，重点不在于论述个人平时如何保养元气，而重在强调医生诊治之际应当时刻留意顾护元气。《医学源流论·元气存亡论》指出："若夫有疾病而保全之法如何？盖元气虽自不所在，然实与脏腑相连属也。寒热攻补，不得其道，则实其实而虚其虚，必有一脏大受其害，邪入于中，而精不能续，则元气无所附而伤矣。故人之一身，无处不宜谨护，而药不可轻试也。"认为"惟大热大燥之药，则杀人为最烈"。又曰："邪盛为害，则乘元气未动，与之背城而一决，勿使后事生悔，此神而明之之术也。""不使其势已横而莫救，使元气克全，则自能托邪于外。"说明保全元气，不仅用补益一法，更重要的是辨证施治，寒热攻补，各得其道，使虚者不虚，实者勿实，脏气不损，精气不衰，如此则元气不可妄动。徐灵胎根据当时江南地区的实际情况，提出"人参桂附，何尝不用，必实见其有寒象而后可加。然尤宜于西北人，若东南人则当详审，勿轻试"。这对唐宋以降世医不肯先用清淡之剂探测病情，而是专取性雄力厚之品滥施温补，以及"人参杀人无过"的医中流弊，确有矫枉作用。临床上，用猛厉之药与邪相争，或用峻补之药骤发元气，大多一时看结果似好转，实则损坏根本。因"药猛厉则邪气暂伏而正亦伤，药峻补则正气骤发而邪内陷。一时似乎有效，及至药力尽而邪复来，元气已大坏矣"。更有病邪传变，病况转恶，"越一二日，元气与邪气相并，反助邪而肆其毒"。徐灵胎提出"要知一病有一病之方，岂无对病平和之药"，认为临证当尽可能选择平和纯粹、有益无损的方药，以防耗伤元气。

护养元气，除了正确使用药物外，徐灵胎在医著中还提到护养元精的原则，有"绝嗜欲、戒劳动、减思虑""宣意导气"等多种方法。还论及"任其自然，而无所勉强，则保精之法也"。《医学源流论·元气存亡论》曰："果能绝嗜欲，戒劳动，减思虑，免于疾病夭札则有之。其老而眊眊而死，犹然也。"《医学源流论·肾藏精论》指出："强制则有害，过用则衰竭，任其自然而无所勉强，则保精之法也。老子云：天法道，道法自然，自然之道，乃长生之诀也。"《医学源流论·祝由科论》指出："则祝由之法亦不过因其病情之所由，而宣意导气以释疑而解惑。此亦必病之轻者，或有感应之理。"病愈之后调养元气，徐灵胎亦独具见解，他认为，黄帝、神农、张仲景之书中，是没有补益之方的；病愈之后，调养元气，重在食养。《医学源流论·补药可通融论》强调曰："古人病愈之后，即令食五谷以养之，则元气自复，无所谓补药也。神农、张仲景之书，岂有补益之方哉？间有别载他书者，皆托名也。自唐《千金翼》等方出，始以养性补益等各立一门，遂开后世补养服食之法。以后医家凡属体虚病后之人，必立补方以为调理善后之计。"

护养元气，当平补缓攻、渐消渐耗，以不伤元气为度。元气于人关系重大，关乎生死存亡。因此，《医学源流论·劫剂论》指出："邪之中人，不能使之一时即出，必渐消渐耗而后尽焉。今欲一日见效，势必用猛厉之药与邪相争，或用峻补之药遏抑邪气。药猛厉则邪气渐伏而正亦伤，药峻补则正气聚发而邪内陷。一时似乎有效，乃至药力尽而邪复来，元气已大坏矣。"医生临诊之时，必须时刻留意谨护元气。补是平补，攻是缓攻，不求近效，只求远功。如果"寒热攻补不得其道，则实其实而虚其虚，必有一脏大受其害。邪入于中，而精不能续，则元气无所附而伤矣。故人之一身，无处不宜谨护，而药不可轻试也"。峻补峻攻，"即使对病，元气不胜药力，亦必有害；况更与病相反，害不尤速乎？"（《医学源流论·古今方剂大小论》)关于平补的问题,《医学源流论·补药可通融论》等篇中,还做了进一步的论述。首先批评唐代以来,一些医生"百计取媚,以顺其意"的滥施补药以取悦病家的不良倾向。这些人"其药专取贵重辛热为主,无非参、术、地黄、桂、附、鹿茸之类,托名秘方异传。使气体合宜者,一时取效,久之必得风痹阴痼等疾"。而病家则"隐受其害,虽死不悔"。因此用补药补养元气当"因人而施,视脏腑之气偏而损益之,其药亦不外阴阳气血,择平和之药数十种,相为出入"。辨证不准,失治误治,病不去而损元气。辨证施治准确,遣方用药合度,不诛伐无过而恰到好处,元气自能保全无虞。

元阳宜固而不宜散越,元阴宜润而不宜耗竭。徐灵胎认为,元阳固守于中,元阳之外是阳气,又谓浮阳。由于"发汗之药,皆阳固守于中,以泻其气,以致伤及元阳,而元阳一动,则元气离矣"。在此等危急时刻,急当固守元气,"必用参附及重镇之药,以坠安之"(《医学源流论·阴阳升降论》),是对前面平补原则的进一步补充。前者元气虚,此乃元气脱,"元气宜固守",故而在《医学源流论·阴阳升降论》中提出:"治元气虚弱之人,用升提发散之药,最防阳虚散越,此第一关也。"在《医学源流论·用药如用兵论》中提出"病方进,则不治其太甚,固守元气,所以老其师",是以保全元气,"使元气克全,则自能托邪于外"。

至于元阴,藏于下而溉于上,五脏之阴气得此而滋养,所以元阴"不患其竭,竭则精升,孤阳无附,害不旋踵"(《医学源流论·阴阳升降论》)。故在临证中对元阴不足者,慎用辛热香燥、灼阴竭液之品,总以滋阴养阴为治。如便肠红案中患者淮安程春谷,因服参附而暂时见效,遂长期服用,导致阴竭。"诊其六脉,极洪大而时伏,面赤有油光,舌红而不润,目不交睫者旬余矣。"徐灵胎诊为元阴不足,阴阳不济,阳升于上而不下达,遂"茅草根四两作汤,兼清凉平淡之药数品",重用一味白茅根,生津、养阴,清热、凉血，"与参附正相反"。服药后，阴精溉于上，阳气达于下，三剂而手足温，起卧如常。此"血脱扶阳，乃一时急救之法。脱血乃亡阴也。阳气既复，即当补阴。而更益其阳，则阴血愈亏，更有阳亢之病。其四肢冷者，《内经》所谓热深厥亦深也。不得卧者，《内经》所谓阳胜则不得入于阴，阴虚故目不眠也。白茅根交春透发，能引阳气达于四肢，又能养血清火。用之，使平日所服参附之力，皆达于外，自能手足温而卧矣。于是始相折服，凡治血脱证俱同此"（《洄溪医案·肠红》）之理。

（三）针砭医界时弊

徐灵胎博学广览，"批阅之书约千余卷，泛览之书约万余卷"（《慎疾刍言序》），为其不断在批判中传承中医，打下了坚实的学术基础。

徐灵胎在批判中传承中医，始于其自学中医之初。"余之习医也，因三弟患疾，先君为遍请名医。余因日与讲论，又药皆亲制，医理稍通。既而四、五两弟又连年病卒，先君以悲悼得疾，医药之事无虚岁"（《征士洄溪府君自序》）。由此可知，徐家遍请名医而亲人仍相继殒世，对其打击很大，感叹医道不振，实则已开始怀疑某些医家的诊治。于是弃儒攻医，始习岐黄，为拯救骨肉之厄而努力学医。徐灵胎在《洄溪道情》中也表明，并非一开始就想学习中医，实为后来无奈之举。"想当年，束发从师，志薄风雷，也曾穷经辨史，也曾谈玄讲理，也曾嗜僻探奇。原指望少博微名，幸叨半职，些微展布苍生计。"其少年初致力于经学，在批判的思想中始读方书。其言"余少时颇有志于穷经，而骨肉数人疾病连年，死亡略尽。于是博览方书，寝食俱废。如是数年，虽无生死骨肉之方，实有寻本溯源之学"（《医学源流论·序》）。徐灵胎致力于医学后，愈发深入穷究医理，发现时下医风日下，怒而抨击当时有医者既不明《内经》《本草经》之医理、药性，又不深究张仲景制方之源，论说支杂，各任其偏，临证执一二温补之方，竟以执一可以驭万。所著《医学源流论》，旨在矫正异说，明辨渊源，期待唤醒医界对理论的重视。徐灵胎在针砭时弊时虽不免用词偏激，但其不少精辟见解至今对后学者仍有启发借鉴之作用。

1. 批不究学问

徐灵胎在《难经经释·序》中指出："惟知溯流以寻源，源不得则中道而止，未尝从源以及流也。"徐灵胎自学中医，治学中溯本求源，见当下医道衰退，不忍而怒斥。徐灵胎认为，"夫仲景先生，乃千古集大成之圣人，犹儒宗之孔子"。指出刘河间、李东垣、朱丹溪学说，"乃一偏之学"，不可与张仲景同日而语，属"无知妄谈"。其曰："至三人之高下，刘则专崇《内经》，而实不能得其精义；朱则平易浅近，未睹本原；至于东垣，执专理脾胃之说，纯用升提香燥，意见偏而方法乱，贻误后人。"认为刘、李、朱三家各是其私，反致古人圆机活法泯没而不可闻，实属乱医学规矩之人。故在《医学源流论·四大家论》中说："吾非故欲轻三子（刘河间、李东垣、朱丹溪）也，盖此说行，则天下惟知窃三子之绪余，而不深求仲景之学，则仲景延续先圣之法从此日衰，而天下万世，夭札载途。"指出刘、李、朱三家，皆因未能探及医之本源，"医道反隐于小成矣"。还指出："更可骇者，以仲景有《伤寒论》一书，则以为专明伤寒，《金匮要略》则以为不可依以治病，其说荒唐更甚。吾非故欲轻三子也……其害不小，故当亟正之也。"徐灵胎在《医学源流论·脉经论》中，告诫后学曰："学者必当先参于《内经》《难经》及仲景之说而贯通之，则胸中先有定见，后人之论，皆足以广我之见闻，而识力愈真。"徐灵胎为针砭当时医界之流弊，在《慎疾刍言·宗传》中申明："一切道术，必有本源。未有目不睹汉唐以前之书，徒记时尚之药数种而可为医者。今将学医必读之书并读法开列于下。"徐灵胎认为，只有认真研读《内经》《伤寒论》《金匮要略》《神农本草经》等经典著作，才"能专心体察，则胸有定见。然后将后世之书遍观博览，自能辨其是非，取其长而去其短矣"。

徐灵胎在研究《伤寒论》之后，认为"各是其说，愈更愈乱，终无定论"。指出《伤寒论》在晋时已无全书，王叔和所搜集到的并非完本，所以六经诸篇往往语无伦次，阳经中多阴经治法，阴经中多阳经治法，参错不一；后世注家各衷其是，随意变更原书条文，且相互间訾议不休，使后学不知所措。其云："不知此书非仲景依经立方之书，乃救误之书也。其自序云：伤夭横之莫救，所以勤求古训，博采众方。盖因误治之后，变症错杂，必无循经现证之理。当时著书，亦不过随证立方，本无一定次序也。"（《伤寒类方·序》）所以，徐灵胎批判前人不深究学问，只是一味简单地以考订、补正、删减、维持原序等方法研究《伤寒论》，遂著《伤寒类方》，以"使读者于病情药性一目显然"。

2. 批方药杂乱

徐灵胎怒批当时方药杂乱的现象，言："其端起于近日之时医，好为高论以欺人。又人情乐于温补，而富贵之家尤甚，不如是则道不行。所以人争效尤，以致贻害不息。"（《医学源流论·貌似古方欺人论》）指出医者乱开处方，对患者有百害而无一利。如《医学源流论·病同因别论》曰："若不问其病之何因及兼病之何因，而徒曰某病以某方治之，其偶中者则投之或愈，再以治他人则不但不愈而反增病。必自疑曰：何以治彼效而治此不效，并前此之何以愈！悟亦不知之，则幸中者少而误治者多，终身治病而终身不悟，历证愈多而愈惑矣。"鉴于庸医日多，危害之大，不言而喻。何以至此，多属不明医理、不明病证所致。

（1）医道至关重要

徐灵胎指出，万事不能外乎理，而医理尤为切要。学医先学理，则"读书考古深思体验之君子，出而挽回，亦世道生民之大幸也"。理，即中医之理，乃至传统文化之理。明理则必须熟诸四部经典及历代医家各类文献，学如古人"其审药性，至精至当，其察病情，至真至确。方中所用之药，必准对其病，而无毫发之差。无一味泛用之药，且能以一药兼治数症。故其药味虽少，而无症不该"（《医学源流论·貌似古方欺人论》）。后世之人，果能掌握阴阳五行、脏腑经络、四诊纲法、药性归经、处方法则等，精确、灵活地施用辨证论治法则，处方无不精炼。"后世之人，果能审其人之病，与古方所治之病无少异，则全用古方治之，无不立效"（《医学源流论·貌似古方欺人论》）。《医学源流论·汤药不足尽病源》曰："人之所患，患病多；医之所患，患道少，近日病变愈多而医家之道愈少，此痼疾之所以日多也。"足见理不明，乃处方乱。

（2）知病必先知病症

徐灵胎指出病、症在中医有不同认识，继而确定治法、方药。症者，证据也。"欲治病者，必先识病之名；能识病之名，而后求其病之所由生；又当辨其生之因，而症状所由异，然后考其治法，一病必有一方，一方必有主药"（《兰台轨范·序》）。认为临床诊治，当先辨病，求病之所生，次辨病因，后辨症状，再考其治法，确定方药。关于不辨病症之危害，《医学源流论·貌似古方欺人论》曰："不论伤寒、暑湿，惟此数种轮流转换，以成一方，种种与病相反，每试必杀人，毫不自悔。既不辨病，又不审药性，更不记方书，以为此乃汉人之法。"徐灵胎《医学源流论·知病必先知症论》曰："凡一病必有数症，有病同而症异者，有症同而病异者……后之医者，病之总名，亦不能知。"辨病、辨症基础上施以相符之药，方必效。"况果能虚心笃学，则学日进；学日进则每治必愈，而声名日起，自然求之者众，而利亦随之。若专于求利，则名利必两失，医者何苦舍此而蹈彼也？"

3. 批滥用温补

明清时代，命门学说兴起。赵献可创立命门理论，阐发肾命水火的关系，认为两肾俱属水，命门居中属火，命火养于肾水，以六味、八味丸以补肾水命火，而为论治诸病的纲领。张景岳根据《素问·生气通天论》中

"阳气者，若天与日，失其所则折寿而不彰，故天运当以日光明"的理论，提出了"阳非有余，阴常不足"（《景岳全书》），指出阳气乃人身之大宝的学术观点，制右归丸等补阳名方。李中梓强调"补气当在补血之先，养阳应在滋阴之上"（《医宗必读·水火阴阳论》），进一步阐发了张介宾等医家重阳贱阴的学术思想，此乃一家之说。而世人流弊于温补之风，滥施温补，认为每病必"邪之所凑，其气必虚"，滥施温补方剂，谓执一二温补方而能通治百病。徐灵胎指出，"其端起于近日之时医，好为高论以欺人。又人情乐于温补，而富贵之家尤甚，不如是则道不行"（《医学源流论·貌似古方欺人论》）。即徐灵胎看到当时有的医生为迎合人们好补的心理，滥用补药以投其所好，"或用参茸补热之药以媚富贵之人"（《医学源流论·医家论》），造成补药害人的严重后果。如"若邪盛而投以大剂参附，一时阳气大旺，病气必潜藏，自然神气略定。越一二日，元气与邪气相并，反助邪而肆其毒，为祸尤烈，此峻补之法也"（《医学源流论·劫剂论》）。徐灵胎在《医学源流论·中风论》中，从理论上阐明了攻与补的辨证关系，指出纯用温补是助盗留邪。其曰："邪之所凑，其气必虚。故补正即所以驱邪，此大缪矣。惟其正虚而邪凑，尤当急驱其邪以卫其正。若更补其邪气，则正气益不能支矣。即使正气全虚，不能托邪于外，亦宜于驱风药中少加扶正之品，以助驱邪之力，从未有纯用温补者。"因为"虚"与"邪"同时存在，虚固当补；但如邪不先去，"邪气补住，则永不复出，重则即死，轻则迁延症变"（《慎疾刍言·补剂》）。徐灵胎针对当时滥用人参的现象，批评有医者不察有邪无邪，是虚是实，用纯补温热之人参将邪气尽行补住，轻者不愈，重者即死。如其所言："人参一用，凡病之有邪者即死，其不死者，亦终身不得愈乎"（《医学源流论·人参论》）。

补法在当时已偏于滥施，徐灵胎针对时医"以古圣之法为卑鄙不足道，又不能提出病名，惟以阳虚阴虚、肝气肾虚等套言概之，专用温补，以致外邪入里，驯至不救"（《慎疾刍言·补剂》）的情况，明确指出："人之有病，不外风寒暑湿燥火为外因，喜怒忧思悲恐惊为内因，其十三因，试问何因当补者？大凡人非老死即病死，其无病而虚死者千不得一。"徐灵胎挺身而出，大声疾呼，专门撰写了《医学源流论》《慎疾刍言》《医贯砭》等书，直言不讳地抨击那些不学无术、只会以补药媚人、惊世盗名的奸医和人云亦云的庸医。他痛斥曰："此等害人之术，奸医以此欺人而骗财者，十之五；庸医不知而效尤以害人者，亦十之五。为医者可不自省，病家亦不可不察也。"（《医学源流论·劫剂论》）。其在《医学源流论》中，批评庸医"有杀人之实，无杀人之名"，强调辨证论治是中医精髓，提倡学医应溯本求源，治病当祛邪扶正，博采众长应小心谨慎，以免误了患者的性命。徐灵胎对李东垣、赵献可等强调温补的观点，进行了激烈的批评。特别抨击赵献可《医贯》以温补患，以偏概全，包治百病，迎合患家，给患者带来严重危害。因此，特著《医贯砭》进行严厉驳斥，对滥施温补者予以当头棒喝。其曰："细阅此书，何必晓晓著成数卷，曰阴虚用六味，阳虚用八味足矣。读者不必终帙，只记二方而千圣之妙诀已传，济世不良方已尽。所以天下庸医一见此书，无不狂喜，以为天下有如此做名医的捷径，恨读之犹晚也。杀人之法从此遍天下矣。"徐灵胎措词激烈，感叹愤慨，严厉地告诫医者，千万不可不辨病症而滥用补药，造成实实之变，以免因医之误害人性命。如《慎疾刍言》所云："况医法一误，必致伤生害命，尤不可不慎也。"再如《慎疾刍言·吐血》篇中论吐血证的治疗，徐灵胎痛斥"医者概以熟地、麦冬、人参、五味子等滋补酸涩之药，将风火痰瘀俱收于肺管，令其咳嗽不止，元气震动，津液化痰，不死何待？"指出："盖吐血而嗽者，当清肺降气，略进补阴之品；其不嗽者，喉中之络破，故血从络出，并不必服药；其甚者，只取补络之药以填损之处，自可除根。"从医学史上来看，对明以来温补之风疾呼、针砭最力者，非徐灵胎莫属。

（四）重视医学教育

1. 教育形式

（1）自学

徐灵胎治医，既无家学渊源，又无师道传授，纯粹自学成才，无师自通。其一生著注医书、立论批驳、崇尚临床，理论造诣精深，临证效果非凡。不仅当时名重一方，今日亦声名不缀，在古今杏林中当属凤毛麟角。徐灵胎的自学与治学之路，对后学颇具启示意义。其广求博学，穷源及流，"循序渐久，上追《灵》《素》根源，下延汉唐支派""如是者十余年，乃注《难经》；又十余年而注《本草》；又十余年而作《医学源流论》；又五年而著《伤寒类方》"。（《慎疾刍言·序二》）更与其不断自省，反复斟酌及临床实践体会密不可分。如其所言，"而为医者，自审其工拙亦最易"（《医学源流论·治病必考其验否论》）。

其在临床中，先立医案，审病情，思用药当与否；"更思必效之法"，如发现病重或增他症，则"自痛惩焉"，后"更复博考医书，期于必愈而止"。在《医学源流论·治病必考其验否论》中，徐灵胎告诫并指导医者如何在自省中提高自我能力。其言："治病之法，必宜先立医案，指为何病，所本何方，方中用某药专治某症，其论说本之何书，服此药后于何时减去所患之何症。倘或不验，必求所以不验之故，而更思必效之法；或所期之效不应，反有他效，必求其所以致他效之故。又或反增他症，或病反重，则必求所以致害之故，而自痛惩焉。更复博考医书，期于必愈而止。若其病本不能速效，或其病祇可小效，或竟不可治，亦必预立医案，明着其说，然后立方，不得冒昧施治。"

徐灵胎认为，医者不断在褒与贬中完善自我，其医术必不日精进，"如此自考，自然有过必知，加以潜心好学，其道日进矣"；切不可"惟记方数首，择时尚之药数种，不论何病何症，总以此塞责"（《医学源流论·治病必考其验否论》）；更不可凭一家之言，以温补一法为成名医捷径。只有在博学中自省自考，此自学方法乃医者精进之大法。

（2）读经

①重经典研读

徐灵胎非常注重研读经典之作。其在《难经经释·序》中云："惟知溯流以寻源，源不得则中道而止，未尝从源以及流也。"还在《医学源流论·脉经论》中告诫后学者："学者必当先参于《内经》《难经》及仲景之说而贯通之，则胸中先有定见，后人之论皆足以广我之见闻，而识力愈真。"这些论述都说明徐灵胎的学术思想，根植于《内经》《难经》《伤寒杂病论》。徐灵胎在医学治学上主张读经，其在治学过程中，都是以经开源开悟，鄙薄"有尽境"的时文，偏爱沉浸求索于"无尽境"的经学之中。徐灵胎14岁时，初学时文，在同学中稍优，受到老师的褒奖。其总结治学体会曰："时文止此也，惟经学则无尽境。曰：然则何以舍终身不可穷之学，而反从事于数年可尽之业乎？且时文即所以明经，而穷经正有益于时文，我志决矣。又问师曰：经学何经为最难？曰：《易经》。余退而取家藏注《易》者数种汇参之。"徐灵胎学习时文于学问无甚益处，遂转研经学，旁及诸子百家，以求终身不可尽之业。其始推究《易》理，昼夜默坐潜阅，旁及诸子百家，于《道德经》独有体会，遂详加注释。从经入学，是他一贯的治学态度，因此才有经典理论的深厚积淀。徐灵胎所言古圣方药、法则，即指《内经》《难经》《神农本草经》《伤寒杂病论》等经典著作所论。读书从经典入手，是徐灵胎在医学道路上发展的重要方法，为其后医学精进奠定了坚实的理论基础，成就了《难经经释》《伤寒类方》《医学源流论》《兰台轨范》等佳作，遂成为一代名医。

②崇古不泥古

凡读过徐灵胎医书的人，都会觉得其有浓郁的厚古情结，是尊经崇古的中坚人物，而实则乃是思想敏锐，善于继承而又勇于创新之人。其崇古尊古而不泥古，正如《洄溪医案》所云："可知医之为术，全赖心思转变。刻舟求剑，终无一验也。"天下之病，千端万绪，故设方亦千变万化，但千变万化之中，实有一定不易之法，即或有加减出入，则井然有序。

崇古之因　徐灵胎推崇汉唐以前的著作，认为古代是指汉唐以前。徐灵胎崇古而尊古，不忍古来圣贤相传之医道衰落，故奋起而针砭之并力挽之。如《洄溪道情》自叙中所言："悉一心之神理，遥接古人已坠之绪。"这正是徐灵胎崇古尊古的真正原因所在。恐其义未畅悉，又在《慎疾刍言·宗传》中指出："一切道术，必有本源。未有目不睹汉唐以前之书，徒记时尚之药数种，而可为医者。今将学医必读之书并读法开列于下，果能专心体察，则胸有定见。然后将后世之书遍观博览，自能辨其是非，取其长而去其短矣。"其针砭后世医界之弊端，维护汉唐以前医学之源头。在《医学源流论·本草古今论》中，亦可见徐灵胎崇古之因。其曰："此（《神农本草》）乃开天之圣人，与天地为一体，实能探造化之精，穷万物之理，字字精确，非若后人推测而知之者。故对症施治，其应若响。仲景诸方之药，悉本此书。"而又引宋人所云："用神农之品无不效，而弘景所增已不甚效，若后世所增之药则尤有不足凭者。"

崇古之义　徐灵胎认为，"古人制方之义，微妙精详，不可思议。盖其审察病情，辨别经络，参考药性，斟酌轻重，其于所治之病，不爽毫发。故不必有奇品异术，而沉疴艰险之疾，投之辄有神效，此汉以前之方也。但生民之疾病，不可胜穷，若必每病制一方，是曷有尽期乎？故古人即有加减之法，其病大端相同，而所现之症或不同，则不必更立一方，即于是方之内，因其现症之异，而为之加减"（《医学源流论·古方加减论》），故古人治病味少量轻而愈，不必尽剂。徐灵胎又结合现实情况，进而指出，"古法之严如此，后之医者，不识此义，而又欲托名用古，取古方中一二味，则即以某方目之""去其要药，杂以他药，而仍以某方目之，用而不效，不知自咎，或则归咎于病，或则归咎于药，以为古方不可治今病。嗟乎！即使果识其病而用古方，支离零乱，岂有效乎？遂相戒以为古方难用，不知全失古方之精义，故与病毫无益而反有害也。"此言未识得古方之义，用是药而于病无益，方与病证相符，或有别症适量加减，则方起神效。具体来说，"能识病情与古方合者，则全用之；有别症，则据古法加减之；如不尽合，则根据古方之法，将古方所用之药，而去取损益之。必使无一药之不对症，自然不倍于古人之法，而所投必有神效矣"（《医学源流论·古方加减论》）。徐灵胎对古方的这种认识，与张元素、朱丹溪的认识有所不同。如《金史·卷一百三十一·列传·第六十九》有关张元素的记载"平素治病不用古方，其说曰：'运气不齐，古今异轨，古方新病不相能也。'自为家法云"；又如，《医学启源·张序》记载"洁古治病，不用古方，但云：古方新病，甚不相宜，反以害人。每自从病处方，刻期见效，药下如攫，当时目之曰神医"。《丹溪翁传》曰："操古方以治今病，其势不能以尽合。苟将起度量，立规矩，称权衡，必也《素》《难》诸经乎！然吾乡诸医鲜克知者。"而徐灵胎则认为，古方今用效不佳，是未尽古方之义造成的。

崇古不泥　徐灵胎崇古而不泥古，勇于创新，能够博采诸家之长，并不是一味尊古，从其对《本草纲目》的评价与陈修园比较则可知。例如，陈修园《神农本草经读》云："自时珍之《纲目》盛行，而神农之《本草经》遂废。"又曰："李时珍《本草纲目》尤为杂沓，学者必于此等书焚去，方可与言医道也。"可见，陈修园对李时珍《本草纲目》持完全否定的态度。而徐灵胎则指出："至明李时珍，增益唐慎微《证类本草》为《纲目》，考其异同，辨其真伪，原其生产，集诸家之说，而本草更大备。"还指出："其书以《本经》为主，而以诸家之说附之。读者字字考验，则能知古人制方之妙义，而用之不穷矣。"可见，徐灵胎对《本草纲目》是持肯定态度的。他认为此书增益《证类本草》为纲目，集诸家之说而本草更为完备。"博物君子，亦宜识之，以广见闻"。对于医者则要求"当广集奇方，深明药理，然后奇症当前，皆有治法，变化不穷"。(《医学源流论·药性专长论》)正如扁鹊所云的"医之所患，患道少"。又曰："故治大症，必学问深博，心思精敏，又专心久治，乃能奏效。"反映出徐灵胎并不是一味地尊古，他在崇古尊经的同时，又能博采诸家之长。

大胆创新 徐灵胎采用"以方类证"的方式研究《伤寒论》。《伤寒论》经王叔和编次，宋代林亿校正整理后，大多注家泥于《伤寒论》原文，遵循"六经"之说。徐灵胎初读此书时即疑其有错乱，指出"虽分定六经而语无论次，阳经中多阴经治法，阴经中多阳经治法，参错不一，后人各生议论。每成一书，必前后更易数条，互相訾议，各是其说，愈更愈乱，终无定论"。因此，"探求三十年，而后悟其所以然之故，于是不类经而类方"，方知《伤寒论》"非仲景依经立方之书，乃救误之书也……盖因误治之后，变证错杂，必无循经现证之理。当时著书，亦不过随证立方，本无一定之次序也"(《伤寒类方·序》)。于是，采用"不类经而类方"的方法来研究《伤寒论》。其曰："方之治病有定而病之变迁无定。知其一定之治，随其病之千变万化，而应用不爽，此从流溯源之法。"(《伤寒类方·序》)徐灵胎采用"以方类证"的方法，将《伤寒论》113方分为桂枝汤类19方、麻黄汤类6方、葛根汤类3方、柴胡汤类6方、栀子汤类7方、承气汤类方12方、泻心汤类11方、白虎汤类3方、五苓散类4方、四逆汤类11方、理中汤类9方、杂方22方等，共12类。这样，方以类从，证随方列，不仅将《伤寒论》诸方做了分类，并对同类诸方随证加减变化做了深刻研究。这种研究方法，使临床运用方剂，有法可依，有方可循，有药可选。徐灵胎指出："盖方之治病有定，而病之变迁无定，知其一定之治，随其病之千变万化，而应用不爽。此从流溯源之法，病无遁形矣。至于用药，则各有条理。"这样一来，使得方药合拍，方证对应，起到执简驭繁的作用，为《伤寒论》的学习和研究开辟了一条新的途径；"以此为津梁"，临证颇有实际意义。

徐灵胎在临证中，更不囿于传统结论，敢于提出新的理论和治疗方法。如肺痈，张仲景认为："始萌可救，脓成则死。"(《金匮要略》)徐灵胎认为，"脓血已聚，必谓清火、解毒、提脓、保肺等药方能挽回"，否定"脓成则死"。又如，虚劳，在《金匮要略》中有小建中汤诸方。徐灵胎在《兰台轨范》中提出了自己的见解，认为"古人所谓虚劳，皆是纯虚无阳之症，与近日之阴虚火旺、吐血咳嗽者正相反"，指出小建中汤"治阴寒阳衰之虚劳，与阴虚火旺之证相反，庸医误用害人甚多"。再如，呃逆证，《灵枢·口问》云："人之哕者，何气使然？岐伯曰：谷气入胃，胃气上注于肺。今有故寒气，与新谷气，俱还入胃，新故相乱，真邪相攻，气并相逆，复出于胃，故为哕。"徐灵胎在《洄溪医案·暑邪热呃》中指出："盖呃逆本有二因：由于虚寒，逆从脐下而起，其根在肾，为难治；由于热者，逆止在胸臆间，其根在胃，为易治，轻重悬绝。世人谓之冷呃，而概从寒治，无不死者。死之后，则云呃逆者，俱为绝证。"如此，区分寒热，治从胃、肾，提出了自己的见解。

③推荐精读书

徐灵胎强调读经典的重要性，指出"一切道术，必有本源"。同时，也在《慎疾刍言·宗传》中，列举医者应读的书目，旨在为习医者打开方便之门。其云："未有目不睹汉唐以前之书，徒记时尚之药数种而可为医者。今将学医必读之书并读法开列于下，果能专心体察，则胸有定见。然后将后世之书遍观博览，自能辨其是非，取其长而去其短矣。"其推荐中医经典《灵枢》《素问》《伤寒论》《金匮要略》《神农本草经》，同时也指出了专科，妇科、儿科、外科等的指导用书，如《妇人大全良方》《幼幼新书》《千金方》《外台秘要》《窦氏全书》《疡科选粹》等。在皇家组织编撰的医书中，推荐了《御纂医宗金鉴》，认为"习医者即不能全读古书，只研究此书，足以名世"。其具体推荐理由如下。

《灵枢经》："此明经络、脏腑之所以生成，疾病之所由侵犯。针灸家不可不详考，方脉家略明大义可也。"

《素问》："此明受病之源及治病之法，千变万化，无能出其范围。如不能全读，择其精要切实者，熟记可也。"

《伤寒论》："此一切外感之总诀，非独治伤寒也。明于此，则六淫之病无不通贯矣。"

《金匮要略》："此一切杂病之祖方，其诸大症，已无不备。能通其理，天下无难治之病矣。"

《神农本草经》："《神农本草经》止三百六十种，自陶宏弘景以后，药味日增，用法益广，至明李时珍《纲目》而大备。其书以《本经》为主，而以诸家之说附之。读者字字考验，则能知古人制方之妙义，而用之不穷矣。"

《外台秘要》《千金方》："二书汇集唐以前之经方、秘方，及妇科、儿科、外科，无所不备，博大深微。必明乎《灵》《素》、仲景之书，方能知所审择，不至泛滥，而无所适从矣。""外科，其方亦具《千金》《外台》。后世方愈多而法愈备，如《窦氏全书》《疡科选粹》，俱可采取。惟恶毒之药及轻用刀针，断宜切戒。"

《妇人良方》《幼幼新书》："妇人除经、带、胎、产之外，与男子同。小儿除惊、痫、痧、痘而外，与老壮同。所以古人并无专科，后人不能通贯医理，只习经、产、惊、痘等方药，乃有专科。若读前所列之书，则已无所不能，更取后世所著《妇人良方》《幼幼新书》等参观可也。"

御纂《医宗金鉴》："源本《灵》《素》，推崇《伤寒论》《金匮要略》以为宗旨，后乃博采众论，严其去取，不尚新奇，全无偏执，又无科不备，真能阐明圣学，垂训后人。足征圣朝仁民之术，无所不周。"

（3）跟师

《医学源流论·医非人人可学论》曰："故为此道者，必具过人之资，通人之识，又能屏去俗事，专心数年，更得师之传授，方能与古圣人之心，潜通默契。"徐灵胎通过自学而成为一代宗师，没有家学、师承，是在广博通览的基础上随处请教而学。但徐灵胎还是十分重视跟师学习的。如其在自序中记述说："余之习医也，因第三弟患疾，先君为遍请名医。余因日与讲论，又药皆亲制，医理稍通。"徐灵胎在此强调了跟师学习的重要性。

2. 基本要求

袁枚在讲到徐灵胎在医学上之所以能够取得伟大成就的时候，很有感触地在《徐灵胎先生传》中写出如下意味深长的话："纪称，德成而先，艺成而后，似乎德重而艺轻。不知艺也者，德之精华也。德之不存，艺于何有？人但见先生艺精技绝，而不知其平素之事亲孝，与人忠，葬枯梁乏，修造典梁，见义必为，是据于德，而后游于艺者也。"徐灵胎医德高尚、理高艺精、实心惠民、针贬时弊、操守清白，为后世医者留下了良好的道德风范。徐灵胎身先示范，为医者提出了基本要求：仁为本，礼为节，义为衡，术为基。徐灵胎的中医人才观，包含着德、才、学、识几方面的要求，是历史上对中医人才培养的一次探讨。

（1）天资要求高——医非人人可学

徐灵胎认为，良医同良相，责任甚重，唯独学医之人才智不高，多是中智以下之人或全然不晓文理者。如其所云："今之学医者，皆无聊之甚，习此业以为衣食之计耳。"因而使得岐黄之术日蔽，"道之所以日丧，而枉死者遍天下也"。徐灵胎进一步描述了医道的重要性，指出此非人人能为。还具体指出："孰知医之为道，乃古圣人所以泄天地之秘，夺造化之权，以救人之死。其理精妙入神，非聪明敏哲之人不可学也。黄帝、神农、越人、仲景之书，文词古奥，搜罗广远，非渊博通达之人不可学也。凡病之情，传变在于倾刻，真伪一时难辨，一或执滞，生死立判，非虚怀灵变之人不可学也；病名以千计，病症以万计，脏腑经络，内服外治方药之书，数年不能竟其说，非勤读善记之人不可学也。又《内经》以后，支分派别，人自为师，不无偏驳；更有怪僻之论、鄙俚之说，纷陈错立，淆惑百端。一或误信，终身不返，非精鉴确识之人不可学也。故为此道者，必具过人之资，通人之识，又能屏去俗事，专心数年，更得师之传授，方能与古圣人之心，潜通默契。"如上所述，徐灵胎强调医学的重要性与学医之难。又指出："可知医之为术，全赖心思转变。刻舟求剑，终无一验也。"(《洄溪医案》) 医家之道，如此精微，堪比良相，能通神域，又非人人可学。总之，学医之人，应为"聪明敏哲之人""渊博通达之人""虚怀灵变之人""勤读善记之人""精鉴确识之人"，具有这五种天资能力的人，"屏去俗事，专心数年"，又得"师之传授"，方可具备学医的条件。因而，不具备天资和后天方便之人，即便"通儒毕世"，也不能"工之事"。

聪明敏哲 "其理精妙入神，非聪明敏哲之人不可学也"，是指"全体明"之人才可为医。就临证治病而言，"盖医之为道，乃通天彻地之学，必全体明，而后可以治一病。若全体不明，而偶得一知半解，举以试人，轻浅之病，或能得效；至于重大疑难之症，亦以一偏之见，妄议用药，一或有误，生死立判"(《医学源流论·涉猎医书误人论》)。

渊博通达 "黄帝、神农、越人、仲景之书，文词古奥，搜罗广远，非渊博通达之人不可学也"。徐灵胎在治学上，以孔子"博学之"为名训。凡周易、老子、音律、天文、水利、技击之术无所不通，其学问基础精深渊博。徐灵胎认为，学医之人应穷《内经》，参《本草》，熟《金匮》《伤寒》者，出而挽救时弊，全民性命，提升自我素质与修养，以满足医者必备条件的要求。

虚怀灵变 "凡病之情，传变在于倾刻，真伪一时难辨，一或执滞，生死立判，非虚怀灵变之人不可学也"。《洄溪医案》曰："可知医之为术，全赖心思转变。刻舟求剑，终无一验也。"此外，还要求医者置身于患者之中，通人之识，如"摩写病状，何等详切；凡医者之于病患，必事事体贴，如若身受之，而后用药无误"（《伤寒类方·栀子汤类五》）。

勤读善记 "病名以千计，病症以万计，脏腑经络，内服外治方药之书，数年不能竟其说，非勤读善记之人不可学也"。徐灵胎在《医学源流论·脉经论》中，强调广博之后方有定见。如其所云："学者必当先参于《内经》《难经》及仲景之说而贯通之，则胸中先有定见，后人之论，皆足以广我之见闻，而识力愈真。"徐灵胎本人便是"批阅之书约千余卷，泛览之书约万余卷"（《慎疾刍言·序》），可谓博学广览，见多识广。

精鉴确识 "又《内经》以后，支分派别，人自为师，不无偏驳；更有怪僻之论，鄙俚之说，纷陈错立，淆惑百端，一或误信，终身不返，非精鉴确识之人不可学也"。在《慎疾刍言·宗传》也强调遍观博览后，自能辨其是非，取其长而去其短矣。其言："一切道术，必有本源。未有目不睹汉唐以前之书，徒记时尚之药数种而可为医者。今将学医必读之书并读法开列于下，果能专心体察，则胸有定见。然后将后世之书遍观博览，自能辨其是非，取其长而去其短矣。"

（2）为医之矛盾——小道精义，重任贱工

医学重要，医道至大、任重而应力学，需孜孜以求来提高医道。从徐灵胎所言可以看出，临床现实对为医者要求至高。然而，又谈到医为"小道"，医者为"贱工"，医者背后透露出挥之不去的焦虑。医为贱工，"医，小道也……贱工也"。在这种任重而位微的现实矛盾环境下，徐灵胎为从医者鸣钟警示：要不断认识自身的责任，不断觉醒，方能使医道不断彰明。

徐灵胎以《大学》所称"治国，平天下"的儒学为大道，言："古者大人之学，将以治天下国家，使无一夫不被其泽，甚者天地位而万物育，斯学者之极功也。"而"一事不知，儒之耻也"。观徐灵胎所学，"凡星经地志，九宫音律，以至舞刀夺槊，勾卒嬴越之法，靡不宣究，而尤长于医"，可见其是以大儒的要求来规范自己的。徐灵胎在《兰台轨范·凡例》中，以"通天地人之谓儒"来比喻儒者；在《医学源流论·自序》中，则曰："医，小道也。"同时指出当时的情况是，因"道小，则有志之士有所不屑为"。

从另一角度，徐灵胎又指出，医虽为"小道"而责任重大，即"而命之权，于是独重"（《医学源流论·医者无罪论》）。其云："人之所系，莫大乎生死。王公大人，圣贤豪杰，可以旋转乾坤，而不能保无疾病之患。一有疾病，不得不听之医者，而生杀唯命矣。夫一人系天下之重，而天下所系之人，其命由悬于医者。"而医者并非神圣，很多时候，医者也束手无策，"人命所关亦大矣。凡害人之命者，无不立有报应。乃今之为名医者，既无学问，又无师授，兼以心术不正，欺世盗名，害人无算，宜有天罚，以彰其罪。然往往寿考富厚，子孙繁昌，全无殃咎，我始甚不解焉。以后日与病者相周旋，而后知人之误药而死，半由于天命，半由于病家，医者不过依违顺命，以成其死，并非造谋之人"（《医学源流论·医者无罪论》）。世人无论平民布衣，还是达官显贵，往往病后就诊，求速去疾，甚至要医者"起死人"，却不知"如是而病犹不愈，此乃病本不可愈，非医之咎也"（《医学源流论·药误不即死论》）。

因为任重，故而需"精义"，该如何习医与行医呢？徐灵胎认为，学医之人当穷《内经》，参《本草》，熟《金匮》《伤寒》者，出而挽救时弊，全民性命。通过提高自我素质与修养，以满足医者必备条件。在《医学源流论·脉经论》中告诫后学曰："学者必当先参于《内经》《难经》及仲景之说而贯通之，则胸中先有定见，后人之论，皆足以广我之见闻，而识力愈真。"后犹恐其义未畅悉，故在《慎疾刍言·宗传》中又重申之："一切道术，必有本源。未有目不睹汉唐以前之书，徒记时尚之药数种而可为医者。今将学医必读之书并读法开列于下，果能专心体察，则胸有定见。然后将后世之书遍观博览，自能辨其是非，取其长而去其短矣。"可见，博览而有定见，自辨是非，取长去短，不为所惑，方为精义。

虽医者任重而需识精义，但仍不免在当时社会处于"贱工"的地位。何以称之为贱工呢？其一，"非有爵禄道德之尊"，"非世之所隆"；其二，"不过为衣服口食之计"；其三，"虽以一介之微，呼之而立"，为贱工，为世人不齿。

医者本身不断处于各自矛盾的处境中，"精义"而"任重"，却是不为人尊崇的"小道"和"贱工"。很多医者在学医从医之前，并不能准确定位医者在社会中的地位，不能精确辨识医者的付出与回报，多数医者从医仅为"衣食计"，致"业之者必无奇士"。《医学源流论·考试医学论》中，认为岐黄精义几绝，为医者不能清楚地认识自身的地位和对自己的要求。以致"后世医者，大概皆读书不就，商贾无资，不得已而为衣食之计；或偶涉猎肆中，剿袭医书，或托名近地时医门下。始则欲以欺人，久之亦自以为医术不过如此。其误相仍，其害无尽，岐黄之精义几绝矣！"由于上述原因，故而医道不振。

（3）医乃仁术——患者不察而医者当自省

中医历来重视医者的医德问题，无不把医德放在医术之前，即医乃仁术，无德而术不立。诚如徐灵胎所言，"德成而先，艺成而后"（《徐灵胎先生传》）。世有仁医、名医、奸医、庸医、懈医，其或起死人，或治病，或伤人，或杀人，患者及家属可能不易判断，而医家可自知当自省，这是医家自我评价中非常重要的一部分。

医之水平不同，"医之高下不齐，此不可勉强者也。然果能尽知竭谋，小心谨慎，犹不至于杀人"（《医学源流论·医家论》）。如遇重疾，提前告知，"若此病断然必死，则明示以不治之故，定之死期，飘然而去，犹可免责"（《医学源流论·名医不可为论》），以避免自保而误治。徐灵胎在《医学源流论·人参论》中，提出忌滥用温补中药反映出仁爱的思想。徐灵胎告诫："吾愿天下之人，断不可以人参为起死回生之药而必服之。医者必审其病，实系纯虚，非参不治，服必万全，然后用之。又必量其家业，尚可以支持，不至用人参之后，死生无靠，然后节省用之。一以惜物力，一以全人之命，一以保人之家。如此存心，自然天降之福。"徐灵胎告诫医生不要随便开处人参之类的贵药，患者也绝不可追求服用人参之类的贵药，体现了他爱惜民力与爱惜民命的仁爱思想。

徐灵胎阐释名医："世故熟，形状伟，剿说多，时命通，见机便捷，交游推奖，则为名医"（《医贯砭·序》）。名医不可为，为医难，为名医更难。徐灵胎在《医学源流论·名医不可为论》中，透彻地分析了医者心态的矛盾和困境。名医的难处在于：患者在遇到轻小之症时并不寻求名医，唯有在病势危笃、近医束手之际，才期盼名医能起死回生。名医之难处有四：其一，所遇之病危重，如"必病势危笃，近医束手，举家以为危，然后求之，夫病势而人人以为危，则真危矣"；其二，所遇之病因拖延日久已成坏症，如"其病必迁延日久，屡易医家，广试药石，一误再误，病情数变，已成坏症"；其三，病家期待甚高，"望之甚切"，名医"责之甚重"，"病家不明此理，以为如此大名，必有回天之力；若亦如他医之束手，亦何以异于人哉？于是望之甚切，责之甚重"；其四，医患协调配合尤为重要，如"又或大病差后，元气虚而余邪尚伏，善后之图尤宜深讲。病家不知，失于调理，愈后复发，仍有归咎于医之未善者"。

若患者对名医抱以过高的期待，毕竟病情拖延至此，名医也要束手无策，但在"此症万死之中，犹有生机一线"时，名医则用药两难。用轻剂为塞则"致病人万无生理，则于心不安"；用重剂则可能遭到"谤议蜂起，前人误治之责，尽归一人"，不然所有的责任都归于名医一人；"总以成败为是非，既含我之药而死，其咎不容诿矣"。徐灵胎认为，为医难，为名医更难，名医不可为。如其所言，"名医之治病，较之常医倍难也。知其难，则医者固宜慎之又慎；而病家及傍观之人，亦宜曲谅也"（《医学源流论·名医不可为论》）。

　　徐灵胎阐释奸医："世有奸医，利人之财，取效于一时，不顾人之生死者。"（《医学源流论·劫剂论》）为取一时之效，乱用劫剂，或制药求贵重怪僻之物而炫耀于世人。"若后世好奇眩异之人，必求贵重怪僻之物，其制法大费工本，以神其说，此乃好奇尚异之人，造作以欺诳富贵人之法，不足凭也"（《医学源流论·制药论》）。所谓奸医，"或立奇方以取异；或用僻药以惑众；或用参茸补热之药以媚富贵之人；或假托仙佛之方，以欺愚鲁之辈；或立高谈怪论，惊世盗名；或造假经伪说，瞒人骇俗；或明知此病易晓，伪说彼病以示奇"（《医学源流论·医家论》），可谓"有杀人之实，无杀人之名，此必其人别有巧术以致之"（《医学源流论·名医不可为论》），而致病家"破家杀身"。徐灵胎还在《医学源流论·劫剂论》中，指出医者乱用劫剂的害处。其云："以重药夺截邪气也。夫邪之中人，不能使之一时即出，必渐消渐托而后尽焉。今欲一日见效，势必用猛厉之药，与邪相争；或用峻补之药，遏抑邪气。药猛厉则邪气暂伏，而正亦伤；药峻补则正气骤发，而邪内陷。一时似乎有效，及至药力尽而邪复来，元气已大坏矣。如病者身热甚，不散其热，而以沉寒之药遏之；腹痛甚不求其因，而以香燥御之；泻痢甚不去其积，而以收敛之药塞之之类，此峻厉之法也。若邪盛而投以大剂参、附，一时阳气大旺，病气必潜藏，自然神气略定。越一二日，元气与邪气相并，反助邪而肆其毒，为祸尤烈，此峻补之法也。

此等害人之术，奸医以此欺人而骗财者。"《医学源流论·医者误人无罪论》还指出，与庸医比较，奸医最为可恶。"惟世又有立心欺诈，卖弄聪明，造捏假药，以欺吓人，而取其财者，此乃有心之恶"。《医学源流论·医家论》又云："更加以诈伪万端，其害不可穷矣。""此等之人，不过欲欺人图利，即使能知一二，亦为私欲所汩没，安能奏功？"而且，"专于求利，则名利必两失"。

徐灵胎阐释庸医："庸医不知而效尤以害人者"（《医学源流论·劫剂论》），指庸医或伤人，或杀人，可能尤不自知，自以为救人成功，其实已伤人；或以为患者病重，而无法以救。庸医见奸医用劫剂一时效佳，不知其后患无穷，而仍效仿，尚以为获得了救命大法，也必然会危及患者。

徐灵胎还指出，医之杀人，或不为病家察觉。有误杀、邀功杀、避罪杀。

误杀，包括不正确地使用人参之类的温燥之剂，久服而变为他病。正确给药，初服有效；久服太过，也可能反增他病。此如《医学源流论·药误不即死论》所云，"又有始服有小效，久服太过，反增他病而死。盖日日诊视，小效则以为可愈，小剧又以为难治，并无误治之形，确有误治之实"；"乃不论何病，总以阴虚阳虚等笼统之谈概之，而试以笼统不切之药。然亦竟有愈者，或其病本轻，适欲自愈；或偶有一二对症之药，亦奏小效，皆属误治"。

避罪杀，主要为使用人参之类的大补之剂。在面对危重疾病时，病家总是显得无力与无助，医家同样有许多无能和无奈。《医学源流论·药误不即死论》云："古人治法，无一方不对病，无一药不对症，如是而病犹不愈，此乃病本不可愈，非医之咎也。"古往今来，医患关系总会出现一些矛盾，医者纵然有许多说词可为自己开脱，但患者未必全然接受病不可治的事实，有时仍不免还是将矛头指向医者。关于医疗责任问题，不可忽略一个重要环节：法律。在明清两代的法律中，对庸医杀人也都有惩戒的条款。如《大明律》卷第十九《刑律》就明确规定："凡庸医为人用药、针刺，误不如本方，因而致死者，责令别医辨验药饵、穴道。如无故害之情，以过失杀人论，不许行医。若故违本方，诈疗疾病而取财者，计赃准盗论；因而致死及因事故用药杀人者，斩。"《大清律例通考校注》卷二十六规定，"凡庸医为人用药、针刺，误不如本方，因而致死者，责令别医辨验药饵、穴道，如无故之情者，过失杀人论，给付其家，不许行医"等。《大清律》基本上也延续明律的口吻，对庸医杀人制定了严厉的惩罚条款，并在过失杀人之下，增加"依律收赎，给付其家"等规定，似乎将医疗产生的纠纷转化为经济性的计算。为自保，而又免责，徐灵胎告诫医者："若此病断然必死，则明示以不治之故，定之死期，飘然而去，犹可免责。"（《医学源流论·名医不可为论》）即不只患者要择医，医者也要懂得"择病"，而不至于误治。

医家为免责，后果有二。其一，会出现医者迎合病家，乱用温补；患者不自知，而自怪病重。即所谓："惟误服参附峻补之药而即死者，则病家之所甘心，必不归咎于医，故医者虽自知其误，必不以此为戒而易其术也。"（《医学源流论·药误不即死论》）其二，徐灵胎说医者杀人无罪，如徐灵胎所言，人之性命"半由于天命，半由于病家，医者不过依违顺命，以成其死，并非造谋之人"（《医学源流论·医者误人无罪论》）。即医者治病不治命，故以参附为避罪之良法，以求自保。如《医学源流论·医者误人无罪论》云："言温热者，以为有益；言清凉者，以为伤生。或旁人互生议论，或病人自改方药，而医者欲其术之行，势必曲从病家之意。病家深喜其和顺，偶然或愈，医者自矜其功；如其或死，医者不任其咎。病家因自作主张，隐讳其非，不复咎及医人。故医者之曲从病家，乃邀功避罪之良法也。"

邀功杀，包括劫剂杀，制药求贵重怪僻之物。重用劫剂，以求一时见效。《医学源流论·劫剂论》云："今欲一日见效，势必用猛厉之药，与邪相争；或用峻补之药，遏抑邪气。药猛厉则邪气暂伏而正亦伤，药峻补则正气骤发而邪内陷。如此用药，一时似乎有效，及至药力尽而邪复来，元气已大坏矣。如病者身热甚，不散其热，而以沉寒之药遏之；腹痛甚不求其因，而以香燥御之；泻痢甚不去其积，而以收敛之药塞之之类，此峻厉之法也。若邪盛而投以大剂参附，一时阳气大旺，病气必潜藏，自然神气略定。越一二日，元气与邪气相并，反助邪而肆其毒，为祸尤烈。"又云："或立奇方以取异……或立高谈怪论，惊世盗名；或造假经伪说，瞒人骇俗；或明知此病易晓，伪说彼病以示奇。"（《医学源流论·医家论》）此与"无心杀"之误杀不同，邀功杀为"有心之恶"，实为可恶。此外，"惟世又有立心欺诈，卖弄聪明，造捏假药，以欺吓人，而取其财者，此乃有心之恶"。

医者是否伤人、误人，或杀人，病家不能准确判断。"病家以为病久不痊，自然不起，非医之咎，因其不即死而不之罪，其实则真杀之而不觉也"（《医学源流论·药误不即死论》）。于是，徐灵胎在《医学源流论·医家论》中提出："故医者能正其心术，虽学不足，犹不至于害人。况果能虚心笃学，则学日进；学日进则每治必愈，而声名日起，自然求之者众，而利亦随之。"徐灵胎强调，医乃仁术，医家要"正其心术""虚心笃学"，患不察而医当自省。

3. 考核评价

"医非人人可学"，学医者应为"聪明敏哲之人""渊博通达之人""虚怀灵变之人""勤读善记之人""精鉴确识之人"。具有这五种天资能力的人，"屏去俗事，专心数年"，又得"师之传授"，方可具备学医的条件。徐灵胎指出，当时有学医者，"皆无聊之甚，习此业以为衣食之计耳"，因而易坏医道。故而，徐灵胎在考证医学源流之时，重点强调医者的考核评价方式，以求"立方治病，犹有法度"。《医学源流论·考试医学论》对此有详细论述，内容包括考试的历史渊源、考核必要性、从医的准入和停业制度、考核内容及特殊人才的准入制度等。

（1）**历史渊源**

医学准入考核，由来已久，初始于周，系统于宋，延续之元。"医为人命所关，故《周礼》医师之属，掌于冢宰，岁终必稽其事而制其食。至宋神宗时，设内外医学，置教授及诸生，皆分科考察升补。元亦仿而行之。其考试之文，皆有程式，未知当时得人何如？然其慎重医道之意，未尝异也"。

（2）**考核必要性**

徐灵胎提出应对医生进行考核、甄选。"医之为道，乃古圣人所以泄天地之秘，夺造化之权，以救人之死"，医之责任重大，不可"听涉猎杜撰，全无根柢之人，以人命为儿戏"。

（3）**考核制度**

徐灵胎在对古之医学考试带来良好效果，进行一番觅古追踪之后，便倡导今日医学也应该敦睦古风，严考诸医。指出"若欲斟酌古今考试之法，必访求世之实有师承、学问渊博、品行端方之医"；只有通过国家考试获得许可之后，才能挂牌行道，"如宋之教授，令其严考诸医，取其许挂牌行道"；且在医家行医之后，也要时时督促，每月严课，定期考核。即所谓"既行之后，亦复每月严课；如有"学问荒疏"误治则停业整顿，"治法谬误者，小则撤牌读书，大则饬使改业"。对特殊人才，给予特殊准入制度，即"教授以上，亦如《周礼》医师之有等。其有学问出众，治效神妙者，候补教授"。

（4）**考核内容**

考试科目分针灸、大方、妇科、幼科兼痘科、眼科、外科六科；执业范围分全科、兼科、专科；考试形式分论题、解题、医案三种形式。"其能诸科皆通者，曰全科。通一二科者，曰兼科。通一科者，曰专科"。考试试题分为三块，"一曰论题，出《灵枢》《素问》，发明经络藏府，五运六气，寒热虚实，补泻逆从之理。二曰解题，出《神农本草》《伤寒论》《金匮要略》，考订药性病变制方之法。三曰案，自述平时治之验否，及其所以用此方治此病之意"。

徐灵胎相信，依此法考察，医家之学才能尊古法、有渊源而师承不绝，"如此考察，自然言必本于圣经，治必遵乎古法，学有渊源，而师承不绝矣"。然而徐灵胎意见也并未引起注意，没有得到执行。

三、治学特点

徐灵胎治学，严谨、精当、求真、务实；主张溯源及流，体现严谨与公允，对后学多有启迪和裨益。徐灵胎之治医，既无家学渊源，又无师承传授，纯粹自学成才，无师自通。其一生著注医书、立论批驳、崇尚临床，理论造诣精深，临证效果非凡，是时名重一方，今日亦声名不缀，古今杏林，当属凤毛麟角。自学与治学之路，对后学莫大助焉。

（一）治学态度

1. 淹通博览

徐灵胎淹通中国古代哲学、天文学、历律学、算学、地理学、物候学、文字学等，与其能成为杏林奇人密不可分。"凡星经、地志、九宫、音律、技击、勾卒、嬴越之法，靡不通究，尤邃于医，世多传其异迹"（《清史稿》）。徐灵胎鄙薄"有尽境"的时文，偏爱沉浸求索于"无尽境"的经学，知习时文于学问无甚益处，遂转研经学，旁及诸子百家，以求终身不可尽之业。始推究《易》理，昼夜默坐潜阅。旁及诸子百家，于《道德经》独有体会，遂详加注释，"穷经正有益于时文，我志决矣"。其一生尊崇

《黄帝内经》《伤寒杂病论》，膺服于张仲景之"勤求古训、博采众方"，谓其为"千古集大成之圣人，犹儒宗之孔子"。所以，徐灵胎在治学上，以孔子"博学之"为名训。凡周易、老子、音律、天文、水利、技击之术无所不通，其学问基础精深庞博。其认为非聪明敏哲、渊博通达之人不可学医。如其所云："其理精妙入神，非聪明敏哲之人不可学也。黄帝、神农、越人、仲景之书，文词古奥，搜罗广远，非渊博通达之人不可学也。"他生平最痛恨那些"涉猎杜撰，全无根底之人，以人命为儿戏"和"无聊之甚，习此业以衣食之计"之人，认为必须"博学之"而又"全体明"之人才可为医。医道乃通天彻地之学，中医的一些重要著作，如"黄帝、神农、越人、仲景之书，文词古奥，披罗广远"，非聪明敏哲无以通医理入神之精妙，非淹通、非渊博通达之人，不可全明。其云："盖医之为道，乃通天彻地之学，必全体明，而后可以治一病。若全体不明，而偶得一知半解，举以试人，轻浅之病，或能得效；至于重大疑难之症，亦以一偏之见，妄议用药，一或有误，生死立判。"（《涉猎医书误人论》）。因此，徐灵胎"批阅之书约千余卷，泛览之书约万余卷"（《慎疾刍言序》)，与"淹通博览"密不可分。

2. 精思自考

淹通博览，还只是一步，进而必须精思自考。"如是者十余年，乃注《难经》；又十余年而注《本草》，又十余年而作《医学源流论》，又五年而著《伤寒类方》"。同时，徐灵胎认为，"而为医者，自审其工拙亦最易"（《医学源流论·治病必考其验否论》），需反复斟酌，精思自考，不断自省。

徐灵胎在《医学源流论·〈伤寒论〉论》中指出："凡读书能得书中之精义要诀，历历分明，则任其颠倒错乱，而我心中自能融会贯通。"精思的过程，是去粗取精、去芜存菁的过程；自考的过程，是精鉴确识、心有定见的过程。精思自考，是淹通博览并升华的过程。

中医学术源远流长，中医典籍汗牛充栋。虽支流纷繁，却终能不为其所惑而不至于不知所从也。徐灵胎指出："又《内经》以后，支分派别，人自为师，不无偏驳；更有怪僻之论，鄙俚之说，纷陈错立，淆惑百端；一或误信，终身不返，非精鉴确识之人不可学也。"(《医学源流论·医学考试论》)亦即，医者只有通过反复的思考、比较、推理、判断，才能产生认识上的升华，传承前人经验，并将这个庞大的系统由博返约。若胸无定见，则医书充栋，流派众多，不知取舍，则穷其生而不得医之宗传矣。即能获宗传，所耗时日，所需精神，亦是难以想象也。徐灵胎指出："一切道术，必有本源。未有目不睹汉唐以前之书，徒记时尚之药数种而可为医者。今将学医必读之书并读法开列于下，果能专心体察，则胸有定见。然后将后世之书遍观博览，自能辨其是非，取其长而去其短矣。"(《慎疾刍言·宗传》)如《伤寒类方》一书，就是通过对《伤寒论》的反复学习和提炼，将原书113方归纳为桂枝汤等12类，三百多条原方亦归于汤方之下。如此归纳，则每类方剂"皆有主方，其加减轻重，又各有法度，不可分毫假借。细分之不外十二类，每类先定主方，即以同类诸方附焉。其方之精思妙用，又复一一注明，条分而缕析之。随以论中用此方之证列于方后，而更发明其所以然之故，使读者于病情药性，一目显然"(《伤寒类方·序》)。而且，条目清楚，易学易用。《伤寒类方》的编撰实属不易，徐灵胎"纂集成帙之后，又复钻穷者七年，而五易其稿，乃无遗憾"(《伤寒类方·序》)。

徐灵胎在临床诊治过程中，先立医案，次审病情，思用药当与否，"更思必效之法"；如发现病重或他症，则"自痛惩焉"；后"更复博考医书，期于必愈而止"。"如此自考，自然有过必知，加以潜心好学，其道日进矣"。徐灵胎强调，切不可"惟记方数首，择时尚之药数种，不论何病何症，总以此塞责"(《医学源流论·治病必考其验否论》)。在淹通博览中精思自考，以此治学方法则道日进、术日精。关于临床用药，徐灵胎谈到，"试使立方之人，取而自尝之，亦必伸舌攒眉，呕吐哕逆。入腹之后，必至胀痛瞀乱，求死不得。然后深悔从前服我药之人，不知如何能耐此苦楚，恨尝之不早，枉令人受此荼毒也。抑思人之求治，不过欲全其命耳。若以从未经验之方，任意试之，服后又不考其人之生死，而屡用之，则终身无改悔之日矣"（《慎疾刍言·诡诞》）。

3. 尚实历试

第三步是尚实历试。徐灵胎读书，并非仅仅纸上谈兵，其所学必于实际中践行，在实践中反复检验博览而得的理论知识并得以验证。他认为口舌之争无益，必需校验证实。他在《医学源流论·治人必考其否论》中谈到："天下之事惟以口舌争而无从考其信否，则是非难定。若夫医，则有效验之可征，知之最易。"无论流派之争端，还是验治真伪，唯以临床验证为准绳。是故"凡读书议论，必审其所以然之故，而更精思历试，方不为邪说所误"（《医学源流论·邪说陷溺论》）。例如，对中风的认识，徐灵胎早年从张景岳之说，尝用温补之法。通过不断地淹通博览和精思自考、尚实历试，发现中风之病，多虚实夹杂，纯用温补，药证不应，百无一愈。故而指出："今人一见中风等证，即用人参、熟地、附子、肉桂等纯补温热之品，将风火痰气尽行补住，轻者变重，重者即死。"（《医学源流论·中风论》）提倡针对风火痰热病因，予以祛风清热化痰之法，后调气血，则经脉可以渐通，病情可以向愈。而乱用热补则预后欠佳。其在《医学源流论·中风论》中记载："余友人患此症者，遵余法治病，一二十年而今尚无恙者甚多，惟服热补者，无一存者矣。"

徐灵胎比较偏重于思辨性思考，在临床上讲求实效，广求治法而不恃一方一药，主张多法治之，提高临床疗效。在《兰台轨范》论"一概不录"时，谈到"杂药奇法""难得之药""违禁之药""飞炼禁咒""大药重剂""不尚奇功，只求实效"之故。而在《慎疾刍言·诡诞》中，取药则以常用、易取、易服为主，与其尚实的态度密不可分。徐灵胎还痛批务虚之

流弊，如《兰台轨范·序》中云"自宋以还，无非阴阳气血、寒热补泻诸
肤廓笼统之谈"；"袭几句阴阳虚实、五行生克，笼统套语，以为用补之地"
（《慎疾刍言·用药》）。徐灵胎对此深感痛切，批当下医者"炫奇立异"，置
患者于不顾。如《慎疾刍言·诡诞》指出："炫奇立异，竟视为儿戏矣……
人中白：飞净，入末药。若煎服，是以溺汁灌人类。鹿茸、麋茸：俱入丸
药，外症痘症偶入煎药。又古方以治血寒久痢，今人以治热毒时痢，腐肠
而死。河车、脐带：补肾丸药偶用，今入煎剂，腥秽不堪。又脐带必用
数条，肆中以羊肠、龟肠代之。蚌水：大寒伤胃。前人有用一二匙治阳
明热毒，今人用一碗、半碗以治小儿，死者八九。蚯蚓：痘症用一二条酒
冲，已属不典。今用三四十条，大毒大寒，服者多死。蜈蚣、蛴螬（即桑
虫）、蝎子、胡蜂：皆极毒之物，用者多死。间有不死者，幸耳。石决明：
眼科磨光，盐水煮，入末药。今亦以此法入一切煎剂，何义？白螺壳：此
收湿掺药，亦入煎剂，其味何在？鸡子黄：此少阴不寐引经之药，今无病
不用。燕窝、海参、淡菜、鹿筋、丑筋、鱼肚、鹿尾：皆食品，不入药剂。
必须洗浸极净，加以姜、椒、葱、酒，方可入口。今与熟地、麦冬、附、
桂同煎，则腥臭欲呕。醋炒半夏、醋煅赭石、麻油炒半夏：皆能伤肺，令
人声哑而死。橘白、橘内筋、荷叶边、枇杷核、楂核、扁豆壳：皆方书所
弃，今偏取之以示异。更有宜炒者，反用生。宜切者，反用囫囵。尤不可
枚举。"

徐灵胎的尚实历试，不仅体现在医学上的治学指导原则，而且是他一
生治学的基本态度。比如他厌八股，尚武艺，指导水利工程改造等，都体
现他尚实务实的处事态度。

徐灵胎的祖父罢官之后，回归故里，过着田园生活，不废吟咏，对徐
灵胎寄予厚望，希望他继承祖业，光耀门庭。但徐灵胎却对八股文章毫无
兴趣，对功名利禄视若浮云。看见士子们捧着八股文摇头晃脑、死啃烂嚼，

甚为反感。且自己对八股文却无甚长进，并且厌恶情绪日益增长。但对武艺的兴趣却与日俱增，练得矫健强壮，声音宏亮，可举巨石三百斤。徐灵胎崇尚儒学而反对八股，岁试时，他在考卷中大为不满地写道："徐郎不是池中物，肯共凡鳞逐队游！"致使学使恼怒，而遭到黜革，取消了他的考试资格。自此，徐灵胎抛弃科举，彻底地摆脱了功名羁绊，潜心研究务实之学问，尤其在医学上更是独树一帜。

徐灵胎曾自学过水利且造诣不浅。清雍正二年，在吴江境内大开塘河，计划河深六尺，并紧靠堤岸起土。徐灵胎根据实地考察，提出"开太深则费重，淤泥昂积，傍岸泥崩，则塘易倒"等问题。最后官员们采纳了他的意见，更改了原来的计划，将河床改浅并离堤岸一丈八尺起土，工程不仅省时省工，而且堤基巩固。又如，清乾隆二十七年，江浙一带洪水泛滥。江苏巡抚庄有恭奉命治理水灾，计划开掘太湖下游七十二条支流，以疏泄太湖之水。徐灵胎得知后，据理力争，疾呼此法既劳民伤财，又会造成"湖泥倒灌，旋开旋塞"，指出此七十二条支流中只有近城十余条才是真正的支流，可以起到疏泄作用，其余的则与疏泄洪水无甚关系。徐灵胎的意见受到采纳，工程很快顺利地完成。既疏泄了洪水，又使沿岸二百多里长的地带内，免除了不必要的挖掘和移民，避免了难以估量的损失。

总而言之，淹通博览、精思自考、尚实历试，体现了徐灵胎虚怀若谷，勤奋好学，善于思考，重视实践的治学态度和注重实践，身体力行的务实精神。

（二）治学思路

1. 由源及流

徐灵胎认为，"一切道术，必有本源"（《慎疾刍言·宗传》）。因而，其广求博学，定要穷源及流。其在医学方面，"循序渐久，上追《灵》《素》根源，下延汉唐支派"。徐灵胎认为，治学之道有两条途径：一为由流而溯源，一为由源而及流。流而溯源者，其利为始学易得，由简入繁，其弊为"源不得而中道即止"（见《难经经释·叙》），费时费力。因学术流派纷繁复杂，枝叶繁冗，且歧路多，若稍有不慎，往往会导致治学者误入歧途，不知所从，而不能自返。由源及流者，其弊为始学艰难，其利为知其本源，易辨识支流，方能做到融会贯通。若由源而及流，则胸有定见，自有提纲挈领之功，虽支流纷繁，却终能不为其所惑，而不至于不知所从也。

治学的一般规律是，常见以简易入门的书籍开始，待有了一定基础之后，再向难处登攀。而徐灵胎认为医理之本源于《黄帝内经》，"自古言医者，皆祖《内经》"。而《黄帝内经》之后，汉代出现了分流，仓公、张仲景、华佗等，医术各有所长，宗法要旨虽然都不离《黄帝内经》之宗，但师承各别。徐灵胎指出"彰《内经》于天下后世，使知《难经》为《内经》羽翼，其渊源如是也。"医之祖《内经》，称之为"圣学之传"；"以《难》释《经》而《经》明，以《经》释《难》而《难》明，此所谓医之道，而非术也"。晋唐以后，流派分流更多，出现"徒讲乎医之术，不讲乎医之道"的风气，徐灵胎认为此与"圣人之学"相去甚远，远离学术理论发展的本源，"惟《难经》则悉本《内经》之语，而敷畅其义；圣学之传，惟此得以为宗"。徐灵胎无师自通，与有名师指点的师承传袭不同。医书充栋，流派众多，若胸无定见，不知取舍，则穷其一生而不得医之宗。故徐灵胎所走之路，实乃学医之捷径也。

徐灵胎强调，医学的本源就是《黄帝内经》《伤寒论》《金匮要略》《神农本草经》，因为医学的基本理论、辨证方法和制方大法等，在上述医典中赅备。

2. 重视经典

徐灵胎重视本源，重视经典。于经学，崇尚儒学，重视《易经》，著述《道德经》；于医学，把《灵枢》《素问》《伤寒论》《金匮要略》《神农本草经》列为精读书，视为医学之源。认为《灵枢》《素问》阐明脏腑经络之生理与病机，疾病发生之原因，针灸、制方之大义；《伤寒论》《金匮要略》一为外感之总诀，一为杂病之祖方；《神农本草经》则阐明了药性和古人制方之妙义。上述经典，或熟读、熟记，能通其理，则疾病"千变万化，无能出其范围""天下无难治之病矣"。在上述基础上，再博览《外台秘要》《千金方》《妇人良方》《幼幼新书》《窦氏全书》《疡科选粹》及《医宗金鉴》，认为"习医者，即不能全读古书，只研究此书，足以明世"。

（1）从难治易

对于徐灵胎来说，"从难治易"有双重含义。其一，指徐灵胎治学一贯从最难处开始，从本源开始，既汇参诸家，又独立思考，胸中有定见，知难而上，持之以恒，潜心做学问。亦即，徐灵胎自学，从难从严，抵本致源，由源及流。其二，自幼时，先从经学中最难的《易经》开始。因为经学是"终身不可尽之学"，其放弃时文之学，问其师"经学何经为最难？"得知《易经》最难学后，便毅然自学攻《易》，"取家藏注《易》者数种汇参之，有不能通者，尽心推测，久乃得之"。《易经》文义深奥，艰涩难懂，为经中之经。参通此经，实为徐灵胎治学有成的主要原因，也对徐灵胎日后治医影响深远。

徐灵胎早年即开始学习《易经》，其后又深入加以研究。《易经》乃中华文明之磐底，一直作为认识论和方法论，潜移默化地影响着国人的思维和观念；"穷则变，变则通"，深入到几乎所有的人文和自然技术学科，医学尤甚。在通《易》之后，徐灵胎"又复旁及诸子百家，而于《道德经》独有会心，因厌旧注多幽晦冗陋，遂详加注释，积二十余年方脱稿。后并注《阴符经》，合成一书"。徐灵胎认为，万变不离其宗，认识世界首先要"知归根"，执古之道，以御今之有；"通神明之德，以类万物之情"（《周易·系辞下传》）。《阴符经》云："观天之道，执天之行，尽矣。"即从天地所现的种种"象"或天地事物演变的模式来认识世界。徐灵胎受道家广义的"天人合一"观念及取类比象的思维方式影响，在《神农本草经百种录》自序中曰："盖气不能违理，形不能违气，视色别味，察声辨臭，权轻重，度长短，审形之事也；测时令，详嗜好，分盛衰，别土宜，求气之术也。形气得而性以得，性者，物所生之理也。由是而立本草、制汤剂以之治人。"《医学源流论·药石性同用异论》曰："盖古人用药之法，并不专取其寒热温凉补泻之性也。或取其气，或取其味，或取其色，或取其形，或取其所生之方，或取其嗜好之偏，其药似与病情之寒热温凉补泻若不相关，而投之反有神效。"徐灵胎在此书中，采用取类比象的思维方式，分析药材的性味。

（2）以经释经

徐灵胎的《难经经释》，旨在"以《经》释《难》而《难》明，此则所谓医之道也，而非术也"（《难经经释·序》）。在注释《难经》时，徐灵胎采用以经释经、溯本求源的方法，先申述《内经》本义，注"索其条理，随文注释"，即在《难经》条文中，随文注疏。如《难经经释·一难》曰："十二经中皆有动脉，十二经，手足三阴三阳也。动脉，脉之动现于外，如手太阴天府、云门之类，按之其动亦应手是也。"如《难经经释·十五难》曰："其脉来蔼蔼如车盖，按之益大曰平；车盖，言其浮大而虚也。"徐灵胎对于医理的阐发，可谓说理有据。如《难经经释·七十五难》曰："子能令母实，母能令子虚。木之子火，为木之母水所克，则火能益水之气，故曰子能令母实。水克火，能夺火之气，故曰母能令子虚……"《难经经释》对于原文中的难解之词、一般术语，补正文字，推广文义，随文注释，或是旁证，都加了"按语"，阐明观点，简明易懂。徐灵胎在注释《难经》时，采用"以经释经"形式，"总以经文为证，故不旁引他书"（《难经经释·凡例》）。其先以《内经》经文为证，申述《内经》本义，"以《内经》之义疏视《难经》(《难经经释·序》)。在《慎疾刍言·宗传》中，把《灵枢》《素问》《伤寒论》《金匮要略》《神农本草经》作为医学之源，故在《难经经释》中，或间引张仲景《伤寒论》《金匮要略》的内容，还以《针灸甲乙经》《脉经》作为参考。徐灵胎在"以经释经"时，认为"诸家臆说，总属可去"。此外，徐灵胎认为"盖后人之说不可以证前人也"，这是从事考据者应遵循的基本原则。因为以后人之说证前人之说或解释前人之说，往往有悖作者的原意。

（3）以经纠经

以经纠经，治学公允，溯本归源。如《难经·十五难》曰："胃者，水谷之海（水谷皆聚于胃，如海为众水所聚也），主禀四时（胃属土，土分王四季，故曰主禀四时），皆以胃气为本，是谓四时之变病，死生之要会也。脾者，中州也，其平和不可得见（中州，言在四脏之中，四脏平和，则脾脉在其中，故不可得见），衰乃见耳。来如雀之啄，如水之下漏，是脾衰之（一本无之字）见也（雀啄，言其坚锐。水下漏，言其断续无常）。"按曰："此一难，不过错引《素问·平人气象论》及《玉机真藏论》两篇语，不特无所发明，且与经文有相背处，反足生后学之疑，不知何以谬误至此。"十五难，又按曰："然其气来实强，是谓太过，病在外；气来虚微，是谓不及，病在内。脉来上大下兑，濡滑如雀之啄曰平（雀啄，上大而末锐也）；啄啄连属，其中微曲曰病（啄啄连属，言搏手而数。其中微曲，言其象似钩也）。"按曰：《素问·平人气象论》云：喘喘累累如钩，按之而坚，曰肾平。来如引葛，按之益坚，曰肾病。至于如鸟之啄，乃脾之死脉。啄啄连属，其中微曲，乃心之病脉。不知何以错误如此。"十八难，按曰："……盖《内经》诊脉之法，其途不一。而《难经》则专以寸口为断……此必别有传授，不可尽议其非……"又如五十难按曰："其义亦两经之所无，与前章俱为独创之论。"再如四十九难按曰："……此真两经之所未发。此义一开，而诊脉辨证之法，至精至密，真足以继先圣而开后来学也。"徐灵胎看到《难经》中某些说法不同于《黄帝内经》，于是在《难经经释·序》中提到："其说不本于《内经》，而与《内经》相发明者，此则别有师承，又不得执《内经》而议其可否。"

（4）以注释经

以注释经，就是以诸家的《内经》注解为据，注释《难经》中难解之义。如十五难，以《素问》王冰注，注释"厌厌"，曰："然春脉弦，反者为病。何谓反？然其气来实强，是谓太过，病在外；气来虚微，是谓不及，病在内（太过属阳，而发于表，故病在外。不及属阴，而怯于中，故病在内）。气来厌厌聂聂，如循榆叶曰平（厌厌，《素问》王冰注以为浮薄而虚也）。"

（5）随经注释

在徐灵胎所著《伤寒类方》中，根据《伤寒论》条文之繁简逐条注释，注释采用条后注和夹注两种方法，并结合临床实践揭示张仲景辨证论治之真谛。

条后注，是将注文放在原文之后，这是徐灵胎对简单条文的注释方法。如原文 51 条："脉浮者，病在表，可发汗，宜麻黄汤。"徐灵胎注曰："此脉浮必带紧。"原文 52 条："脉浮而数者，可发汗，宜麻黄汤。"徐灵胎注曰："数为阳气欲出。"原文 387 条："吐利止而身痛不休者，当消息和解其外，宜桂枝汤小和之。"徐灵胎注曰："里证除而表证犹在，仍用桂枝发，轻其剂而加减之可也。"这种注释法，提要钩玄，言简意赅。

夹注，就是用原文与注文互相参合的注释法，徐灵胎对内容较多的条文采用此法注释。如 20 条："太阳病，发汗，遂漏不止（此发汗太过，如水流漓，或药不对症之故），其人恶风（中风本恶风，汗后当愈，今仍恶风，则表邪未尽也），小便难（津液少）；四肢微急，难以屈伸者（四肢为诸阳之本，急难屈伸，乃津脱阳虚之象，但不至亡阳耳。若更甚而厥冷恶寒，则有阳脱之虑，当用四逆汤矣），桂枝加附子汤主之（桂枝同附子服，则止汗回阳）。"如原文第91条："伤寒，医下之，续得下利，清谷不止，身疼痛者（表证），急当救里（此误下之证，邪在外而引之入阴，故便清谷。阳气下脱，可危。虽表证未除，而救里为急。《伤寒论》不可下篇云：误下寒多便清谷，热多便脓血）；后身疼痛，清便自调者，急当救表（清谷已止，疼痛未除，仍从表治。盖凡病皆当先表后里，惟下利清谷则以扶阳为急，而表证为缓也，表里分治而序不乱。后人欲以一方治数证，必治两误）。救里宜四逆，救表宜桂枝汤。"对复杂条文采用夹注方法，确有取精入微之妙，可以帮助后人更好地理解原文。

（6）以经验纠正经

徐灵胎根据张仲景学术思想，结合自己的临床经验，对原文进行适当修订。如原文第176条："伤寒脉浮滑，此以表有热，里有寒，白虎汤主之。"徐灵胎根据个人临证经验，纠正曰："伤寒脉浮滑，此表有热，里有寒，此寒热二字必倒误。乃表有寒，里有热也。观下条'脉滑而厥者，里有热也'，凿凿可证。《活人书》作表里有热，亦未稳。白虎汤主之。"又如第56条："伤寒不大便六七日，头痛有热者，未可与承气汤。"徐灵胎注："按：未可二字，从《金匮》增入，《伤寒论》失此二字。"再如，原文第106条："太阳病不解，热结膀胱，其人如狂，血自下，下者愈，其外不解者，尚未可攻，当先解其外。"此"当先解其外"之后未出方剂，徐灵胎根据《金匮玉函经》有关条文增加"宜桂枝汤"。

（7）以经验发挥经

徐灵胎根据临证心得注释方证理论，并有所发挥以启迪后学者。例如：葛根黄芩黄连汤，徐灵胎注评曰："治发热下利效如神。"究其原因，徐灵胎曰："因表未解，故用葛根；因喘汗而利，故用芩连之苦以泄之坚之，芩、连、甘草为治痢之主药。"柴胡龙骨牡蛎汤，徐灵胎按："此方能下肝胆之惊痰，以之治癫痫必效。"麻黄细辛附子汤，治"少阴病，始得之，反发热，脉沉者"。徐灵胎详注"附子细辛为少阴温经之药，用麻黄者，以其发热，则邪犹连太阳，未尽入阴，犹可引之外达"；"盖麻黄则专于发表，今欲散少阴始入之邪，非麻黄不可，况已有附子足以温少阴之经矣"。此方温经散寒，兼散表邪，故为扶阳解表之良方。再如，小柴胡汤之方后加减："咳者，去人参、大枣、生姜，加五味子半升，干姜二两。"对于五味子伍干姜，徐灵胎注评："古方治嗽，五味、干姜必同用。一以散寒邪，一以敛正气，从无单用五味治嗽之法。后人不知，用必有害，况伤热、劳怯，火呛，与此寒饮犯肺之症又大不相同，乃独用五味收敛风火痰嗽，深入肺藏，永难救疗矣。"

徐灵胎

临证经验

徐灵胎临证诊治过程中，理法方药是一线贯通的。如其所云："其临证焉，必审夫阴阳表里寒热虚实；其立方焉，发明夫君臣佐使配合监制。所谓治病必求其本，用药一如用兵。"又云："学医者，当熟读《内经》，每症究其缘由，详其情状，辨其异同，审其真伪，然后遍考方书本草，详求古人治法。一遇其症，应手辄愈。不知者以为神奇，其实古圣皆有成法也。"（《医学源流论·知病必先知症论》）认为诊治疾病之时，应识辨病名；能根据体质、病因、部位等不同，审证求因，选择治法，据法立方，据证用药，其方药的配合是十分严谨的。"欲治疾者，必先识病之名，而后求其病之所由生，知其所由生，又当辨其生病之因各不同，而病状所由异，然后考其治之之法"（《兰台轨范·序》）。治疗上"按病用药，药味切中，而立方无法，谓之有药无方；或守一方以治病，方虽良善，而其药有一二味与病不相关者，谓之有方无药"（《医学源流论·方药离合论》）。可见徐灵胎在临证诊治过程中，是理法方药环环相扣，紧密结合的。

一、理：诊治原则

（一）识病辨证

中医之病名，多以临床症状表现确定。疾病某一特定阶段的病位、病因、病性及病势，需兼顾整体认识，和阶段性认识。一种病可以有几种不同的证，而一个证亦可见于多种病。因此，临床诊疗中需兼顾病、证。

徐灵胎在《兰台轨范·序》中，明确指出了临床诊治的思路：病名→病因→病状→治法→方剂→主药。其云："欲治病者，必先识病之名，能识病之名，而后求其病之所由生。知其所由生，又当辨其生之因各不同，而病状所由异，然后考其治之法。一病必有主方，一方必有主药。"由此可见，徐灵胎在临床诊治过程中，注重识病名、明病由、辨病状。病由若干症状（症）构成。其云："症者，病之发现者也。"（《医学源流论·脉症与病相反论》）指出症状是病的外在表现，病是通过症状而被发现的。通常一病可由一组症状构成，而构成某病的症状组就称为该病的本症。如其所云："一病必有数症。如太阳伤风，是病也；其恶风、身热、自汗、头痛，是症也；合之而成其为太阳病。此乃太阳病之本症也。""如疟，病也。往来寒热、呕吐、畏风、口苦，是症，合之而成为疟。此乃疟之本症也。"（《医学源流论·病症不同论》）因此，徐灵胎说明了根据症状群确定病名的方法。关于病名的含义，徐灵胎认为，"凡人之所苦谓之病"（《医学源流论·病同因别论》）。其对疾病的定义，体现了中医学以人为本，重视患者自我感觉的诊断特点，是中医学传统的疾病命名方法。

徐灵胎特别重视对疾病的诊断。辨病与辨证相结合是目前普遍接受的模式，但具体结合方式、重点，不同医家有各自不同的看法。自宋以后，中医学术受理学影响，偏重于思辨性思考，病论阴阳五行。徐灵胎认为，"后之医者，病之总名亦不能知，安能于一病之中，辨明众症之渊源"（《医学源流论·知病必先知症论》），其对玄而务虚的流弊深感痛切。如在《兰台轨范·序》中痛批曰："自宋以还，无非阴阳气血、寒热补泻诸肤廓笼统之谈。"又言："袭几句阴阳虚实、五行生克，笼统套语，以为用补之地。"（《慎疾刍言·用药》）有鉴于此，徐灵胎以立纲纪、倡务实、变俗习为要务，倡导辨病施治。认为治病时首先应明确病的名称，其云："医者必能实指其名，自有法度可循。"（《医学源流论·药误不即死论》）"凡治病必有因，而受病之处，则各有部位。"其以辨病为先，辨证为次，辨病辨证相结合，然后确定该病的病位、传变及预后。"故识病之人，当直指其病在何藏、何腑、何筋、何骨、何经、何络；或传或不传，其传以何经始、以何经止，其言历历可验，则医之明者矣。"《医学源流论·躯壳脏腑经络论》言："凡治病必有因，而受病之处，则各有部位。"因此，在诊病时应先辨病而后辨证，应诊出病在何脏何腑，何时为始，何时为终。徐灵胎认为病有异同，指出："有病形同而病因异者，亦有病因同而病形异者；又有全乎外感，全乎内伤者；更有内伤兼外感，外感兼内伤者。则因与病又互相出入，参错杂乱，治法迥殊。盖内伤由于神志，外感起于经络，轻重浅深，先后缓急，或分或合，一或有误，为害非轻。能熟于《内经》及仲景诸书，细心体认，则虽其病万殊，其中条理井然，毫无疑似，出入变化，无有不效。"(《医学源流论·内伤外感论》) 还强调临证要"细心体认"；"病之由内出者，必由于脏腑；病之从外出者，必由于经络。其病之情状，必有凿凿可征者"(《医学源流论·治病必分脏腑经络论》)。"可征者"，指舌象、脉象、症状及体征等外在表象。徐灵胎在本症和各种兼症中，重点辨识本症，"诸症中择最甚者为主"(《医学源流论·治病分合论》)，即患者感到最急迫、最不适的临床症状与体征。故抓本症，详审、辨病以分纲，再辨证以列目，掌握疾病发展的一般规律及其特殊规律。如此，则能"虽其病万殊，其中条理井然，毫无疑似，变化出入，有无不效"(《医学源流论·内伤外感论》)。若不效此法，则"彷徨疑虑，杂药乱投，全无法纪，屡试不验，更无把握"(《医学源流论·内伤外感论》)。徐灵胎强调，看病当先明确病名，识病后处以专方，并加减"必博考群方，深明经络，实指此病何名，古人以何方治之，而随方加减"(《慎疾刍言·补剂》)。

徐灵胎在其《兰台轨范》中，按病名分列内科杂病、时病、五官、妇、儿等各科病证40余类，如风、痹、伤寒、痿、消等；以《内经》《伤寒论》《金匮要略》《诸病源候论》《千金要方》《外台秘要》等古典医籍的论述为理论依据和治方根本；其未备者则兼采宋以后方书，且病有主方，方有主治。其对宋以后诸方，则仅采"其义有可推，试多获效者"。如引证《千金要方》有关胸痹心痛的记载："胸痹令人胸中坚痞、心中苦痹、绞痛如刺、胸前皮皆痛、不能俯仰、短气、呕吐、汗出、引背痛，不治，数日死。"还详细记载了针灸（灸膻中百壮）、背熨、方药诸治法，实补《内经》、张仲景著作之未详。

同一种病的具体治法不同，或以煎剂，或以外用，但治疗原则是不变的。如《洄溪医案·饮癖》言："洞庭席载岳，素胁下留饮，发则大痛，呕吐，先清水，后黄水，再后吐黑水而兼以血，哀苦万状，不能支矣。愈则复发。余按其腹有块在左胁下，所谓饮囊也。非消此则病根不除，法当外治。因合蒸药一料，用面作围，放药在内，上盖铜皮，以艾火蒸之；日十余次，蒸至三百六十火而止；依法治三月而毕，块尽消，其病永除，年至七十七而卒。此病极多，而医者俱不知，虽轻重不一，而蒸法为要。"王孟英效仿徐灵胎，以通气涤饮清络舒肝之法，或蒸或内用，治疗饮癖，效佳。如：患者胸下痞闷，腹中聚块，卧时脐间有气下行至指，而惕然惊寤。王孟英诊为气郁饮停，治以通降。后有医者，以大剂温补，初安而后重，"凡通气涤饮清络舒肝之剂，调理三月，各恙皆瘥"。（《洄溪医案·饮癖》）

徐灵胎认为，临床宜辨病为先，辨证为次。"一病必有主方"，辨证以"专病专方专论治"，（《兰台轨范·序》），后世沿用了这种临床思维模式。在辨病基础上进一步辨证，在辨病框架下辨证。因辨病着眼于疾病整个过程的病机推演，在辨病前提下辨证，有助于辨证从整体水平认识疾病，动态把握疾病发生、发展的变化规律，准确辨别病因、病性、病位。辨证的核心，是善于把握疾病总体的病变规律。

徐灵胎经过长期实践，潜心钻研，博采众长，明确地论述了病与症的概念区别，强调病与症在临床中的辨证关系，根据病而立主方主药，以达到提高临床疗效的目的，给后人留下了许多可以借鉴、传承的临证思想。

（二）病症异同

在病症关系上，徐灵胎认为有四种情况"有病同症异者，有症同病异者，有症与病相因者，有症与病不相因者。盖合之则曰病，分之则曰症"（《医学源流论·知病必先知症论》）。在《医学源流论·脉症与病相反论》中，非常透彻详明地论述了病症异同。如"病热则症热，病寒则症寒，此一定之理。然症竟有与病相反者，最易误治，此不可不知也。如冒寒之病，反身热而恶热。伤暑之病，反身寒而恶寒。本伤食也，而反易饥能食。本伤饮也，而反大渴口干。此等之病，尤当细考，一或有误，而从症用药，即死生判矣。此其中盖有故焉。或一时病势未定，如伤寒本当发热，其时尚未发热，将来必至于发热，此先后之不同也。或内外异情，如外虽寒而内仍热是也。或有名无实，如欲食好饮，及至少进即止，饮食之后，又不易化是也。或有别症相杂，误认此症为彼症是也。或此人旧有他病，新病方发，旧病亦现是也。至于脉之相反，亦各不同。或其人本体之脉，与常人不同。或轻病未现于脉。或痰气阻塞，营气不利，脉象乖其所之。或一时为邪所闭，脉似危险，气通即复。或其人本有他症，仍其旧症之脉。凡此之类，非一端所能尽，总宜潜心体认，审其真实，然后不为脉症所惑。否则徒执一端之见，用药愈真而愈误矣。然苟非辨症极精，脉理素明，鲜有不惑者也。"

辨病症异同，要辨"人之虚实，症之虚实"；辨"寒热虚实，然必辨其真假而后治之无误"（《医学源流论·寒热虚实真假论》）。分清寒热虚实，病症异同，则"真假不能惑我之心，亦不能穷我之术"。是以"或宜正治，或宜从治；或宜分治，或宜合治；或宜从本，或宜从标；寒因热用，热因寒用；上下异方，煎丸异法；补中兼攻，攻中兼补；精思妙术，随变生机；病势千端，立法万变"（《医学源流论·寒热虚实真假论》）。

徐灵胎十分强调"一病必有数症"（《医学源流论·知病必先知症论》）。

如太阳伤风是病之名，可能同时具有恶风、身热、头痛等临床症状；也可能其中数症合之而称之为太阳病。中医疾病命名，主要是以各种病因所致脏腑失和的体征和自身感觉为依据，根据所苦的症状区别病情性质，确定病名。徐灵胎强调治病先识病名。症状群中，因时、因地、因人不同，症状表现及感觉亦有轻重缓急不同，"各有部位"，以致中医病名诊断不同。而病名不同，可能会随病因病机不同而治法不同。根据病名进行临床治疗，是中医诊治疾病的最主要特点之一和优势，也是徐灵胎治病先识病名的根本所在。

（三）脏腑经络

《医学源流论·躯壳经络脏腑论》言："凡治病必有因，而受病之处，则各有部位。"在诊病时，应先辨病而后辨证。应诊出病在何脏何腑，何时为始，何时为终。徐灵胎认为"病之由内出者，必由于脏腑；病之从外出者，必由于经络。其病之情状，必有凿凿可征者"。徐灵胎在诊治过程中，十分重视脏腑经络，认为治病必先分经络脏腑之所在。如其所言："故识病之人当直指其病在何藏、何腑、何筋、何骨、何经、何络，或传或不传，其传以何经始、以何经止，其言历历可验，则医之明者矣。"（《医学源流论·躯壳脏腑经络论》）随着脏腑经络的改变，疾病亦随之发生变化，疾病的性质、传变和愈合，均与脏腑经络有密切关系。针对疾病的传变而言，又云："病之从内出者，必由于脏腑；病之由外者，必由于经络。"（《医学源流论·治病必分脏腑经络论》）脏腑经络之重要，故而徐灵胎撰著"治病必分脏腑经络论"。特别指出，在危险疑难病的治疗中，更应"博考群方，深明经络"（《慎疾刍言》），有的放矢地正确诊疗。

徐灵胎还指出，虽病因相同但病变之脏腑、肢体、经络不同。如"有同一寒热而六经各殊，同一疼痛而筋骨皮肉各别。又有脏腑有病而反现于肢节，肢节有病而反现于脏腑"者（《医学源流论·治病必分脏腑经络论》)。从临床表现来看，如"如怔忡惊悸为心之病，泄泻膨胀为肠胃之病"（《医学源流论·治病必分脏腑经络论》）。从疾病的传变来看，"中于经络者易传。其初不在经络，或病甚而流于经络者，亦易传。经络之病，深入脏腑，则以生克相传。惟皮肉筋骨之病，不归经络者，则不传，所谓躯壳之病也。故识病之人，当直指其病在何藏何腑，何筋何骨，何经何络，或传或不传，其传以何经始，以何经终，其言历历可验，则医之明者矣"（《医学源流论·躯壳经络脏腑论》）。以疾病的愈后而言，"在经络者易治。在脏腑者难治，且多死；在皮肉筋骨者难治，亦不易死"（《医学源流论·躯壳经络脏腑论》）。因此，在临证中，"若不究其病根所在，而漫然治之，则此之寒热，非彼之寒热；此之痛痒，非彼之痛痒；病之所在，全不关着；无病之处，反以药攻之"（《医学源流论·治病必分脏腑经络论》），致使杂药乱投，病愈治而愈深，"则故病未已，新病复起"（《医学源流论·治病必分脏腑经络论》）。"故治病者，必先分脏腑经络之所在，而又知其七情六淫所受何因，然后择何经何脏对病之药，本于古圣何方之法，分毫不爽，而后治之，自然一剂而效矣"（《医学源流论·治病必分脏腑经络论》）。

在强调脏腑经络的同时，徐灵胎还特别指出，不能拘泥于某药独入某经之说，又提出"治病不必分经络脏腑论"，以免世人过于拘泥于脏腑经络，不知变通而现浮夸之风；或拘泥附会，又或误认穿凿，并有借此"神其说以欺人者"。他指出张洁古等提出药物归经理论后，结果是医者片面强调"某药只入某经"，只知按图索骥，某经病就只开入某经药，"执经络而用药，其失也泥，反能致害"，影响了临床疗效的提高。

关于为何不必拘泥于某药独入某经？徐灵胎指出："人之气血，无所不通；而药性之寒热温凉、有毒无毒，其性亦一定不移；入于人身，其功能亦无所不到，岂有某药止入某经之理？"具体而言，"盖通气者无气不通，解毒者无毒不解，消痰者无痰不消"。因此，"某药为能治某经之病则可，以某药为独治某经则不可"。用西医学的术语来说，中药对人体脏腑经络，没有靶向性，只不过与其他脏腑经络比较，相对而言，"其中不过略有专宜耳""盖人之病，各有所现之处，而药之治病，必有专长之功"。譬如，"参芪之类，无所不补；砒鸠之类，无所不毒"；又如，"柴胡治寒热往来，能愈少阳之病；桂枝治畏寒发热，能愈太阳之病；葛根治肢体大热，能愈阳明之病。盖其止寒热，已畏寒，除大热，此乃柴胡、桂枝、葛根专长之事。因其能治何经之病，后人即指为何经之药，孰知其功能实不仅入少阳、太阳、阳明也"。所以，徐灵胎提出："故不知经络而用药，其失也泛，必无捷效；执经络而用药，其失也泥，反能致害。"

徐灵胎客观地阐明了药物与脏腑经络的关系，故而主张诊治疾病的过程中既要透彻地了解脏腑经络状态，又不必为之拘泥。"盖治病之法多端，有必求经络脏腑者，有不必求经络脏腑者"（《医学源流论·治病不必分经络脏腑论》）。

（四）审因论治

徐灵胎对审因论治，见解非常精辟。《医学源流论·躯壳脏腑经络论》言："凡治病必有因，而受病之处，则各有部位。"徐灵胎认为，"病之由内出者，必由于脏腑；病之从外出者，必由于经络；其病之情状，必有凿凿可征者"（《医学源流论·躯壳脏腑经络论》）。认为每一种病都有本症，另外还有兼症；且"病有形同而因异者，亦有病因同而病形异者，故而应细心体识"。因为"凡病之因不同，而治各别者尽然，则一病而治法多端矣"（《医学源流论·病同因别论》）。徐灵胎认为，病因决定治法，故辨别病因非常之重要。如"盖热同而所以致热者不同"，故而"知其因则不得专以寒凉治热病矣"，且"药亦迥异"。病因者，"凡人之所苦谓之病，所以致此病者谓之因。如同一身热也，有风，有寒，有痰，有食，有阴虚火升，有郁怒、忧思、劳怯、虫疰，此为病之因"（《医学源流论·病同因别论》）。

"细心体识者"，重点在掌握主因主症，即"诸症中择最甚者为主"。如"身热而腹痛，则腹痛又为一症，而腹痛之因又复不同，有与身热相合者，有与身热各别者。如感寒而身热，其腹亦因寒而痛，此相合者也。如身热为寒，其腹痛又为伤食，则各别者也。又必审其食为何食，则以何药消之"（《医学源流论·病同因别论》）。审其因，定"立方之法"，治疗"必切中二者之病源而后定方，则一药而两病俱安矣"（《医学源流论·病同因别论》）。又"如痢疾、腹痛、胀满。则或先治胀满，或先治腹痛，即胀满之中亦不同。或因食，或因气，或先治食，或先治气。腹痛之中亦不同，或因积，或因寒，或先去积，或先散寒"（《医学源流论·治病分合论》），当"细心体识"病因之"种种不同，皆当视其轻重而审察之"。因不同而法不同，当分治之。再"如寒热、腹痛、头疼、泄泻、厥冒、胸满，内外上下无一不病"，其因同"则当求其因何而起"，症不同而"细心体识"，"诸症中择最甚者为主。而其余症，每症加专治之药一二味以成方，则一剂而诸症皆备"（《医学源流论·治病分合论》）。在诊治过程中，应抓主症，详审病因，辨病辨证分脏腑经络，了解病的一般规律及其特殊规律。审证求因，剖析辨别病症与病因的关系，确定治疗方向。如非审因论治，"若不问其本病之何因及兼病之何因，而徒曰某病以某方治之，其偶中者则投之或愈，再以治他人则不但不愈而反增病，必自疑曰何以治彼效而治此不效，并前此之何以愈，亦不知之。则幸中者甚少，而误治者甚多"（《医学源流论·病同因别论》）。

审因论治，包括审病之因，亦包括审人之因。徐灵胎在《医学源流论·病同人异论》中指出："天下有同此一病，而治此则效，治彼则不效，且不惟无效而反有大害者，何也？则以病同而人异也。"辨病症、审病因之后，还要结合患者的具体情况确定治法，遣药制方。人之因不同有七，天地之因各一，故九因可致"受病有深浅之各异"。具体而言，有以下几个方面的因素。

其一，先天体质的阴阳强弱不同，即所谓"气体有强弱，质性有阴阳"。

其二，身体筋骨的强劲脆弱不同，即所谓"筋骨有坚脆"。

其三，年龄老少差异，即所谓"年力有老少"。

其四，平素劳逸锻炼不同，即所谓"肢体有劳逸"。

其五，饮食结构不同，即所谓"奉养有膏粱、藜藿之殊"。

其六，性格的刚直柔婉不同，即所谓"性情有刚柔"。

其七，素体情绪不同，即所谓"心境有忧劳、和乐之别"。

由于人的体质有强弱、气质有阴阳、性情有柔刚、年龄有老少、饮食有精粗等种种不同，所以"七情六淫之感不殊，而受感之人各殊"。

其八，生存的地理环境不同。"生长有南北"，不同的地域，阴阳之气不同。"人禀天地之气以生，故其气体随地不同。西北之人气深而厚，凡受风寒，难于透出……东南之人气浮而薄，凡遇风寒，易于疏泄……又西北地寒，当用温热之药；然或有邪蕴于中而内反甚热……东南地温，当用清凉之品；然或有气随邪散，则易于亡阳……至交广之地，则汗出无度，亡阳尤易……若中州之卑湿，山陕之高燥……"

其九，生存气候环境和感邪受病时，"天时有寒暖之不同"。一年之中，随着四时之气的变化，一季之中随着阴阳之气的盛衰，疾病可有不同的变化。

因而，"故凡治病者，皆当如是审察也"，"细审其人之种种不同"，而后确定"轻重缓急、大小先后之法"。因人而治之法，不仅在运用中药方剂治疗时当仔细审别，"针灸及外科之治法尽然"。徐灵胎可谓深得"异法方宜"之真谛，体现了疾病个体化治疗的中医特色。

可见审因论治之重要。"为医者，无一病不穷究其因，无一方不洞悉其理，无一药不精通其性，庶几可以自信，而不枉杀人矣"（《医学源流论·治病分合论》）。如若不然，医者可能"终身治病而终身不悟，历症愈多而愈惑矣"。

（五）主方主药

临证制方遣药，徐灵胎推崇古方，提倡主方主药。其言"古方以一药治一症，合数症而成病，即合数药而成方。其中亦有以一药治几症者，有合几药而治一症者；又有同此一症，因不同用药亦异，变化无穷。"（《医学源流论·知病必先知症论》）认为"昔者圣人之制方也，推药理之本源，识药性之专能，察气味之从逆，审脏腑之好恶，合君臣之配偶，而探索病源，推求经络，其思远，其义精，味不过三四，而其用变化不穷"（《医学源流论·方剂古今论》）。此言古人组方，思考全面，推察细致，用药精当，为千古不易之法。制方的目的，在于调剂药性之偏，或相辅以专攻，或相佐以兼治，或相反去其性，或相制减其毒。"故方之既成，能使药各全其性，亦能使药各失其性。操纵之法，有大权焉。此方之妙也"（《医学源流论·方药离合论》）。

徐灵胎提倡主方主药，理法方药一线贯通，环环相扣，治疗才能应手辄愈，获得桴鼓之效，即所谓"一病必有一方，专治者名曰主方。而一病又有几种，每种亦各有主方。此先圣相传之法，莫之能易也"（《兰台轨范·凡例》）。此外，因一病必有主症，必有主方，故运用专方治疗专病。《医学源流论·药误不即死论》中云："凡一病必有一病之名，如中风总名也，其类有偏枯、痰痹、风痱、历节之殊；而诸症之中，各自有数证，各有定名，各有主方。"假如不知病名，则胸中毫无所见，主方加减更无法可循。若不求立法用方，不顾医理，叠症累药，必治而无功。如中风设有专治主方，治疗偏枯、痿痹、风痱、历节等诸症。再如，"水肿总名也，其类有皮水、正水、石水、风水之殊，而诸症又各有数症，各有定名，各有主方"。水肿包括皮水、正水、石水、风水，设有专治专方。"各自有数症，各有定名，各有主方"，再分成数症，给这些症命名，然后各设主方。"凡病尽然。医者必能实指其何名，遵古人所主何方，加减何药，自有法度可循"。徐灵胎又云："按病用药，药虽切中，而立方无法，谓之有药无方，守一方以治病，方虽良善，而其药有一二味与病不相关者，谓之有方无药。"（《医学源流论·方药离合论》）因此，制方用药，务求方中有法，法中有方，通权达变；量方用药，有规矩准绳。因此，对临床所见病症，要究其原因，认其真伪，最后确定立法处方。徐灵胎反对"不论何病，总以阴虚阳虚等笼统之谈概之，而试以笼统不切之药"（《医学源流论·药误不即死论》）。辨病结合辨证，为更精准辨病而辨证，而达到"一病必有主方，一方必有主药。或病名同而病因异，或病因同而病症异，则又各有主方，各有主药。千变万化之中，实有一定不移之法"（《兰台轨范·序》）。亦即，知主病之专方，知随证之变法，方能持简驭繁，知常达变。

二、法：病症诊治 🦢

（一）看病法：择明医，病家防误病

1. 谨择名医任之而命中

病家如何看病、择医，至关重要。"然则为病家者当何如？"因此，徐灵胎提出了病家看病与择医之法，言如"人君之用宰相"。倘若医家不符合此标准，则病家当"另觅名家，不得以性命轻试"（《医学源流论·病家论》）。

其一，"谨择名医"。其人要符合四方面标准："人品端方""学有根柢""术有渊源""历考所治，果能十全八九"（《医学源流论·病家论》）。

其二，"择名医而信任之""专任之"（《医学源流论·病家论》）。

其三，辨"今所患"是否为"其所长"。"医各有所长，或今所患非其所长，则又有误"。

其四，"细听其所论，切中病情，和平正大"（《医学源流论·病家论》）。

其五，"用药必能命中"，是指"先论定此方所以然之故，服药之后如何效验；或云必得几剂而后有效，其言无一不验，此所谓命中也"（《医学源流论·病家论》）。

2. 病家误病，弊不可胜穷

在选择医生之初，疾病的预后或有定论，因为治疗疾病不仅与医者关系密切，和患家的择医原则、医患的配合等，更有密不可分的关系。《史记·扁鹊仓公列传》中，即提到扁鹊所言"六不治"。其云："人之所病，病疾多；而医之所病，病道少。故病有六不治：骄恣不论于理，一不治也；轻身重财，二不治也；衣食不能适，三不治也；阴阳并，脏气不定，四不治也；形羸不能服药，五不治也；信巫不信医，六不治也。有此一者，则重难治也。"

徐灵胎未言"不治"，但十分强调病家需注重看病的方法，否则很有可能延误病情。因此，在《医学源流论》中，专有一篇《病家论》。徐灵胎指出："天下之病，误于医家者固多，误于病家者尤多。医家而误，易良医也。病家而误，其弊不可胜穷"；"小病无害，若大病则有一不合，皆足以伤生。"徐灵胎针对病家看病的方法及存在问题，专门在《医学源流论》中阐述《病家论》，论述病家误病的十种原因；其余则散见在各篇之中，总共论及十七种病家误病的原因。

第一，"有不问医之高下，即延以治病，其误一也"（《医学源流论·病家论》）。

第二，"有以耳为目，闻人誉某医，即信为真，不考其实，其误二也"

《《医学源流论·病家论》)。

第三，"有平日相熟之人，务取其便，又虑别延他人觉情面有亏，而其人又叨任不辞，希图酬谢，古人所谓以性命当人情，其误三也"(《医学源流论·病家论》)。

第四，"有远方邪人，假称名医，高谈阔论，欺骗愚人，遂不复详察，信其欺妄，其误四也"(《医学源流论·病家论》)。

第五，"有因至亲密友或势位之人，荐引一人，情分难却，勉强延请，其误五也"(《医学源流论·病家论》)。

第六，"更有病家戚友，偶阅医书，自以为医理颇通，每见立方，必妄生议论，私改药味，善则归己，过则归人"(《医学源流论·病家论》)；"或病人自改方药"(《医学源流论·医者无罪论》)，此误六也。

第七，"或各荐一医，互相毁谤，遂成党援；甚者各立门户，如不从己，反幸灾乐祸，以期必胜，不顾病者之死生，其误七也"(《医学源流论·病家论》)。

第八，"又或病势方转，未收全功，病者正疑见效太迟，忽而谗言蜂起，中道变更，又换他医，遂至危笃，反咎前人，其误八也"(《医学源流论·病家论》)。

第九，"又有病变不常，朝当桂、附，暮当芩、连；又有纯虚之体，其症反宜用硝、黄；大实之人，其症反宜用参、术。病家不知，以为怪僻，不从其说，反信庸医，其误九也"(《医学源流论·病家论》)。

第十，"又有吝惜钱财，惟贱是取，况名医皆自作主张，不肯从我，反不若某某等和易近人，柔顺受商，酬谢可略。扁鹊云：轻身重财不治。其误十也"(《医学源流论·病家论》)。

第十一，"更或屡换庸医，遍试诸药，久而病气益深，元气竭亦死"(《医学源流论·药误不即死论》)；或"屡易医家，广试药石，一误再误，病情数变，已成坏症"（《医学源流论·名医不可为论》）。此其误十一也。

选定医生而后充分信任，才能取得最佳的效果。例如，《洄溪医案》载莫秀东瘀留经络案："乌镇莫秀东，患奇病……其痛渐轻亦渐短，一月就而愈，其人感谢不置。余曰：我方欲谢子耳。凡病深者，须尽我之技而后奏功。今人必欲一剂见效，三剂不验，则易他医。子独始终相信，我之知己也，能无感乎。"（《洄溪医案·瘀留经络》）。本案患者痛始于背，达于胸胁，昼则饮食如常，暮乃痛发，呼号彻夜，医治5年，家资荡尽。徐灵胎采用针灸、熨拓、煎方、丸药诸法，无所不备，治一月而愈。徐灵胎认为，本次之所以疗效显著，主要取决于患者的绝对信任，没有中途寻他医，坚持治疗起到了决定性的作用。

第十二，"夫医之良否，有一定之高下。而病家则于医之良者，彼偏不信；医之劣者，反信而不疑。言补益者，以为良医；言攻散者，以为庸医；言温热者，以为有益；言清凉者，以为伤生。或旁人互生议论，或病人自改方药，而医者欲其术之行，势必曲从病家之意。病家深喜其和顺，偶然或愈，医者自矜其功；如其或死，医者不任其咎。病家因自作主张，隐讳其非，不复咎及医人"（《医学源流论·医者无罪论》），此其误十二也。

第十三，"言补益者，以为良医；言攻散者，以为庸医；言温热者，以为有益；言清凉者，以为伤生"（《医学源流论·医者无罪论》），"更有用参附则喜，用攻剂则惧；服参附而死，则委之命，服攻伐而死，则咎在医，使医者不敢对症用药"（《医学源流论·病家论》）。

第十四，"或旁人互生议论，或病人自改方药，而医者欲其术之行，势必曲从病家之意。病家深喜其和顺……病家因自作主张，隐讳其非"（《医学源流论·医者无罪论》）。

第十五，"有制药不如法，煎药不合度，服药非其时"（《医学源流论·病家论》）。如《洄溪医案·痰喘亡阴》中"毛翁痰喘"一案，徐灵胎诊为上实下虚之证，用清肺消痰饮送服人参小块一钱，二剂而愈。毛翁却认为，人参切块之法是徐灵胎故弄玄虚。一年后毛翁之病复发，照前方以人参煎入，却喘逆愈甚，险些误病，后又以参块入药则愈。

第十六，"或饮食起居，寒暖劳逸，喜怒语言，不时不节"（《医学源流论·病家论》）。

第十七，"又或大病差后，元气虚而余邪尚伏，善后之图尤宜深讲。病家不知，失于调理，愈后复发"（《医学源流论·名医不可为论》）。

（二）诊病法：慎凭脉，审因辨病症

1. 脉为可凭，时亦不足凭

徐灵胎重视本源脉学。在《医学源流论·医学渊源论》中曰："医家之最者《内经》，则医之祖乃岐黄也。讲夫经络藏府之源，内伤外感之异，与夫阴阳佐使、大小奇偶之制，神明夫用药之道，医学从此大备。"《医学源流论》中，有"诊脉决死生论""脉症轻重论""脉与病相反论""脉经论"等论述，说明徐灵胎重视诊脉。认为脉象"于两手方寸之地微末之动，即能决其生死"（《医学源流论·诊脉决死生论》）。

徐灵胎在《医学源流论·诊脉决死生论》中，论述了"以脉为不可凭，而又凿凿乎其可凭"的原因，亦即脉诊的作用有如下几个方面。

"其大要则以胃气为本。盖人之所以生，本乎饮食。《灵枢》云：谷入于胃，乃传之肺，五脏六腑，皆以受气。寸口属肺经，为百脉之所会。故其来也，有生气以行乎其间，融和调畅，得中土之精英。此为有胃气得者生，失者死，其大较也。"

"其次，则推天运之顺逆，人气与天气相应。如春气属木，脉宜弦；夏气属火，脉宜洪之类，反是则与天气不应。"

"又其次，则审脏气之生克。如脾病畏弦，木克土也；肺病畏洪，火克金也，反是则与脏气无害。"

"又其次，则辨病脉之从违，病之与脉，各有宜与不宜。如脱血之后，脉宜静细，而反洪大，则气亦外脱矣；热寒之症，脉宜洪数，而反细弱，则真元将陷矣。至于真脏之脉，乃因胃气已绝，不营五脏。所以何脏有病，则何脏之脉独现，凡此皆《内经》《难经》等书言之，明白详尽。"

徐灵胎认为，诊脉确实可以判断疾病预后、逆顺、死生。"宜从症者，虽脉极顺而症危，亦断其必死；宜从脉者，虽症极险而脉和，亦决其必生"（《医学源流论·症脉轻重论》）。如《伤寒类方》四逆汤类中，通脉四逆汤之"其脉即出者愈"，与白通加猪胆汁汤之"脉暴出者死，微续者生"。徐灵胎注评曰："暴出与即出不同，暴出，一时出尽；即出，言服药后少顷即徐徐微微也。"暴出为药力所迫，药力尽则气乃绝；微续乃正气自复，故可生也。

但徐灵胎又反对执脉以断万病。"然症竟有与病相反者，最易误治，此不可不知者也"（《医学源流论·脉症与病相反论》）。他认为不可单以脉断病，"以脉为可凭，而脉亦有时不足凭"，其原因有以下九点。

其一，"其人本体之脉，和常人不同"（《医学源流论·诊脉决死生论》《医学源流论·脉症病相反论》）。

其二，"病轻而不能现于脉者"（《医学源流论·诊脉决死生论》），"轻病未现于脉"（《医学源流论·脉症病相反论》）。

其三，"真脏之脉，临死而终不现者"（《医学源流论·诊脉决死生论》）。

其四，"沉痼之疾久，而与气血相并，一时难辨其轻重"（《医学源流论·诊脉决死生论》）。

其五，"卒中之邪，未即通于经络，而脉一时未变"（《医学源流论·诊脉决死生论》）；"一时为邪所闭，脉似危险，气通即复"（《医学源流论·脉症病相反论》）。

其六，"病之名有万，而脉之象不过数十种，且一病而数十种之脉无不可见，何以能诊脉而即知其何病"(《医学源流论·诊脉决死生论》)。

其七，"依经传变，流动无常，不可执一时之脉而定其是非"(《医学源流论·诊脉决死生论》)。

其八，"或痰气阻塞，营气不利，脉象乖其所之"(《医学源流论·脉症病相反论》)。

其九，"或其人本有他症，仍其旧症之脉"(《医学源流论·脉症病相反论》)。

脉"可凭"，亦或"不可凭"，是在疾病发展的不同阶段出现的矛盾，"以脉为可凭，而脉亦有时不足凭；以脉为不可凭，而又凿凿乎其可凭"。因此要求医者"熟通经学，更深思自得，则无所不验矣"(《医学源流论·诊脉决死生论》)。

2. 审其真实，不为脉症惑

徐灵胎重视脉诊，但由于脉的"可凭"与"不可凭"，故而在强调脉诊的同时，更重视四诊合参。"是必以望闻问三者，合而参观之，亦百不失一矣"(《医学源流论·诊脉决死生论》)。临床"皆必问其症，切其脉而后知之"(《医学源流论·症脉轻重论》)。脉象能反映出人体的某种状态，但由于"况病之名有万，而脉之象不过数十种，且一病而数十种之脉无不可见"(《医学源流论·诊脉决死生论》)；而且"人本体之脉与常人不同；或轻病未现于脉；或痰气阻塞，营气不利，脉象乖其所之；或一时为邪所闭，脉似危险，气通即复；或其人本有他症，仍其旧症之脉"(《医学源流论·脉症与病相反论》)，故而临床上常出现脉症并不一致，"然症竟有与病相反者，最易误治，此不可不知者也"(《医学源流论·脉症与病相反论》)。因此，只以脉诊断病，后患无穷。如其所云："然症脉各有不同，有现症极明而脉中不见者，有脉中甚明而症中不见者。其中有宜从症者，有宜从脉者，必有一定之故。审之既真，则病情不能逃，否则不为症所误，必为脉所误

矣。"(《医学源流论·症脉轻重论》)

因"以脉为可凭，而脉亦有时不足凭；以脉为不可凭，而又凿凿乎其可凭"(《医学源流论·诊脉决死生论》)，因此，徐灵胎深入研究脉症取舍，包括舍脉从症、舍症从脉。从脉不从症者，如《伤寒类方·桂枝汤类一》中，"太阴病，脉浮者，可发汗，宜桂枝汤"。徐灵胎阐述其理，"太阴本无发汗，因其脉独浮，则邪仍在表，故宜用桂枝，从脉而不从症也"；"病人烦热，汗出则解。又如症状，日晡所发潮热，属阳明也。脉实者，宜下之；脉虚浮者，宜发汗"。徐灵胎认为"一症而治法迥别，全以脉为凭证"；"如脱血之人，形如死状，危在顷刻，而六脉有根则不死，此宜从脉不从症也"(《医学源流论·症脉轻重论》)。从症不从脉者，"如痰厥之人，六脉或促或绝，痰降则愈，此宜从症不从脉也。阴虚咳嗽，饮食起居如常，而六脉细数，久则必死，此宜从脉不宜从症也。噎膈反胃，脉如常人，久则胃绝而脉骤变，百无一生，此又宜从症不从脉也"(《医学源流论·症脉轻重论》)。

辨脉症真伪，"非一端所能尽"，只需"潜心体认，审其真实，然后不为脉症所惑"(《医学源流论·脉症与病相反论》)。"潜心观玩，洞然易晓，此其可决者也"(《医学源流论·治病必分脏腑经络论》)。

3. 识病名，求病由，辨病因，病状所由异

"症者，病之发现者也"(《医学源流论·脉症与病相反论》)；"凡人之所苦谓之病"(《医学源流论·病同因别论》)，徐灵胎如是说。症状是患者异常状态的外在表现，病是通过症状而被发现和重视。通常可能是一个症状，或是几个症状，这一个症状或几个症状是疾病的中心环节，从而构成某病的症状群，就称为该病的主症，也是本症。"一病必有数症。如太阳伤风，是病也；其恶风，身热，汗出，自汗，头痛，是症也；合之而成其为太阳病。此乃太阳病之本症也"。再如"症，病也。往来寒热，呕吐，畏风，口苦，是症，合之而成为疟，此乃疟之本症也"。徐灵胎的这种基于一

组症状而确定的病名，也被历代医家所肯定。

在病与症的关系上，徐灵胎认为有四种关系"有病同症异者，有症同病异者，有病与症相因者，有病与症不相因者。盖合之则曰病，分之则曰症。"探讨其机理时，徐灵胎曰："病热则症热，病寒则症寒。然症竟有与病相反者，最易误治。如冒寒之病，反身热而恶热；伤暑之病，反身寒而恶寒；本伤食也，而反易饥能食；本伤饮也，而反大渴口干。此等之病，尤当细考。"

徐灵胎提出诊治疾病时，应定病名，审病因，辨病症，而后选择治法。如其所云："欲知疾者，必先识病之名，而后求病之所由生，又当辨其生病之因各不同，而病状所由异，然后考其治之之法。"（《兰台轨范·序》）

（1）病同因别

徐灵胎非常注重病症的鉴别，体现在病因的鉴别。同样的病症，而致病之具体原因不同。如《医学源流论》中，单列《病同因别论》。徐灵胎指出："凡人之所苦谓之病，所以致此病者谓之因。如同一身热也，有风有寒有痰有食，有阴虚火升，有郁怒忧思，劳怯虫疰，此谓之因。知其因，则不得专以寒凉治热病矣。盖热同而所以致热者不同，则药亦迥异。凡病之因不同，而治各别者尽然，则一病而治法多端矣。而病又非止一症，必有兼症焉。如身热而腹痛，则腹痛又为一症。而腹痛之因又复不同，有与身热相合者，有与身热各别者。如感寒而身热，其腹亦因寒而痛，此相合者也；如身热为寒，其腹痛又为伤食，则各别者也。又必审其食为何食，则以何药消之。"

同样的病症，受病之人具体情况不同。在《医学源流论》中，单列《病同人异论》一篇。徐灵胎指出："则以病同而人异也。夫七情六淫之感不殊，而受感之人各殊。或气体有强弱，质性有阴阳，生长有南北，性情有刚柔，筋骨有坚脆，肢体有劳逸，年力有老少，奉养有膏粱藜藿之殊，心境有忧劳和乐之别。更加天时有寒暖之不同，受病有深浅之各异。"是故查病当"问其本病之何因，及兼病之何因"（《医学源流论·病同人异论》），及"细审其人之种种不同"（《医学源流论·病同因别论》），而后"轻重缓急大小先后之法因之而定"（《医学源流论·病同人异论》）。

（2）区别无阳亡阳

徐灵胎非常注重病症的精准鉴别。在《伤寒类方》中，鉴别比较无阳与亡阳，亡阳中又鉴别太阳亡阳和少阴亡阳，以防混淆。无阳与亡阳不同，"并与他处之阳虚亦不同。盖其人（无阳之人）本非壮盛，而邪气亦轻"。亡阳中，太阳之亡阳与少阴之亡阳不同：太阳之亡阳，"因火劫其胸中之阳而致"；少阴之亡阳，"亡阴中之阳"。徐灵胎鉴别无阳与亡阳，指出"无阳与亡阳不同，并与他处之阳虚亦不同。盖其人（无阳之人）本非壮盛，而邪气亦轻，故身有寒热而脉微弱。若发其汗，必致叉手冒心、脐下悸等症，故以桂枝二越婢一汤清疏营卫，令得似汗而解；况热多寒少，热在气分，尤与石膏为宜"（《伤寒类方·桂枝汤类一》），方用桂枝汤类；"下焦之阳虚飞越于外，而欲上脱，则用参附等药以回之。上焦之阳盛遏阴于外，而欲上泄，则用石膏以收之。（《伤寒类方·白虎汤类八》）"。徐灵胎鉴别亡阳之不同，如桂枝汤类中，桂枝去芍药加蜀漆龙骨牡蛎救逆汤，"伤寒脉浮，医以火迫劫之，亡阳必惊狂"，此"亡阳"为太阳亡阳；与少阴汗出之亡阳比较，言"少阴之亡阳，亡阴中之阳，故用四逆辈回其阳于肾中。今乃以火逼汗，亡其阳中之阳，故用安神之品镇其阳于心中。各有至理，不可易也。去芍药，因阳虚不复助阴也。蜀漆去心腹邪积，龙骨、牡蛎治惊险热气"（《伤寒类方·桂枝汤类一》）。又可见同一亡阳，而治法迥别。

（3）轻重的鉴别

如《伤寒类方·麻黄汤类二》中，麻黄附子甘草汤证与麻黄附子细辛汤证，均为少阴病兼表证，但"少阴病三字，所该者广，必从少阴诸现症细细详审"。两方证比较,前者比后者稍轻,麻黄附子甘草汤证为"邪未深入,无里证是也";麻黄附子细辛汤,主"少阴病,反发热,脉沉者"。再如,"太阳病,发汗后,大汗出,胃中干,烦躁不得眠,欲得饮水者,少少与饮之,令胃气和则愈。若脉浮,小便不利,微热消渴者,以五苓散主之。胃中干而欲饮,此无水也,与水则愈,小便不利而欲饮,此蓄水也,利水则愈。同一渴,而治法不同,盖由同一渴,而渴之象不同,及渴之余症,亦各不同也"(《伤寒类方·五苓散类九》)。

(4)内外不失厘毫,上下不逾分寸

徐灵胎非常注重病症的鉴别,体现在病位的鉴别。"古人治病,非但内外不失厘毫,即上下亦不逾分寸也"(《伤寒类方·栀子汤类五》)。如四逆汤为温下焦之法,理中汤为温中焦之法。"四逆一类总不离干姜以通阳,治宜下焦;理中一类,总不离白术以守中,治宜中焦"(《伤寒类方·四逆汤类十》);栀子豉汤治"心中懊憹",小陷胸证为"心下痛",泻心汤证乃"心下痞"。比较栀子豉汤、小陷胸汤及泻心汤类,徐灵胎曰:"若剧者,必反复颠倒,心中懊,反复颠倒,身不得宁也;心中懊,心不得安也。栀子豉汤吐之……胸中窒,结痛,何以不用小陷胸汤?盖小陷胸症乃心下痛,胸中在心之上,故不得用陷胸。何以不用泻心诸法?盖泻心症乃心下痞,痞为无邪,痛为有邪,故不得用泻心。"(《伤寒类方·栀子汤类五》)

(三)治病法:分合治,广求法慎补

1. 缓急分合

由于病之多变,人之复杂,治病不可一概而论,有急治、缓治之别,亦有分治、合治之法。如何确定治疗方法? "当视其轻重而审察之"。

《医学源流论·病症不同论》中,论述了缓急分合的治法总纲。言"治之法,或当合治,或当分治;或当先治,或当后治;或当专治,或当不治。尤在视其轻重缓急而次第奏功。一或倒行逆施,杂乱无纪,则病变百出,

虽良工不能挽回矣"。并单列《治病缓急论》《治病分合论》，详述其运用要领。

徐灵胎认为，治病不可力求速效，当缓则缓，当急则急。《医学源流论·治病缓急论》指出，外邪盛而入里尚浅之时，当急治，如不急治，致使邪深入而伤元气。其云："外感之邪，猛悍剽疾，内犯脏腑，则元气受伤，无以托疾于外；必乘其方起之时，邪入尚浅，与气血相乱，急驱而出之于外，则易而且速。若俟邪气已深，与气血相乱，然后施治，则元气大伤，此当急治者也。"如"病机未定"之时，"急用峻攻，则邪气益横"，使人大疲，而病生变，此当缓治。"若夫病机未定，无所归着，急用峻攻，则邪气益横。如人之伤食，方在胃中，则必先用化食之药，使其食渐消，由中焦而达下焦，变成渣秽而出，自然渐愈；若即以硝黄峻药下之，则食尚在上焦，即使随药而下，乃皆未化之物，肠胃中脂膜与之全下，而人已大疲，病必生变，此不当急治者也。"年老体弱之人当注重调护，"至于虚人与老少之疾，尤宜分别调护，使其元气渐转，则正复而邪退。"

"凡病之总者，谓之病。而一病必有数症"（《医学源流论·治病分合论》）。一病数症，当合治，"求其因何而起，先于诸症中择最甚者为主。而其余症，每症加专治之药一二味以成方，则一剂而诸症皆备"。如"寒热、腹痛、头疼、泄泻、厥冒、胸满，内外上下无一不病"（《医学源流论·治病分合论》）。又如"太阳伤风是病也，其恶风、身热、自汗、头痛是症也"（《医学源流论·病症不同论》）。再如，"太阳病而又兼泄泻、不寐、心烦、痞闷，则又为太阳病之兼症"（《医学源流论·病症不同论》）。数症而因不同，则当"视其轻重"而分治。"如痢疾、腹痛、胀满，则或先治胀满，或先治腹痛。即胀满之中亦不同，或因食，或因气，或先治食，或先治气。腹痛之中亦不同，或因积，或因寒，或先去积，或先散寒"（《医学源流论·治病分合论》）。

2. 三因制宜

徐灵胎强调因时、因地、因人施以不同治法并选方用药，一直将此作为临证的基本原则。徐灵胎在《医学源流论·病同人异论》中发人深省地曰："天下有同一此病，而治此则效，治彼则不效，且不惟无效，而反有大害者，何也？则病同人异也。"其在《医学源流论》中，有《病同人异论》《病证不同论》《病同因别论》等篇，专门讨论具体的治疗方法。

（1）因时制宜

徐灵胎认为，随着季节的变化，用药也应随之加减变化。因"天时寒暖之不同，受病有深浅之各异"。一年之中，随着四时之气的变化，一季之中随着阴阳之气的盛衰，疾病可有不同的变化。因此，要因时而辨病，因时而用药。如《伤寒类方》桂枝汤类末尾，特别引用了朱肱《类证活人书》中桂枝汤的因时加减应用方法："春末及夏至以前，桂枝证可加黄芩一分，谓之阳旦汤。夏至后，有桂枝证可加知母半两、石膏一两。或加升麻一分。"

（2）因人制宜

徐灵胎指出："七情六淫之感不殊，而受感之人各殊。或气体有强弱，质性有阴阳，生长有南北，性情有刚柔，筋骨有坚脆，肢体有劳逸，年少有老少，奉养有膏粱藜藿之殊，心境有忧劳和乐之别，更加天时有寒暖之不同，受病有深浅之各异。"同时，徐灵胎认为，由于人的体质虚弱各异，病机亦变化多端，故治疗疾病在掌握其规律的情况下，临证时"必细审其人之种种不同，而后轻重缓急、大小先后之法因之而定"（《医学源流论·病同人异论》）。如"至于虚人与老少之疾，尤宜分别调护，使其元气渐转，则正复而邪退"（《医学源流论·治病缓急论》）。"能长年者，必有独盛之处。阳独盛者，当补其阴；阴独盛者，当益其阳。然阴盛者十之一二，阳盛者十之八九。而阳之太盛者，不独当补阴，并宜清火以保其阴"。（《慎疾刍言·老人》）又如，"妇人怀孕，胞中一点真阳，日吸母血以养，故阳日旺而阴日衰。凡半产滑胎，皆火盛阴衰，不能全其形体故也。近人有胎前宜凉之说，颇为近理"（《慎疾刍言·妇人》）。大凡"小儿之疾，热与痰二端而已。盖纯阳之体，日抱怀中，衣被加暖，又褪裤之类，皆用火烘，内外俱热；热则生风，风火相煽，乳食不歇则必生痰……教之适其寒温，停其乳食，以清米饮养其胃气，稍用消痰顺气之药调之"（《慎疾刍言·小儿》）。

（3）因地制宜

不同的地域，阴阳之气不同，饮食习惯不一，人的体质则出现差异，因此要因地制宜。徐灵胎指出，"人禀天地之气以生，其气体随地不同"。如"西北之人，气深而厚，凡受风寒，难以透出，宜用疏通重剂。东南之人，气浮而薄，凡遇风寒，易于疏泄，宜用疏通轻剂。又西北地寒，当用温热之药，然或有邪蕴于中，而内反甚热，则用辛寒为宜。东南地温，当用清凉之品；然或有气随邪散，则易于亡阳，又当用辛温为宜。至交广之地，则汗出无度，亡阳尤易，附桂为常用之品。中州之卑（脾）湿，山陕之高燥，皆当随地制宜"。

3. 广求治法

徐灵胎在临床上讲求实效，不恃一方一药，广求治法。欲善其工，先利其器。徐灵胎提出，"人之所患，患病多；医之所患，患道少"（《医学源流论·汤药不足尽病论》），故而"广求治法，以应病者之求"。其云："故医者当广集奇方，深明药理，然后奇症当前，皆有治法，变化不穷"。（《医学源流论·药性专长论》）不仅在当时，于当今医学界亦具现实意义。"广求治法以疗之，非但济人，正可造就己之学问"（《医学源流论·瘀留经络》）。

当时医界，只用汤剂而忽视他法。徐灵胎指出，"近日病变愈多，而医家之道愈少，此痼疾之所以日多也"（《医学源流论·汤药不足尽病论》）。

其指出时医"既乏资本，又惜功夫，古方不考，手法无传，写一通治煎方，其技已毕。而病家不辞远涉，不惜重聘，亦只求得一煎方，已大满其愿。古昔圣人，穷思极想，制造治病诸法，全不一问，如此而欲愈大症痼疾，无是理也"（《慎疾刍言·治法》）。

其一，徐灵胎的治病之法，并不拘泥于汤剂。徐灵胎临证善用汤药，也常应用针灸、温熨、敷贴、薰蒸、按摩等多种外治法。其著述中反复强调，临床上只用汤剂不能尽病，指出"若今之医者，祇以一煎方为治，惟病后调理，则用滋补丸散，尽废圣人之良法，即使用药不误，而与病不相入，则终难取效"（《医学源流论·汤药不足尽病论》）。常常根据病情需要而内外治结合，灵活使用各种剂型的药物。其多取《伤寒论》《金匮要略》《千金要方》《千金翼方》《外台秘要》之方药，以功专力宏之方药取切实之疗效，且不拘汤剂而能灵活应用丸、散、膏、丹、针灸、砭镰、浸洗、熨溻、熨浴、蒸提、导引、按摩、酒醴等诸内外治法，随病施治，旨在使"病无遁形"。徐灵胎在《医学源流论·汤药不足尽病论》中，比较了汤药及其他治法的优劣。其言"汤者荡也"，汤剂起效快，但维持时间短，其药性"行速，其质轻，其力易过而不留"，功专长于"入肠胃而气四达，未尝不能行于脏腑经络"；"惟病在荣卫肠胃者，其效更速"，但汤药不擅长"邪在筋骨肌肉之中"之疾。因此，"若邪在筋骨肌肉之中，则病属有形，药之气味，不能奏功也。故必用针灸等法，即从病之所在，调其血气，逐其风寒，为实而可据也"。至于其他疾病，根据病情轻重、病程长短、病之新旧、病位所在等情况不同，当广求治法以应病。正如《慎疾刍言·治法》所言："凡病只服煎药而愈者，惟外感之症为然，其余诸证，则必用丸、散、膏、丹、针灸、砭镰、浸洗、熨溻、蒸提、按摩等法，因病施治。"《医学源流论·汤药不足尽病论》云："《内经》治病之法，针灸为本，而佐之以砭石、熨浴、导引、按摩、酒醴等法，病各有宜，缺一不可……盖汤者……惟病在荣卫肠胃者，其效更速。其余诸病，有宜丸宜散宜膏者，必医者预备，以待一时之用……"

徐灵胎在治疗各种病症时，广求治法以应病的治疗思路，在《洄溪医案》中体现得淋漓尽致。如前所述，《洄溪医案·胎中毒火》所载南门陈昂发夫人怀娠三月之"胎中毒火案"，徐灵胎用珠黄散及解毒软坚之药，屡涂其舌，又用清凉通气之方内服，治疗胎毒上逆。再如前所述，《洄溪医案·项疽》所载郡中朱姓患项疽之"项疽案"，徐灵胎急用围药裹住项疽根盘，敷以止血散，饮以护心丸，兼以消痰开胃之品。"所以最重围药。其方甚多，不可不广求而预备也"(《洄溪医案·项疽》)。又如，"刖足伤寒案"，徐灵胎急用外治之法熏之、蒸之，又用丸散消痰火化毒涎，而以辛凉之煎剂，托其未透之邪。案中记载："嘉善黄姓，外感而兼郁热。乱投药石，继用补剂，邪留经络，无从而出，下注于足，两胫红肿大痛，气逆冲心，呼号不寐。余曰：此所谓刖足伤寒也，足将落矣。急用外治之法熏之、蒸之，以提毒散瘀，又用丸散内消其痰火，并化其毒涎，从大便出，而以辛凉之煎剂，托其未透之邪，三日而安。大凡风寒留于经络，无从发泄，往往变为痈肿，上为发颐，中为肺痈、肝痈、脾积，下为肠痈、便毒，外则散为斑疹疮疡，留于关节则为痿痹拘挛，注于足胫则为刖足矣。此等症具载于《内经》诸书，自内外科各分一门，此等证遂无人知之矣。"(《洄溪医案·刖足伤寒》)

其二，广求效方。徐灵胎为经方派名家，推崇张仲景方，对传世古方、单方、禁方亦不排斥，以求实效。其云："禁方之药，其制法必奇，其配合必巧，穷阴阳之柄，窥造化之机；其修合必虔诚敬慎，少犯禁忌，则药无不验。若轻以示人，则气泄而有不神，此又阴阳之理也。《灵枢》禁服篇：黄帝谓雷公曰：此先师所禁，割臂歃血之盟也。故黄帝有兰台之藏，长桑君有无泄之戒，古圣皆然……又有古之禁方，传之已广，加载医书中，与经方并垂，有识者自能择之也。"（《医学源流论·禁方》）如《兰台轨范》所收《局方》青州白丸子，用于治疗癫痫，生铁落饮治疗癫狂，济生玉液汤治疗眉棱骨痛，圣济大活络汤治疗流注等。单方秘法，重点洞悉药性之专长。"如同一发散也，而桂枝则散太阳之邪，柴胡则散少阳之邪。同一滋阴也，而麦冬则滋肺之阴，生地则滋肾之阴。同一解毒也，而雄黄则解蛇虫之毒，甘草则解饮食之毒。已有不可尽解者，至如鳖甲之消痞块，史君子之杀蛔虫，赤小豆之消肤肿，蕤仁生服不眠、熟服多睡，白鹤花之不腐肉而腐骨，则尤不可解者，此乃药性之专长，即所谓单方秘方也"（《医学源流论·药性专长论》）。

外治法不仅用于外科病，徐灵胎亦用外治法医治内科病。例如，穆氏突然牙关紧闭，饮食不进 5 日。徐灵胎用蜈蚣头、蝎子尾、朴硝、硼砂、冰片、麝香等药擦其内，大黄、牙皂、川乌、桂心等药涂其外，次晨而口开，能进粥数碗。《洄溪医案·恶风》曰："湖州副总戎穆公延弼，气体极壮，忽患牙紧不开，不能饮食，绝粒者五日矣。延余治之，晋接如常，惟呼饥耳。余启视其齿，上下止开一细缝，抚其两颊，皮坚如革，细审病情，莫解其故。因问曰：此为恶风所吹，公曾受恶风否？曰：无之。既而恍然曰：诚哉！二十年前曾随围口外卧帐房中，夜半怪风大作，帐房拔去，卒死者三人，我其一也。灌以热水，二人生而一人死。我初醒，口不能言者二日，岂至今复发乎？余曰：然。乃戏曰：凡治皮之工，皮坚则消之。我今欲用药消公之颊皮也。乃以蜈蚣头、蝎子尾及朴硝、硼砂、冰、麝等药擦其内，又以大黄、牙皂、川乌、桂心等药涂其外，如有痰涎，则吐出。明晨余卧未起，公启户曰：真神仙也，早已食粥数碗矣。遂进以驱风养血膏而愈。盖邪之中人深，则伏于脏腑骨脉之中，精气旺，则不发。至血气既衰，或有所感触。虽数十年之久亦有复发者。不论内外之证尽然，亦所当知也。雄按：皮肤顽痹，非外治不为功。此因其坚如革，故多用毒烈之品。"

其三，重视外治，其中尤重薄贴及围药。徐灵胎云："今所用之膏药，古人谓之薄贴。其用大端有二，一以治表，一以治里。治表者如呼脓去腐、止痛生肌，并撼风护内之类。治里者或驱风寒，或活气血，或消痰痞，或壮筋骨，其通经贯络，或提而出之，或攻而散之，此至妙之法也。"(《医学源流论·薄贴论》)膏药的功效专长，"凡病之气聚血结而有形者，薄贴之法为良"。自制膏药时，一定要注意"取药必真，必志必诚，火候必到，方能有效"。外治法中最重要的是围药，徐灵胎在《医学源流论·围药论》中论述了围药的作用、功效及注意事项。其云，"外科之法最重外治，而外治之中尤当围药"；"外治中之围药，较之他药为特重"。围药的作用主要为"束之"，使气聚而不外泄。围药专长于"诸邪四面皆会，惟围药能截之，使不并合，则周身之火毒不至矣"。"大段以消痰拔毒束肌收火为主"(《医学源流论·围药论》)，使用围药应知晓"围药之方，亦甚广博"，不只"三黄散"。处围药之方当"随症"，去除"寒热攻提和平猛厉"之品。

《洄溪医案》载莫秀东瘀留经络案：患者痛始于背，达于胸胁，昼则饮食如常，暮乃痛发，呼号彻夜，医治5年，家资荡尽。徐灵胎采用针灸、熨拓、煎方、丸药等诸法，无所不备，治一月而愈。如原案记载："瘀留经络：乌镇莫秀东，患奇病，痛始于背，达于胸胁，昼则饮食如常，暮乃痛发，呼号彻夜，邻里惨闻。医治五年，家资荡尽，秀东欲自缢。其母曰：汝有子女之累，尚须冀念，不如我死，免闻哀号之声。欲赴水，其戚怜之，引来就医。余曰：此瘀血留经络也。因谓余子徐爔曰：此怪病也。广求治法以疗之，非但济人，正可造己之学问。"(《洄溪医案·瘀留经络》)

其四，创新治法。徐灵胎还根据病情需要，创新了许多治法。诚如他在《医学源流论·药石性同用异论》中所言："而已之立方，亦必有奇思妙想，深入病机，而天下无难治之症也。"

譬如以西瓜止呃案。《洄溪医案·暑邪热呃》记载："东山席士后者，暑月感冒，邪留上焦，神昏呃逆，医者以为坏证不治，进以参附等药，呃益甚。余曰：此热呃也。呃在上焦，令食西瓜，群医大哗。病者闻余言即欲食，食之呃渐止，进以清降之药，二剂而诸病渐愈。"而同为热呃，有制枇杷叶鲜芦根饮品止呃者。如"又有戚沈君伦者，年七十，时邪内陷而呃逆，是时余有扬州之行，乃嘱相好尤君在泾曰：此热呃也，君以枇杷叶、鲜芦根等清降之品饮之必愈。尤君依余治之亦痊"。徐灵胎分析曰："盖呃逆本有二因：由于虚寒，逆从脐下而起，其根在肾，为难治；由于热者，逆止在胸臆间，其根在胃，为易治，轻重悬绝，世人谓之冷呃，而概从寒治，无不死者，死之后，则云凡呃逆者，俱为绝证。不知无病之人，先冷物，后热物，冷热相争，亦可呃逆，不治自愈，人所共见，何不思也。"多法治一病，实为徐灵胎认病精准使然。

又如历节，《金匮要略》中提出，可选用桂枝芍药知母汤等名方。但徐灵胎治历节却另创新途，认为历节病是病在关节，病在筋节，煎、丸内治法不能达到药力，须用外治。如，曾治一患者，遍身疼痛四肢瘫痪，日夕叫号，饮食大减，自认必死。徐灵胎断此为历节，用外治法，以敷、拓、蒸、薰等多种方法治愈。如《洄溪医案·周痹》记载："乌程王姓患周痹证，遍身疼痛，四肢瘫痪，日夕叫号，饮食大减，自问必死，欲就余一决。家人垂泪送至舟中，余视之曰：此历节也。病在筋节，非煎丸所能愈，须用外治。乃遵古法，敷之、拓之、蒸之、薰之，旬日而疼痛稍减，手足可动，乃遣归，月余而病愈。大凡营卫脏腑之病，服药可至病所，经络筋节，俱属有形。煎丸之力，如太轻则不能攻邪，太重则恐伤其正，必用气厚力重之药，敷、拓、薰、蒸之法，深入病所，提邪外出。古之所议独重针灸之法，医者不知，先服风药不验，即用温补，使邪气久留，即不死亦为废人，在在皆然，岂不冤哉。雄按：风药耗营液，温补实隧络，皆能助邪益痛。若轻淡清通之剂，正宜频服，不可徒恃外治也。"所谓"真神仙也"的盛誉，与其勇于不断创新治疗方法是分不开的。

4. 慎补宜清

徐灵胎断病精准，最善于变化捕捉病机，强调重在祛邪，慎用温补；阐明误用参附之弊，而善用参附；强调平常清和之品，能愈重疾。

（1）慎用温补

徐灵胎坚决反对滥施温补，其据理力争，大声疾呼，在其论著和医案中均有体现。慎用温补与宜清养阴两者相辅相成，尤其在临证中应该重视胃、肾之阴，强调"断勿用辛热之药，竭其阴气，助其亢阳"（《慎疾刍言·老人》）。所以对参、附一类温补药，只在辨证准确又非用不可的情况下才使用，且中病即止并以清养善后。徐灵胎首先告诫医家曰："断不可以人以为起死回生之药百必服之。"（《医学源流论·人参论》）。又在《医学源流论·热药误人最烈论》中，论温燥药之害曰："惟大热燥之药，则杀人为最烈。盖热性之药，往往有毒；又阳性急暴，一入脏腑，则血涌气升。若其人之阴气本虚，或当天时酷暑，或其伤暑伤热，一投热剂，两火相争，目赤便闭，舌燥齿干，口渴心烦，肌裂神躁，种种恶候，一时俱发。医者及病家俱不察，或云更宜引火归元；或云此是阴证，当加重其热药，而佐以大补之品；其人七窍皆血，呼号宛转，状如服毒而死。"其深刻剖析"补"和"温"的作用和后果，滥施温补之弊暴露无遗。

理论上如此，临证中也常有误用参、附一类温补药的不良后果。

如《洄溪医案·中风》记载："运使王公叙揆，自长芦罢官归里，每向余言，手足麻木而痰多。余谓公体本丰腴，又善饮啖，痰流经脉，宜搏节为妙。一日忽昏厥遗尿，口噤手拳，痰声如锯，皆属危证。医者进参、附、熟地等药，煎成未服。余诊其脉，洪大有力，面赤气粗，此乃痰火充实，诸窍皆闭，服参附立毙矣。以小续命汤去桂附，加生军一钱，为末，假称他药纳之，恐旁人之疑骇也。戚党莫不哗然，太夫人素信余，力主服余药。三剂而有声，五剂而能言，然后以消痰养血之药调之，一月后步履如初。"

又如，有辨证不当，以为至虚，误服参附而毙者。《洄溪医案·暑》记载："郡中友人蒋奕兰，气体壮健，暑月于亲戚家祝寿，吃汤饼过多，回至阊门，又触臭秽，痧暑夹食，身热闷乱。延医治之，告以故，勉用轻药一剂，亦未能中病也。况食未消而暑未退，岂能一剂而愈。明日复诊曰：服清理而不愈，则必虚矣。即用参附，是夕烦躁发昏，四肢厥冷，复延名医治之，曰：此虚极矣。更重用参附，明日热冒昏厥而毙。余往唁之，伤心惨目，因念如此死者，遍地皆然，此风何时得息？又伤亲故多遭此祸，归而作《慎疾刍言》，刻印万册，广送诸人，冀世人之或悟也。雄按：《慎疾刍言》，今罕流传，海丰张柳吟先生加以按语，改题曰《医砭》，欲以砭庸流之陋习也。余已刊入丛书。"

如此误服者比比皆是。在《洄溪医案》中记录的误服参、附致病数案，有实证服用清里药后效尚未显，误以为虚寒而进参、附，则热冒昏厥而毙之"郡中友人蒋奕兰暑案"；有邪留于上焦，呃逆不止，用参附是呃益甚之"东山席士后者暑邪热呃案"；有崩漏而因于热郁，服参附而益剧之"徽州盐商汪姓崩案"；有痰火上逆不止，不思饮食，久服参附助火以腐食，初则强旺加餐，看似病轻身愈，终至吐血而逝之"嘉兴朱亭立之翻胃"案等。因此，徐灵胎告诫曰："参附一类温补药，可助火助痰留邪。即使必须用者，也只可短暂服用而不可长久。若误用、久用，则可使阴愈虚而阳愈亢，阴阳离决而死。"

慎用温补，而非不能用温补，但必须辨证得当。例如，《洄溪医案·暑》中，就有记载用参、附之功的案例："阊门龚孝维，患热病，忽手足拘挛，呻吟不断，瞀乱昏迷。延余诊视，脉微而躁，肤冷汗出，阳将脱矣。急处以参附方。亲戚满座，谓大暑之时，热病方剧，力屏不用。其兄素信余，违众服之，身稍安。明日更进一剂，渐苏能言，余乃处以消暑养阴之方而愈。"

在《洄溪医案·吐血》案中，记载有先以参、附回阳，而后补阴之法的案例："洞庭吴伦宗夫人，席翁士俊女也。向患血证，每发，余以清和之药调之，相安者数年。郡中名医有与席翁相好者，因他姓延请至山，适遇病发，邀之诊视，见余前方，谓翁曰：此阳虚失血，此公自命通博，乃阴阳不辨耶！立温补方加鹿茸二钱，连服六剂，血上冒，连吐十余碗，一身之血尽脱，脉微目闭，面青唇白，奄奄待毙，急延余治。余曰：今脏腑经络俱空，非可以轻剂治。觅以鲜生地十斤，绞汁煎浓，略加人参末，徐徐进之，历一昼夜尽生地汁，稍知人事，手足得展动，唇与面红白稍分，更进阿胶、三七诸养阴之品，调摄月余，血气渐复。夫血脱补阳，乃指大脱之后，阴尽而阳无所附，肢冷汗出，则先用参附以回其阳，而后补其阴。或现种种虚寒之证，亦当气血兼补。岂有素体阴虚之人，又遇气升火旺之时，偶尔见红，反用大热升发之剂，以扰其阳而烁其阴乎！此乃道听途说之人，闻有此法，而不能深思其理，误人不浅也。"

（2）清热养阴

针对时医"好补恶攻"之陋习，徐灵胎曰："当思人之有病，不外风、寒、暑、湿、燥、火为外因，喜、怒、忧、思、悲、惊、恐为内因，此十三因，试问何因是当补者？"（《慎疾刍言·序》）这也反映出徐灵胎在临床中慎于温补，尤力斥当时的滥施温补之风。

当时社会上，由于滥用温补以致人体内热，疾病因火热而发者较多。徐灵胎对火热病因极为重视，指出火热为病有外感、内伤之分。外感有感受阳邪致热者，也有感受阴邪入体化热者。外感阳邪，有感受燥邪、暑邪者；"凡风胜则燥，又风能发火"（《兰台轨范·卷二》）；"暑当作热，即热病也"（《内经诠释·生气通天论节文注》）。感受寒邪者，入阳体亦可化热，有"寒郁热炽""寒郁为热"(《内经诠释·疟论篇节文注》)者。故徐灵胎指出:"甚之极必兼燥化……岂可执定往年所治祛风逐湿方,而以治瘟邪燥火之证耶!"(《洄溪医案·瘟疫》)。内伤热邪情况较多,多因饮食、劳倦、气血亏虚及七情所伤。如饮食而伤,"肥滋湿热,而令人内热"(《内经诠释·奇病论篇书文注》);病后气血不足,热多寒少,屡用温补。徐灵胎指出:"近日害人最深者,大病之后,邪未全退,又不察病气所伤何年,附子、肉桂、熟地、麦冬、人参、白术、五味、萸肉之类,将邪火尽行补涩,始若相安。久之,气逆痰涌胀满昏沉,如中风之状,邪气与元气相并,诸药无效而死。"(《医学源流论·病情传变论》)火热为病危害至大,如"火盛则伤气""火盛则伤血",熬津成痰,结气结血,成毒成脓,伤脏腑经络等。妇产科的滑胎流产,则主要是由于血虚内热而致(《医学源流论·胎产论》)。

徐灵胎重视火热病因,重视养人体之阴精而息火,在治疗上注意清火与养阴结合以治本。由于"阴盛者十之一二,阳盛者十之八九"(《慎疾刍言·老人》),故而提出"滋阴以治虚火,苦寒以治实火"。

①清凉疏散

清凉疏散,给内火以外出之路。如洞庭卜夫人,患寒疾而误服附子数十斤,而寒愈剧。徐灵胎用芦根数两,煎清凉疏散之药饮之,三剂去火,十剂减衣,常用养阴之品而身温。如《洄溪医案·畏寒》案:"洞庭卜夫人,患寒疾,有名医进以参、附,日以为常,十年以来,服附子数十斤,而寒愈剧,初冬即四面环火,绵衣几重,寒栗如故。余曰:此热邪并于内,逼阴于外。《内经》云:热深厥亦深。又云:热极生寒。当散其热,使达于外。用芦根数两,煎清凉疏散之药饮之,三剂而去火,十剂而减衣,常服养阴之品而身温。逾年,附毒积中者尽发,周身如火烧,服寒凉得少减,既又遍体及头、面、口、鼻俱生热疮,下体俱腐烂,脓血淋漓。余以外科治热毒之法治之,一年乃复。以后年弥高而反恶热,与前相反。如不知其理，而更进以热药，则热并于内，寒并于外，阴阳离绝而死，死之后，人亦终以为阳虚而死也。"

②清热生津，益胃养阴

热为阳邪，往往伤阴。徐灵胎治疗暑热，用滋养胃阴药治本善后。芦墟连耕石，脉微欲绝，遗尿谵语，寻衣摸床，诊为阳越之证，治以参附加童便，回阳固脱，醒后，徐灵胎认为阳已复，火复炽，阴欲竭。附子入咽即危，命连日啖西瓜数枚，更饮以清暑养胃之品而愈。如《洄溪医案·暑》案："芦墟连耕石，暑热坏证，脉微欲绝，遗尿谵语，寻衣摸床，此阳越之证，将大汗出而脱。急以参附加童便饮之，少苏而未识人也。余以事往郡，戒其家曰：如醒而能言，则来载我。越三日来请，亟往。果生矣。医者谓前药已效，仍用前方煎成未饮。余至，曰：阳已回，火复炽，阴欲竭矣。附子入咽即危，命以西瓜啖之，病者大喜，连日啖数枚，更饮以清暑养胃而愈。后来谢述昏迷所见，有一黑人立其前欲啖之，即寒冷入骨，一小儿以扇驱之，曰：汝不怕霹雳耶？黑人曰：熬尔三霹雳，奈何我？小儿曰：再加十个西瓜何如？黑人惶恐而退。余曰：附子古名霹雳散，果服三剂，非西瓜则伏暑何由退，其言皆有证据，亦奇事也。雄按：袁简斋太史作《灵胎先生传》载此案云，先投一剂，须臾目瞑能言，再饮以汤，竟跃然起。故张柳吟先生以为再饮之汤，当是白虎汤。今原案以西瓜啖之，因西瓜有天生白虎汤之名。而袁氏遂下一汤字，致启后人之疑。序事不可不慎，此类是矣。"又如，洞庭后席姓患者，暑邪内结，厥逆如尸，先以紫金锭磨服，后用西瓜、芦根、萝卜、甘蔗打汁，时时灌之，一日二夜纳二大碗而渐苏。如《洄溪医案·暑》案："洞庭后山席姓者，暑邪内结，厥逆如尸，惟身未冷，脉尚微存，所谓尸厥也。余谓其父曰：邪气充塞，逼魂于外，通其诸窍，魂自返耳。先以紫金锭磨服，后用西瓜、芦根、萝卜、甘蔗打汁，时时灌之，一日两夜，纳二大碗而渐苏。问之，则曰：我坐新庙前大石上三日，见某家老妪，某家童子，忽闻香气扑鼻，渐知身在室中，有一人卧床上，我与之相并，乃能开目视物矣。新庙者，前山往后山必由之路，果有大石，询两家老妪、童子俱实有其事。此类甚多，不能尽述，其理固然，非好言怪也。"

③清热滋阴益肾

误用温补，必有燥热由内而行之虞，热为阳邪，往往伤阴，初伤胃阴，继则伤肾阴，必视热之多少，胃肾损伤之程度而据证用之。如洞庭吴夫人，素体易患血证，每次发作时治以清和之品而愈。又发作时，郡中医治以温补方加鹿茸，六剂后大量吐血，脉微目闭，面青唇白，奄奄待毙。徐灵胎急用鲜生地十斤，绞汁煎浓，略加人参末，徐徐进之，令一昼夜尽。药后，稍知人事，略有气色，更进阿胶等养阴之品，调摄月余而愈。如《洄溪医案·吐血》案："洞庭吴伦宗夫人，席翁士俊女也，向患血证，每发，余以清和之药调之，相安者数年。郡中名医有与席翁相好者，因他姓延请至山，适遇病发，邀之诊视，见余前方，谓翁曰：此阳虚失血，此公自命通博，乃阴阳不辨耶！立温补方加鹿茸二钱，连服六剂，血上冒，连吐十余碗，一身之血尽脱，脉微目闭，面青唇白，奄奄待毙，急延余治。余曰：今脏腑经络俱空，非可以轻剂治。觅以鲜生地十斤，绞汁煎浓，略加人参末，徐徐进之，历一昼夜尽生地汁，稍知人事，手足得展动，唇与面红白稍分，更进阿胶、三七诸养阴之品，调摄月余，血气渐复。夫血脱补阳，乃指大脱之后，阴尽而阳无所附，肢冷汗出，则先用参附以回其阳，而后补其阴。或现种种虚寒之证，亦当气血兼补。岂有素体阴虚之人，又遇气升火旺之时，偶尔见红，反用大热升发之剂，以扰其阳而烁其阴乎！此乃道听途说之人，闻有此法，而不能深思其理，误人不浅也。"

④清热益阴辟秽

清雍正十年，昆山瘟疫大流行，当时医生多用香燥升提之药，无效，死者甚多。徐灵胎用鲜菖蒲、泽兰叶、薄荷、青蒿、芦根、茅根等清凉之品，兼服辟邪解毒丸散进之，愈者十之八九。值得注意的是清热生津、益胃养阴的药与解毒辟秽之品合用，给瘟疫的治疗开辟了一条新路。如《洄溪医案·瘟疫》案："雍正十年，昆山瘟疫大行，因上年海啸，近海流民数万，皆死于昆，埋之城下。至夏暑蒸尸气，触之成病，死者数千人。汪翁天成亦染此症，身热神昏，闷乱烦躁，脉数无定。余以清凉芳烈，如鲜菖蒲、泽兰叶、薄荷、青蒿、芦根、茅根等药，兼用辟邪解毒丸散进之，渐知人事；因自述其昏晕时所历之境，虽言之凿凿，终虚妄不足载也。余始至昆时，惧应酬不令人知，会翁已愈，余将归矣。不妨施济，语出而求治者二十七家，检其所服，皆香燥升提之药，与证相反。余仍用前法疗之，归后有叶生为记姓氏，愈者二十四，死者止三人，又皆为他医所误者，因知死者皆枉。凡治病不可不知运气之转移，去岁因水湿得病，湿甚之极，必兼燥化，《内经》言之甚明，况因证用药，变化随机，岂可执定往年所治祛风逐湿之方，而以治瘟邪燥火之证耶。雄按：风湿之邪，一经化热，即宜清解，温升之药，咸在禁例。喻氏论疫，主以解毒，韪矣。而独表彰败毒散一方，不知此方虽名败毒，而群集升散之品，凡温邪燥火之证，犯之即死，用者审之。"

⑤清火化痰

火热之邪最易熬津成痰，故对此温补变证，需清火消痰以治标，养血顺气以治本。如山东老年患者席以万，风痹常用温补之药，徐灵胎诊其脉洪而气旺，诊为痰火充盛，遂清火消痰以治标，养血顺气以治本。如《洄溪医案·中风》案："东山席以万，年六十余，患风痹，时医总投温补，幸不至如近日之重用参、附，病尚未剧。余诊之，脉洪而气旺，此元气强实之体，而痰火充盛耳。清火消痰以治标，养血顺气以治本。然经络之痰，无全愈之理，于寿命无伤，十年可延也。以平淡之方，随时增损，调养数载，年七十余始卒。此所谓人实证实，养正驱邪，以调和之，自可永年。重药伤正，速之死耳。"

再如，嘉兴朱宗周，本为阳盛阴亏之体，又兼痰凝气逆，医者治以温补，遂致胸膈痞塞，阳痿不举。徐灵胎谓此为肝肾双实证，先用清润之品加石膏以清降其逆气；再以清痰开胃之药，涤其中宫；更以滋肾强阴之味镇其元气，于是阳事得能，年余后得子，自此一切尚好，唯觉周身火太旺，以养阴清火膏常服以善后。如《洄溪医案·痰》案："嘉兴朱宗周，以阳盛阴亏之体，又兼痰凝气逆，医者以温补治之，胸膈痞塞，而阳道疾。群医谓脾肾两亏，将恐无治，就余于山中。余视其体丰而气旺，阳升而不降，诸窍皆闭，笑谓之曰：此为肝肾双实证。先用清润之品，加石膏以降其逆气；后以消痰开胃之药，涤其中宫；更以滋肾强阴之味，镇其元气。阳事即通。五月以后，妾即怀孕，得一女。又一年，复得一子。惟觉周身火太旺，更以养阴清火膏丸为常馔，一或间断，则火旺随发，委顿如往日之情形矣。而世人乃以热药治阳疾，岂不谬哉。雄按：今秋落库吏孙位申，积劳善怒，陡然自汗凛寒，腕疼咳逆，呕吐苦水，延余诊之，脉弦软而滑，形瘦面黎，苔黄不渴，溲赤便难，以二陈去甘草，加沙参、竹茹、枇杷叶、竹叶、黄连、薏仁为剂。渠云阳痿已匝月类，恐不可服此凉药。余曰：此阳气上升，为痰所阻，而不能下降耳。一服逆平痛定，呕罢汗止，即能安谷。原方加人参，旬日阳事即通，诸恙若失。"

（四）防病法：夺未至，断敌之要道

尊崇《黄帝内经》"圣人不治已病治未病"的思想，徐灵胎在临床诊疗中非常重视未病先防的理念。《医学源流论·防微论》中，着重阐发了"病从浅治"的"治未病"思想。其曰："病之始生，浅则易治，久而深入，则难治……盖病之始入，风寒既浅，气血脏腑未伤，自然治之甚易；至于邪气深入，则邪气与正气相乱，欲攻邪则碍正，欲扶正则助邪，即使邪渐去，而正气已不支矣……故凡人少有不适，必当即时调治，断不可忽为小病，以致渐深；更不可勉强支持，使病更增，以贻无穷之害。此则凡人所当深省，而医者亦必询明其得病之故，更加意体察也。"在《医学源流论·表里上下论》中，也强调防病的重要性，"善医者，知病势之盛而必传也，预为之防，无使结聚，无使泛滥，无使并合，此上工治未病之说也"。历代各家都强调防病的重要性，《金匮要略》云："见肝之病，知肝传脾，当先实脾，四季脾旺不受邪，即勿补之。"《伤寒论·伤寒例》云："时气不和，便当早言，寻其邪由，及在腠理，以时治之，罕有不愈。"杜绝疾病的发展是中医预防及早期治疗疾病的重要内容之一。

《医学源流论·用药如用兵论》中阐释曰："是故传经之邪，而先夺其未至，则所以断敌之要道也；横暴之疾，而急保其未病，则所以守我之岩疆也；挟宿食而病者，先除其食，则敌之资粮已焚；合旧疾而发者，必防其并，则敌之内应既绝。"其中"先夺其未至""断敌之要道""急保其未病""先除其食""必防其并"都是防病法的重要手段，拦截病邪深入，扭转病势，促退邪复正。

《洄溪医案·疟》案中，记载徐灵胎欲治未病，而因患家误病险亡之案一例。如"洞庭姜锡常长郎佩芳，体素弱而患久疟，时余应山前叶氏之招，便道往唔，佩芳出，诊色夭脉微，而动易出汗。余骇曰：汝今夕当大汗出而亡阳矣，急进参附，或可挽回。其父子犹未全信，姑以西洋参三钱，偕附子饮之，仍回叶宅。夜二鼓叩门声甚急，启门，而锡常以肩舆来迎，至则汗出如膏，两目直视，气有出无入，犹赖服过参、附，阳未遽脱，适余偶带人参钱许，同附子、童便灌入，天明而汗止阳回，始知人事。然犹闻声即晕，倦卧不能起者两月，而后起坐。上工治未病，此之谓也。如此危急之证，不但误治必死，即治之稍迟，亦不及挽回。养生者，医理不可不知也"，险中求胜。

（五）煎服法：煎法殊，服法细推究

徐灵胎在用药时，还非常注重药物的煎服方法，指出在辨证准确，治法方药正确的前提下，如忽略最后的环节——方药煎服法，往往前功尽弃。正如其所云："煎药之法，最宜深讲，药之效不效，全在乎此（煎药之法）。"若不注意这个问题，会直接影响临床的治疗效果，"方药虽中病，而煎法失度其药必无效。"在《慎疾刍言·煎药服药法》《医学源流论·煎药法论》《医学源流论·服药法论》中，专门论述了这一问题，强调了药物煎服的重要性。

1. 煎药方法

徐灵胎提出，"煎药之法各殊：有先煎主药一味，后入余药者；有先煎众味，后煎一味者；有用一味煎汤，以煎药者；有先分煎，后并煎者；有宜多煎者（补药皆然），有宜少煎者，（散药皆然）；有宜水多者，有宜水少者；有不煎而泡渍者，有煎而露一宿者；有宜用猛火者，有宜用缓火者。各有妙义，不可移易"（《慎疾刍言·煎药服药法》）。具体而言，"其煎之多寡，或煎水减半，或十分煎去二三分，或止煎一二十沸，煎药之法，不可胜数，皆各有意义"。若"煎法失度，其药必无效"（《医学源流论·煎药法论》）。

（1）煎煮时间

"发散之药及芳香之药，不宜多煎，取其生而疏散；补益滋腻之药宜多煎，取其熟而停蓄。"（《医学源流论·煎药法论》）

（2）先下后下

"如麻黄汤先煮麻黄去沫，然后加余药同煎。此主药当先煎之法也""如茯苓桂枝甘草大枣汤，则以甘澜水先煎茯苓""小建中汤则先煎五味去渣，而后纳饴糖。大柴胡汤则煎减半，去渣再煎""柴胡加龙骨牡蛎汤，则煎药成而后纳大黄"（《医学源流论·煎药法论》）。

（3）火之文武

发散药，武火沸一二十沸；滋补药，文火煎水至半。徐灵胎指出："今则不论何药，惟知猛火多煎，将芳香之气散尽，仅存浓厚之质。如煎烧酒者，将糟久煮，则酒气全无，岂能和营达卫乎？须将古人所定煎法，细细推究，而各当其宜，则取效尤捷。"（《慎疾刍言·煎药服药法》）

凡此等等，《伤寒论》注重煎服之法，其方后附有煎药的不同要求。如麻黄汤，应先煎麻黄去沫，再入余药同煎；小建中汤，先煎其中五味，去渣而后纳入饴糖；柴胡加龙骨牡蛎汤，则煎药成而后纳入大黄。小柴胡汤，"乃和解之剂"，煎煮法"以水一斗二升，煮取六升，去渣再煎"。徐灵胎在《伤寒类方》中谈到："再煎则药性和合，能使经气相融，不复往来出入，古圣不但用药之妙，其煎法俱有精义。"如附子泻心汤，治疗热痞兼表阳虚证，其中附子另煮取汁，其他三味药均以麻沸汤浸泡。《伤寒类方》注释："此法更精，附子用煎，三味用泡，扶阳欲其熟而性重，开痞欲其生而性轻也。"又如，桂枝人参汤，治疗里寒协表热下利，以水九升，先煮四味取五升，最后纳入桂枝，更煮取三升。《伤寒类方》注释："桂独后煮，欲其于治里症药中越出于表，以散其邪。"五苓散，治疗太阳蓄水证，功在化气利水，原方"以五味捣为散：以白饮和吸，方寸匕，日三服，多饮暖水，汗出愈"。《伤寒类方》注释："服散取其停留胸中，多饮暖水，取其气散营卫。"此方"桂枝治表，余四味治里，多饮暖水，汗出愈，表里俱到"。在《洄溪医案》中，每每有徐灵胎强调煎药之法的记载，足见其对煎药的重视。

2. 服药方法

煎药法和服药法，是两个不可分割的环节。因此，徐灵胎指出："病之愈不愈，不但方必中病，方虽中病而服之不得其法，则非特无功而反有害，此不可不知也。""服之不得其法，则非特无功，而反有害，此不可不知也"。至于服药宜热宜温、宜凉宜冷、宜缓宜急、宜多宜少、宜早宜晚、宜饱宜饥……服药时间也有不同，如"一日服三次，并有日服三次，夜服三次者"等，"皆一定之至理"（《医学源流论·服药法论》）。

（1）发散之药

必热服而暖覆其体。"令药气行于荣卫，热气周遍，挟风寒而从汗解；若半温而饮之，仍当风坐立，或仅寂然安卧，则药留肠胃不能得汗，风寒无暗消之理，而荣气反为风药所伤矣"（《医学源流论·服药法论》）。如桂枝汤服法"而桂枝汤又不必先煎桂枝，服药后须啜热粥以助药力，又一法也"（《医学源流论·煎药法论》）。《伤寒类方》论桂枝汤服法时指出："桂枝本不能发汗，故须助以热粥……啜粥充胃气以达于肺也。"又云："桂枝汤全料谓之一剂，三分之一谓之一服……一服即取汗，不再服；无汗，服至二三剂，总以中病为主。后世见服药得效者，反令多服，无效者即疑药误，又复易方，无往不误矣。"

（2）通利之药

必空腹顿服。"使药性鼓动，推其垢浊从大便解；若与饮食杂投，则新旧混杂，而药气与食物相乱，则气性不专，而食积愈顽矣"（《医学源流论·服药法论》）。此外，对药物剂型的选择也不容忽视，"更有宜汤不宜散，宜散不宜丸，宜膏不宜圆。还有轻重大小上下表里"（《医学源流论·服药法论》）等治法。此均有一定之理，要根据病情定夺。

在《洄溪医案·痰喘亡阴》中，载有"毛翁痰喘"案。八旬老人，痰喘大作，不能俯卧，举家惊惶，徐灵胎诊为上实下虚之证，用清肺消痰饮送服人参小块一钱，二剂而愈。此案人参切块送服之法最为奇物，毛翁却认为人参切块之法是徐灵胎故弄玄虚。一年后毛翁之病复发，照前方以人参煎入，却喘逆愈甚。徐灵胎解释曰："盖下虚固当补，但痰火在上，补必增盛，惟用块则参性未发。而清肺之药，已得力过腹中，而人参性始发，病自获痊。"嘱其仍然用块服下，亦二剂而愈。徐灵胎如此用法，是取其清肺消痰之功先行，参块补下之力后发，而病获痊愈。"雄按：痰喘碍眠，亦有不兼虚者。黄者华年逾五旬，自去冬因劳患喘，迄今春两旬不能卧，顾某作下喘治，病益甚。又旬日，迓余视之，脉弦滑，苔满布，舌边绛，乃冬温薄肺，失于清解耳。予轻清肃化药治之而痊。至参不入煎，欲其下达，与丸药喻化，欲其上恋，皆有妙义，用药者勿以一煎方为了事也。又有虚不在阴分者，余治方啸山今秋患痰喘汗多，医进清降药数剂，遂便溏肢冷，不食碍眠，气逆脘疼，面红汗冷。余诊之，脉弦软无神，苔白不渴，乃寒痰上实，肾阳下虚也。以真武汤去生姜，加干姜、五味子、人参、厚朴、杏仁，一剂知，二剂已。又治顾某体肥白，脉沉弱，痰喘易汗，不渴痰多，啜粥即呕，以六君去甘草，加厚朴、杏仁、姜汁、川连，盖中虚痰滞也，投七日果痊"（《洄溪医案·痰喘亡阴》），此案可见徐灵胎用药之巧妙。

（六）验效法：效可征，或如所言中

若理法方药精准，药后虽不能速效，但仍有"可征者"，以判断所用之药是否中病。"孰知药果中病，即不能速愈，必无不见效之理。不但服后奏功，当服时已有可征者"（《慎疾刍言·延医》），徐灵胎提出了如下判断效验的方法。

1. 有可征者

"闻其气已馨香可爱，入于口即和顺安适"。"药果中病，即不能速愈，必无不见效之理。不但服后奏功，当服时已有可征者。如热病服凉药，寒病服热药之类，闻其气已馨香可爱，入于口即和顺安适。如不中病之药，则闻其气必厌恶，入于肠必懊"（《慎疾刍言·延医》）。

2. 医所言中

"或云必得几剂而后有效，其言无一不验，此所谓命中也"（《医学源流论·病家论》）。

3. 服后奏功

"又用药必能命中"(《医学源流论·病家论》)。

三、方：类方应证

(一)方证相应

经方，以张仲景方剂为代表。徐灵胎所言"古方"，亦指张仲景方剂。其曰："今之医者，动云古方，不知古方之称，其指不一。谓上古之方，则自仲景先生流传以外无几也。如谓宋元所制之方，则其可传可法者绝少，不合法而荒谬者甚多，岂可奉为章典？若谓自明人以前，皆称古方，则其方不下数百万。"徐灵胎总结了张仲景方均方证相对、配伍严谨、用药无泛、加减灵活、疗效显著，以是方治是病的组方原则。徐灵胎喜用古方并指出："古人制方之义，微妙精详，不可思议。盖其审察病情，辨别经络，参考药性，斟酌轻重，其于所治之病，不爽毫发。故不必有奇品异术，而沉痼艰险之疾，投之辄有神效，此汉以前之方也。"又云："欲用古方，必先审病者所患之症，悉与古方前所陈列之症皆合，更检方中所用之药，无一不与所现之症相合，然后施用，否则必须加减。无可加减，则加择一方，断不可道听途说，闻某方可以治某病，不论其因之异同、症之出入而冒昧施治。"(《医学源流论·执方治病论》)徐灵胎在《医学源流论·古方加减论》中，提出了使用古方的方法，如下。

一是病证与方剂相合者，原方用之，即"能识病情与古方合者，则全用之"。

二是不相合，另择一方而用之，即"有别症，则据古法加减之"。

三是不尽相合，则要据古方加减之，即"如不尽合，则依古方之法，将古方所用之药而去取损益之"。加减时，要注意以下三种加减规律。

"古人即有加减之法"，可以根据病症不同加减主方之药味，"即于是方之内，因其现症之异而为之加减"。首先是药味的加减，主要病症相同，而"所现之症或不同"，则于方内据症之异而加减。如太阳病用桂枝汤，兼项背强用桂枝加葛根汤，兼喘用桂枝加厚朴杏子汤，下后脉促胸满者桂枝去芍药汤。

其次是方与方的加减。这多半是两种以上病症同时兼见，如太阳伤寒欲解而营卫不和的桂枝麻黄各半汤、桂枝二麻黄一汤，太阳伤寒兼气分不热的桂枝二越婢一汤等。

再次是药量的加减。主要见于主要病症发生了一定变化，如治奔豚证的桂枝加桂汤，治太阳欲合太阴的桂枝汤倍用芍药加饴糖（小建中汤）。

依经方之法活用经方。徐灵胎指出："古圣人之立方，不过四五味而止。其审药性，至精至当。其察病情，至真至确。方中所用之药，必准对其病，而无毫发之差；无一味泛用之药，且能以一药兼治数症；故其药味虽少，而无症不该。"指出使用经方的原则，是"无一不与所现之症相合"，但并非呆板地相合，必须师古而不泥古，活用古方。即"能识病情与古方合者，则全用之。有别症，则据古方加减之。如不尽合，是依古方之法，将古方所用之药，而去取损益之"。（《医学源流论·古方加减论》）依经方之法，灵活运用经方，则"必使无一药不对症，自然不悖于古为之法，而所投必有神效矣"。

徐灵胎重视方剂运用，采用了以方类证的研究方法。其以方为纲，寓法于方中，归证于方下；主张方药相对，药症相合，对方剂的机理、配伍及加减变化的阐述十分精详。徐灵胎在深入探求《伤寒论》经旨后指出："不知此书非仲景依经立方之书，乃救误之书也。其自序云：伤天横之莫救，所以勤求古训，博采众方，盖因误治之后，变症错杂，必无循经现证之理。当时著书，亦不过随证立方，本无一定次序也。"（《伤寒类方·序》）认为随证立方为张仲景之本意，因而采取"不类经而类方"之法。徐灵胎认为，张仲景"集千圣之大成，以承先启后，万世不能出其范围"（《医学源流论·方剂古今论》）。张仲景的方剂药味少而力专，"有是证，用是药"，无一味泛用之药。张仲景"用药立方，先陈列病证，然后云某方主之。若其症少有出入，则有加减之法附于方后。可知方中之药，必与所现之症纤悉皆合，无一味虚设"（《医学源流论·执方治病论》）。徐灵胎探求《伤寒论》三十年，认为《伤寒论》的许多方剂，都是在某一主方的基础上随证情变化加减，从而成为一类方剂；在病机、立法及用药等方面，主、从两方存在着一定的内在联系。他将这部分主方、加减类方列为一类，寻求类方之间的异同规律，寻求立方主旨及加减变化规律，将伤寒方以类编排归纳、纂集成帙之后，又钻研七年，五易其稿，著成《伤寒类方》一书。从"三十年""七年""五年"等数字上，反映徐灵胎在"各是其说，愈更愈乱，终无定论"中，甄别研究《伤寒论》之不易。

（二）经方分类

徐灵胎的"经方分类"，类方不类经，将《伤寒论》113方，分为桂枝汤、麻黄汤、柴胡汤、杂法方等十二类；每类先定主方，同类诸方附后；其方之精义，又一一注明，随文诠释。从以上分类方法可以看出，在分类中以主方为纲，主方是每一个类证的基础方，凡由其衍生出来的方剂均列入其下，主方的次序亦是类方的次序。如桂枝汤类，首列桂枝汤，凡桂枝汤主治诸条均列入；次列桂枝加附子汤、桂枝加桂汤、桂枝加芍药汤、桂枝去芍药加附子汤等十八方，有关证治条文亦分别罗列其下。最后一类为杂法方类，凡方剂之间较少关系，无主方、次方之分的，均列入此类。

除杂法方类外，这十一个主方也体现相应治疗法则，依次是解肌、发汗、发汗解肌、和解、吐、下、散痞、清热、行水、回阳救逆、温阳守中等。分析主方之方证，可知病机病位；分析主方之方药，可明其治则。徐灵胎的"伤寒正治法"方便检索、主次分明，反映了伤寒病变的一般规律及相应的治疗法则，对药物的运用规律一目了然。如吴茱萸汤证治条文，在《伤寒论》原书中，分别列在阳明病、少阴病、厥阴病篇中。徐灵胎把它们统属于吴茱萸汤下，更易于掌握该方的应用范围及加减变化，从而对该系列方剂的运用，做到心中有数、运用应手。

1. 桂枝汤类方

主方桂枝汤的主治病症：头痛发热，汗出恶风，脉浮弱。病机为风邪外袭，卫强营弱；病位在表，桂枝汤的功效为解肌祛风，调和营卫，是解肌之主方。桂枝汤类方有 19 首，包括桂枝汤、桂枝加附子汤、桂枝加桂汤、桂枝去芍药汤、桂枝去芍药加附子汤、桂枝加厚朴杏仁汤、小建中汤、桂枝加芍药生姜人参新加汤、桂枝甘草汤、茯苓桂枝甘草大枣汤、桂枝麻黄各半汤、桂枝二麻黄一汤、桂枝二越婢一汤、桂枝去桂加茯苓白术汤、桂枝去芍药加蜀漆龙骨牡蛎救逆汤、桂枝甘草龙骨牡蛎汤、桂枝加葛根汤、桂枝加芍药汤、桂枝加大黄汤等。

2. 麻黄汤类方

主方麻黄汤的主治病症：头痛、身痛、腰痛、骨节疼痛，无汗恶风，喘而胸满，脉浮紧。病位在表；病机为风寒外宿，卫闭营郁。麻黄汤的功效为发汗解表，宣肺平喘，是发汗之主方。麻黄汤类方有 6 首，包括麻黄汤、麻黄杏仁甘草石膏汤、大青龙汤、小青龙汤、麻黄附子细辛汤、麻黄附子甘草汤等。

3. 葛根汤类方

主方葛根汤的主治病症：项背强几几，无汗恶风，自下利。病机为寒邪外束，经输不利，是太阳将入阳明之证；病位在表且兼及肠胃。葛根汤的功效为既解表又散经输之邪，为解肌发汗，止利之主方。葛根汤类方有 3 首，包括葛根汤、葛根黄芩黄连汤、葛根加半夏汤等。

4. 柴胡汤类方

主方小柴胡汤的主治病症：往来寒热，胸胁苦满，呕不欲食，脉弦。病机为正衰邪入，正邪分争；病位在半表半里及胸胁。小柴胡汤的功效为和解表里，扶正祛邪，为和解之主方。柴胡汤类方有 6 首，包括小柴胡汤、大柴胡汤、柴胡桂枝汤、柴胡加龙骨牡蛎汤、柴胡桂枝干姜汤、柴胡加芒硝汤等。

5. 栀子汤类方

主方栀子豉汤的主治病症：虚烦不得眠，心中懊憹，胸中窒，心中结痛。病机为发汗吐下后，余邪未尽，阳气扰动；病位在上焦肺胃之间。栀子豉汤的功效为清越上焦火热。栀子汤类方有 7 首，包括栀子豉汤、栀子甘草豉汤、栀子生姜豉汤、栀子干姜豉汤、栀子厚朴枳实汤、栀子柏皮汤、枳实栀子豉汤等。

6. 承气汤类方

主方大承气汤的主治病症：潮热，不恶寒，谵语，不大便或大便难，腹满痛。病机为燥热内结，腑气不通；病位在里（胃肠部位）。大承气汤的功效为攻下燥屎，通腑泄热，为下法之主方。承气汤类方有 12 首，包括大承气汤、小承气汤、调胃承气汤、桃核承气汤、抵当汤、抵当丸、大陷胸汤、大陷胸丸、小陷胸汤、麻仁丸等。

7. 泻心汤类方

主方生姜泻心汤的主治病症：心下痞硬，干噫食臭，肠鸣下利。病机为汗后邪未尽，留饮在心下；病位在里；病性属虚实夹杂，寒热互见。生姜泻心汤的功效为攻补兼施，寒热并用，为散痞之主方。泻心汤的类方有 11 首，包括生姜泻心汤、甘草泻心汤、半夏泻心汤、大黄黄连泻心汤、附子泻心汤、黄连汤、黄芩汤、黄芩加半夏生姜汤、干姜黄连黄芩人参汤、旋覆代赭汤、厚朴生姜甘草半夏人参汤等。

8. 白虎汤类方

主方白虎汤的主治病症：脉浮滑，腹满身重，口不仁，面垢，谵语遗尿，自汗出。病机是里热炽盛；病位在阳明经，属里。白虎汤主治三阳合病，为大清气分热之主方。白虎汤类方有 3 首，包括白虎汤、白虎加人参汤、竹叶石膏汤等。

9. 五苓散类方

主方五苓散的主治病症：小便不利，发热消渴，脉浮数。病机为发汗吐下后，表邪不解，留饮在里，致膀胱气化不利；病位在表里，属表里同病。五苓散的功效为化气行水，表里同治，为行水之主方。五苓散类方有 4 首，包括五苓散、猪苓汤、文蛤散、茯苓甘草汤等。

10. 四逆汤类方

主方四逆汤的主治病症：脉沉体痛，温温欲吐，下利清谷，手足厥冷，内寒外热，脉微欲绝。病机为阴寒在里，阴盛阳衰。四逆汤的功效为祛除寒气，恢复阳气，为回阳救逆之主方。四逆汤类方有 11 首，包括四逆汤、四逆加人参汤、通脉四逆汤、通脉四逆加猪胆汁汤、干姜附子汤、白通汤、白通加猪胆汁汤、茯苓四逆汤、四逆散、当归四逆汤、当归四逆加吴茱萸生姜汤等。

11. 理中汤类方

主方理中汤的主治病症：恶寒吐利而口不渴，喜唾，久不了了。病机为脾阳虚衰，寒湿内阻；病位在中焦。理中汤的功效为温中散寒，健脾燥湿，为温阳守中之主方。理中汤类方有 9 首，包括理中汤（丸）、真武汤、附子汤、甘草附子汤、桂枝附子汤、桂枝附子去桂加白术汤、茯苓桂枝白术甘草汤、芍药甘草附子汤、桂枝人参汤等。

12. 杂法方类

将不便归类的方剂及其方证，皆列为此类，有 22 首方。包括：赤石脂禹余粮汤、炙甘草汤、甘草干姜汤、芍药甘草汤、茵陈蒿汤、麻黄连翘赤小豆汤、麻黄升麻汤、瓜蒂散、吴茱萸汤、黄连阿胶汤、桃花汤、半夏散及汤、猪肤汤、甘草汤、桔梗汤、苦酒汤、乌梅丸、白头翁汤、牡蛎泽泻汤、蜜煎导方、猪胆汁方、烧裈散等。

（三）通治方

徐灵胎归纳总结各类病证通治方97种，"虽云通治，亦当细切病情，不得笼统施用也"。通治有通用、统治之义，能同时治疗几种疾病。其选取严谨，以"其义有可推，试多获效者"为原则。

1. 小建中汤

主治：虚劳里急，悸衄，腹中痛，梦失精，四肢酸疼，手足烦热，咽干口燥。组方：桂枝（去皮）三两，甘草（炙）三两，大枣十二枚，芍药六两，生姜三两，胶饴一升。

2. 黄芪建中汤

主治：虚劳里急诸不足。组方：小建中汤内加黄芪一两半。

3. 大建中汤

主治：内虚里急，少气，手足厥冷，小腹挛急，或腹满弦急，不能食，起即微汗，阴缩；或腹中寒痛不堪，口干精出，或手足乍寒乍热，而烦冤酸痛不能久立。组方：黄芪、当归、桂心、芍药、人参、甘草各一钱，半夏（炮），黑附子（炮）二钱半。

4. 炙甘草汤

一名复脉汤。主治：虚劳不足，汗出而闷，脉结悸，行动如常，不出百日，危急者十一日死。组方：甘草（炙）四两，桂枝、生姜各三两，麦冬半斤，麻仁半斤，阿胶、人参各二两，大枣三十枚，生地黄一斤。

5. 八味地黄丸

主治：虚劳腰痛，少腹拘急，小便不利者主之。又妇人病，饮食如故，烦热不得卧，而反倚息者，此名转胞不得溺。也以胞系了戾故致此病，但利小便则愈，此亦主之。组方：干地黄（九蒸为度捣膏）八两，干山药、山萸肉各四两，丹皮、白茯苓、泽泻各三两，桂枝、附子各一两。

6. 资生肾气丸

主治：肺肾虚，腰重脚轻，小便不利，或肚腹肿胀，四肢浮肿，或喘急痰盛，已成蛊症。组方：八味地黄丸加车前子、牛膝各一两。

7. 六味地黄丸

主治：肾阴不足，发热作渴，小便淋闭，气壅痰，头目眩晕，眼花耳聋，咽干舌痛，齿牙不固，腰腿痿软，自汗盗汗，便血诸血，失音水泛，为痰血虚发热等症（此方钱氏专治小儿）。组方：济生肾气丸，去肉桂、附子。

8. 当归生姜羊肉汤

主治：产后腹中疞痛，并主治腹中寒疝虚劳不足。组方：当归三两，生姜五两，羊肉一斤。

9. 竹叶石膏汤

主治：伤寒解后，虚羸少气，气逆欲吐者。组方：竹叶二把，石膏（碎）一斤，半夏（洗）半斤，人参三两，甘草（炙）二两，麦冬（去心）一升，粳米半升。

10. 脾约丸

即麻仁丸。主治：肠胃热燥，大便秘结。此润肠之主方。组方：麻仁（另研）五两，大黄（蒸焙）一斤，厚朴（姜炒），枳实（麸炒），芍药（炒）各五两，杏仁五两半。

11. 四君子汤

主治：面色痿白，言语轻微，四肢无力，脉来虚弱者。此补脾之主方。若内伤虚热，或饮食难化，加炮姜。组方：人参、白术、茯苓、甘草各二钱。加姜枣水煎服。

12. 五味异功散

主治：调理脾胃。组方：四君子汤加陈皮一钱。

13. 七味白术散

主治：一切吐泻，烦渴霍乱，虚损气弱，保养衰老，酒积呕哕。组方：四君子汤加藿香半两，葛根一两，木香二钱半。

14. 六君子汤

主治：气虚有痰，脾虚臌胀。组方：七味白术散，加陈皮、半夏；加藿香、砂仁，为香砂六君子汤。

15. 独参汤

主治：元气大虚，昏厥，脉微欲绝，及妇人崩产，脱血血晕。此一时急救之法服后即当随症用药。组方：人参（份量随人随症）。

16. 参附汤

主治：阴阳血气暴脱证。组方：人参一两，附子（制）五钱。

17. 保元汤

主治：气血虚寒者用之，纯虚寒之痘症。组方：黄芪三钱，人参二钱，甘草一钱，肉桂（春夏二三分秋冬六七分），四味水煎服（亦用此乃宋以后之方，故肉桂止用二三分以为气分引药，乃厚桂非桂枝也）。

18. 生脉饮

主治：热伤元气，气短倦怠，口渴出汗。组方：人参五钱，麦冬、五味子各三钱。

19. 归脾汤

主治：思虑伤脾，或健忘，怔忡惊悸，盗汗，寤而不寐，或心脾作痛，嗜卧少食，及妇女月经不调。组方：人参、龙眼肉、黄芪各二钱半，甘草五分，白术二钱半，茯苓二钱半，木香五分，当归、酸枣仁（炒研）、远志各一钱。

20. 补中益气汤

主治：阴虚内热，头痛口渴，表热自汗，不任风寒，脉洪大，心烦不安，四肢困倦，懒于言语，无气以动，动则气高而喘。组方：黄芪（炙）、人参、云术（炒）各一钱五分，甘草（炙）一钱，陈皮五分，当归一钱，升麻、柴胡各五分。

21. 虎潜丸

主治：肾阴不足，筋骨痿，不能步履。组方：龟板、黄柏各四两，知母、熟地黄各三两，牛膝三两五钱，锁阳、虎骨、当归各一两，芍药一两五钱，陈皮七钱五分，冬月加熟姜五钱。

22. 资生丸

主治：妇人妊娠三月，脾虚呕吐，或胎滑不固，兼治脏腑调中养胃，饥能使饱，饱能使饥，神妙难述。组方：人参三两，茯苓二两，云白术三两，山药二两，薏苡仁一两半，莲肉二两，芡实一两半，甘草一两，陈皮、麦蘖、神曲各二两，砂仁一两半，白豆蔻八钱，桔梗一两，藿香一两，川黄连四钱，白扁豆、山楂各一两半。

23. 龟鹿二仙胶

主治：大补精髓，益气养神。组方：鹿角（血者）十斤，龟板（自败者）五斤，以上二味，另熬膏枸杞子（甘州者）三十两，人参十五两。

24. 三才封髓丹

主治：除心火，益肾水，滋阴养血，润补不燥。此补阴气之方，虚人、老人便结者为宜。组方：天冬、熟地黄、人参各五钱，黄柏三两，砂仁一两，甘草（炙）七钱。

25. 七宝美髯丹

主治：补肾气，乌须发，延年益寿。补肾血之方。组方：何首乌（赤白雌雄）各一斤，牛膝（以何首乌先用米泔水浸一日夜，以竹刀刮去粗皮，切作大片，用黑豆铺甑中一层，铺何首乌一层，每铺豆一层，铺牛膝一层，重重相间，上铺豆覆之，以豆熟为度，去豆晒干，次日如前，用生豆蒸，如法蒸七次，去豆用）八两，补骨脂（酒浸，洗净用，黑芝麻同炒，无声为度，去芝麻）半斤，当归（去头尾酒洗）半斤，白茯苓（用人乳拌浸透，晒干蒸）半斤，赤茯苓（黑牛乳浸，晒干蒸）半斤，菟丝子（酒浸一宿，洗，晒干，蒸晒三次）半斤，枸杞子（去蒂枯者）半斤。

26. 无比山药丸

主治：丈夫久虚，百损，五劳，七伤，头痛目眩，支厥，或烦热，或脾疼腰髋，不随饮食，不生肌肉，或少食而胀满，体无光泽，阳气衰绝，阴气不行。收摄肾气之方最为稳妥。组方：熟地黄（酒浸）、赤石脂、巴戟天（去心）、茯苓、牛膝（酒浸）、山茱萸、泽泻各三两，干山药二两，五味子六两，肉苁蓉（酒浸）四两，菟丝子、杜仲（炒）各三两。

27. 还少丹

主治：大补心肾，脾胃虚寒，饮食少思，发热盗汗，遗精白浊，及真气亏损，肌体羸瘦，肢节倦怠等症。此交通心肾之方。组方：山药、牛膝、远志、山萸肉、茯苓、五味子、楮实子、巴戟（酒浸去心）、肉苁蓉（酒浸一宿）、石菖蒲、杜仲（姜汁酒同拌炒）、茴香各一两，枸杞子、熟地黄各二两。

28. 羊肾丸

降纳肾气之方。主治：肾劳虚寒，面肿垢黑，腰脊引痛，屈伸不利，梦寐惊悸，小便不利。组方：熟地黄、杜仲、菟丝子（另研）、石斛、黄芪、续断、肉桂、牛膝、磁石（煅醋淬）、沉香、五加皮、山药（炒）各一两。

29. 羊肉粥方

古人服食之方。主治：老人虚损羸瘦，助阳壮筋骨。组方：羊肉二斤，黄芪（生用）一两，人参二两，白茯苓一两，大枣五枚，粳米（加生姜少许，或加入核桃去膻气亦可）三合。

30. 三才丸

主治：脾肺虚咳。必上下纯虚而不嗽者可用。组方：人参、天门冬、地黄各等分。

31. 天王补心丹

主治：心血不足，神志不宁，津液枯竭，健忘怔忡，大便不利，口舌生疮等症。组方：人参、白茯苓、玄参、桔梗、远志各五钱，当归、五味子、麦冬、天门冬、丹参、酸枣仁各一两，生地黄四两，柏子仁一两。

32. 秘方补心丸

主治：心虚手振。心神恍惚而有痰者宜。组方：当归一两五钱，川芎、甘草各一两，生地黄一两半，远志二两半，酸枣仁（炒）、柏子仁（去油）各三两，人参、胆星、朱砂（另研）各五钱，金箔二十片，麝香一钱，琥珀三钱，茯苓七钱，石菖蒲六钱。

33. 黑地黄丸

主治：阳盛阴衰，脾胃不足，房室虚损，形瘦无力，面多青黄，而无常色，此补肾益胃之剂。组方：苍术（油浸）一斤，熟地黄一斤，五味子半斤，干姜（秋冬一两夏五钱春七钱）。

34. 元精丹

主治：北方黑气，入通于肾，开窍于二阴，藏精于肾，味咸，其类水，其病在骨，此药主之。组方：血余炭（自己发及父子一本者，及少壮男女发。拣去黄白色者，用灰汤洗二三次，以大皂角四两，捣碎，煮水洗净，务期无油气为佳，将发扯断晒干，每洗发一斤，用川椒四两，拣去梗核，于大锅内，发一层椒一层，和匀，以中锅盖盖，盐泥固济，勿令泄气，桑柴火慢煮三炷香，即退火待冷，取出约重四两有余，于无风处研为细末），何首乌（制法如前，七宝美髯丹法，取净末）一斤，黑芝麻（九蒸九晒，取净末）八两，女贞实四两，补骨脂（炒取净末）四两，生地黄（酒浸杵膏入药）、熟地黄（同上制）各八两，旱莲草、桑葚（各取净汁熬膏）各四两，胡桃仁（研膏）二两，胶枣（研膏）二两，槐角子（入牛胆内百日）四两。

35. 青州白丸

风痰之要药。主治：一切风，及小儿惊风，妇人血风，大人头风。组方：南星三两，白附子二两，半夏七两，川乌半两。各生用。

36. 指迷茯苓丸

主治：中脘留伏痰饮，臂痛难举，手足不得转移。组方：茯苓二两，半夏一两，枳壳（炒）半两，风化硝二钱半。

37. 威喜丸

主治：饮食积滞，虫瘕，胀满，久痢久疟，沉冷积寒。组方：广木香、肉豆蔻各四钱，干姜（泡炒）二钱五分，巴豆（去皮心及油炒研）二十粒，杏仁（去皮尖研）四十粒，百草霜（加茯苓亦可）五钱。

38. 灵砂

主治：上盛下虚，痰涎壅盛，最能镇坠，升降阴阳，和五脏助元气。组方：水银一斤，硫黄四两。

39. 二神丸

肾家有寒湿之方。主治：腰痛肾虚全不进食。组方：补骨脂（炒）四两，肉豆蔻（生）二两。本方加五味子、吴茱萸各二两为四神丸。

40. 导赤散

泻心火从小肠中出。主治：心热口糜，舌疮，小便黄赤，茎中作痛，热淋不利。组方：生地黄、木通、甘草梢各等分。

41. 亡血脱血方

主治：亡血脱血，鼻头白色，唇白，去血无力者。组方：生地黄十斤，白蜜五升，枣膏一升。《千金要方》又以此二味加阿胶、甘草。

42. 当归补血汤

补表血之方。主治：男妇血虚，似白虎证，肌热面赤，烦渴引饮，脉来洪大而虚，重按则微。组方：当归二钱，黄芪一两。

43. 益血润肠丸

脾约丸之变法。主治：津液亡，大肠秘，老人虚人皆可服，并祛风养血。组方：熟地黄六两，杏仁（炒）、麻仁（以上三味俱捣膏）各三两，枳壳、当归、橘红各二两五钱，阿胶、肉苁蓉各一两半，苏子、荆芥各一两。

44. 芎当胶艾汤

主治：妇人有漏下者，有半产后，因续下血不绝者，有妊娠下血者，假令妊娠腹中痛，为胞阻胶艾汤主之。组方：川芎、阿胶、甘草各二两，艾叶、当归各三两，芍药四两，干地黄六两。

45. 四物汤

血病之主方。主治：一切血热、血虚、血燥诸证。组方：当归、熟地黄各三钱，川芎一钱五分，白芍（酒炒）二钱。

46. 八珍汤

主治：心肺虚损，气血两虚。组方：四君子汤合四物汤。

47. 十全大补汤

主治：男子妇人诸虚不足，五劳七伤不进饮食，久病虚损，时发潮热，气攻骨脊，拘急疼痛，夜梦遗精，面色痿黄，脚膝无力。组方：八珍汤加桂心、陈皮。

48. 人参养营汤

主治：脾肺俱虚，发热恶寒，肢体瘦倦，食少作泻。组方：人参、白术、茯苓、甘草、黄芪、陈皮、当归各一钱,熟地黄七分半,白芍一钱半,桂心一钱,远志五分,五味子七分半,姜三片,大枣二枚。

49. 柴胡四物汤

主治:日久虚劳微,有寒热,脉沉而数。组方:川芎、当归、白芍、熟地黄各一钱五分,柴胡一钱,人参、黄芪、甘草、半夏各三钱。

50. 菟丝子丸

阴阳兼补之法,泛而无统。主治:肾气虚损,五劳七伤,腰膝酸疼,面目黧黑,目眩耳鸣,心冲气短,时有盗汗,小便数滑。组方:菟丝子、鹿茸(酥炙去毛)、泽泻、石龙芮(去土净再用水洗)、桂枝、附子各一两,石斛、熟地黄、茯苓、牛膝(酒浸焙)、山萸肉、续断、防风、杜仲、肉苁蓉(酒浸焙)、补骨脂(酒炒)、荜澄茄、巴戟天、沉香、茴香(炒)各七钱五分,五味子、川芎、桑螵蛸(酒浸炒)、覆盆子各五钱。

51. 苁蓉菟丝子丸

妇人温经之主方。主治:此方不寒不热,助阴生子。组方:肉苁蓉一两三钱,覆盆子、蛇床子、川芎、当归、菟丝子各一两二钱,白芍一两,牡蛎(盐泥固,煅)、乌鲗鱼骨各八钱,五味子、防风各六钱,艾叶三钱,黄芩五钱。

52. 饵术方

服食之方。主治:全无药气,可以当食,不假山粮,唯饮水神,秘之勿传。组方:生白术(削去皮,炭火急炙,令熟,空肚饱食之)。

53. 服牛乳方

主治:补虚破气。组方:牛乳三升,荜拨(末之,绵裹)半两。

54. 生地黄煎

主治:补虚损,填骨髓,长肌肉,去客热。组方:生地汁五升,枣膏六合,白蜜七合,酒一升,牛酥四合,生姜汁二合,紫苏子(以酒一升绞取汁）一升，鹿角胶（炙末）四两。

55. 阿伽陀药

主治：诸种病，及将息服法。久服益人神色，无诸病方。组方：紫檀（用苏木亦可）、小蘗（一名山石榴）、茜草、郁金、胡椒各五两。

56. 玉屏风散

主治：风邪久留而不散者，自汗不止者亦宜。组方：防风、黄芪、白术（或加炒糯米）各等分。

57. 盗汗方

主治：盗汗。组方：麻黄根、牡蛎各三钱，黄芪、人参各三两，龙骨、枸杞根、白皮各四两，大枣七枚。

58. 止汗红粉

主治：盗汗。组方：麻黄根、牡蛎（煅）各一两，赤石脂、龙骨各五钱。

59. 当归六黄汤

主治：阴虚有火，盗汗发热。组方：当归、生地黄、熟地黄、黄芩、黄连、黄柏等分，黄芪加倍。

60. 麦门冬汤

主治：漏风。不论冬夏，头汗自出，谓之漏风，俗名蒸笼头。因上焦伤风，开其腠理，上焦之气，慓悍滑疾，遇开即出，经气失道，邪气内着，故有是症。组方：麦冬、生芦根、竹茹、白术各五钱，甘草（炙）、茯苓各二两，人参、陈皮、葳蕤各三两，姜五片，陈米一撮，煎，热服。

61. 二贤散

主治：积块进饮食。组方：橘红一斤，甘草四两，盐五钱。

62. 逍遥散

疏达肝脾之方。主治：肝家血虚火旺，头痛目眩，颊赤口苦，倦怠烦渴，抑郁不乐，两肋作痛，寒热，小腹重坠，妇人经水不调，脉弦大而虚。

组方：芍药（酒炒）、当归、白术（炒）、茯苓、甘草（炙）、柴胡各二钱。

63. 平胃散

主治：湿淫于内，脾胃不能克制，有积饮痞，膈中满者。组方：苍术（米泔浸七日）五斤，陈皮（去白）、厚朴（姜汁炒）各三斤，甘草（炙）三十两。

64. 五苓散

治太阳表里未清之症。主治：瘦人脐下有悸，吐涎沫，而癫眩，此水也，此方主之。组方：泽泻一两一分，猪苓（去皮）、白术、茯苓各三分，桂枝（去皮）二分。

65. 二陈汤

主治：肥盛之人湿痰为患喘嗽，胀满。组方：半夏（制）、茯苓各三钱，陈皮（去白）二钱，甘草一钱，姜三片，水煎服。

66. 枳术丸

主治：痞积消食强胃，主治心中坚大如盘。组方：枳实一两，白术二两。

67. 泻黄散

主治：脾胃伏火，口燥唇干，口疮口臭，烦渴。组方：藿香七钱，山栀一两，甘草二两，防风四两。

68. 保和丸

脾胃湿火气阻之方。主治：脾胃湿火气阻所致食积、酒积。组方：山楂二两，半夏（姜制）、橘红、神曲、麦芽、茯苓各一两，连翘、莱菔子（炒）、黄连各半两。

69. 加减思食丸

主治：脾胃俱虚，水谷不化，胸膈痞闷，腹胁时胀，食减嗜卧，口苦无味，虚羸少气，胸中有寒，饮食不下，反胃恶心，及病后心虚，不胜谷气，食不服常，并宜服之。收纳胃气之方。组方：神曲（炒黄）、麦芽（炒黄）各二两，乌梅四两，干木瓜半两，白茯苓、甘草（炒）各二钱半。

70. 越鞠汤丸

主治：一切湿痰食火气血诸郁。组方：香附、苍术、川芎各二两，神曲、山栀仁各一两。

71. 四磨饮

主治：七情伤感，上气喘急，胸膈不快，烦闷不食。组方：人参、槟榔、沉香、天台乌药（各浓磨水取七分）煎。

72. 妙香丸

主治：时疾伤寒，解五毒，治潮热，积热，及小儿惊痫百病。组方：巴豆（去壳心膜，炒热，研如麺。按：巴豆太多宜酌减）三百十五粒，牛黄（研）、龙脑（研）、腻粉（研）、麝香（研）各三两，辰砂（研飞）九两，金箔（研）九十片。

73. 藿香正气散

主治：时疫。外受四时不正之气，内停饮食，头痛，寒热，或霍乱吐泄，或作疟疾。组方：厚朴、陈皮、桔梗、半夏各二两，甘草（炙）一两，大腹皮（换槟榔亦可）、白芷、茯苓、苏叶各三两，藿香三两，姜，枣。水煎热服。

74. 天水散

一名益元散，一名六一散。主治：夏时中暑，热伤元气，内外俱热，无气以动，烦渴欲饮，肠胃枯涸者，又能催生下乳，积聚水蓄，里急后重，暑注下迫者宜之。本方可滑利清凉，通达水道，而不伤阴。组方：滑石（水飞）六两，甘草一两，辰砂三钱。

75. 二气丹

主治：下焦无阳，内虚里寒，积寒犯肾之症。胸腹满痛，泄利无度，呕吐自汗，小便不禁，阳气渐微，手足厥冷及伤寒阴症，霍乱转筋，久下冷痢，少气羸困，一切虚寒痼冷。组方：肉桂、硫黄（细研）各二钱半，干姜（炮）、朱砂（另研为衣）各二钱，黑附子制五钱。

76. 泻白散

主治：肺热咳嗽，肺中之饮。组方：桑皮（炒）、地骨皮各一两，甘草五钱。

77. 三黄汤

主治：三焦实热，一切有余火症，大便秘结者。组方：黄芩、大黄、黄连各等分。

78. 凉膈散

主治：心火上盛，中焦燥实，烦躁口渴，目赤头眩，口疮唇裂，吐血衄血，大小便秘，诸风瘛疭，发斑发狂，及小儿惊风，痘疮黑陷。组方：连翘四两，大黄（酒浸）、芒硝、甘草各二两，黄芩（酒炒）、薄荷、栀子各一两。

79. 四物二连汤

主治：血虚，五心烦热，昼则明了，夜则发热。血中有实热，此方主之。组方：当归、白芍（炒）、生地黄各一两，川芎七分，黄连（炒）五分，胡黄连三分。

80. 左金丸

主治：肝藏火实，左胁作痛。组方：黄连六两，吴茱萸（洗泡）一两。

81. 龙胆泻肝汤

主治：中上焦之火，致胁痛口苦，耳聋耳肿，筋痿阴湿，热痒阴肿，白浊溲血。组方：龙胆（酒炒）三分，黄芩（炒）、栀子（酒炒）、泽泻、木通、车前子各五分，当归（炒，酒洗）三分，柴胡一钱，甘草、生地黄（酒炒）各三分。

82. 甘露饮

主治：丈夫、小儿胃中客热，牙宣齿烂，目垂欲闭，饥不欲食，及目赤肿痛，口疮咽肿，疮疹已发未发，又疗脾胃湿热，醉饱房劳，黄疸腹满，或时身热，并宜服之。组方：枇杷叶、熟地黄、天冬、枳壳、茵陈、生地黄、麦冬、石斛、甘草（炙）、黄芩各等分。

83. 清心莲子饮

主治：心虚有热，小便赤涩。组方：黄芩、麦冬（去心）、地骨皮、甘草（炙）、车前子各半两，石莲肉（去心）、白茯苓（去皮）、黄芪（蜜炙）、人参各七钱半。

84. 泻热栀子煎

主治：胆腑实热，精神不守。组方：栀子二十一枚，竹茹一两，香豉六合，大青橘各二两，赤蜜三合。

85. 大顺散

主治：胃暑伏热，引饮过多，脾胃受湿，水谷不分，霍乱呕吐，脏腑不调。此治暑天内伤冷饮之症，非治暑也。组方：甘草（剉寸长）三十斤，干姜、杏仁（去皮尖）、肉桂（去粗皮）各四斤。

86. 十精丸

又名保真丸，此世所谓丹药也，温平补益。组方：菟丝子（人精长阴发阳。酒浸一宿，湿捣），甘菊花（月精。二味春加一倍），五加皮（草精。益肌去皮用），柏子仁（木精，明目通气。二味夏加），白术（日精，长肌肉），人参（药精，镇心疗惊痫。二味秋加），石斛（山精，治筋骨。如金钗者，酥炙），鹿茸（血精，止腰痛益精。酥炙），肉苁蓉（地精，破症消食。酒浸一宿，蒸用），巴戟（天精，治精冷益智。紫色者去心，酒浸一宿，四味冬加）。

87. 成炼钟乳粉

镇心强肾之圣药，唐人最重之。主治：五劳七伤，咳逆上气。治寒嗽，通音声，明目益精，安五脏，通百节，利九窍，下乳汁，益气补虚，疗脚弱冷疼，下焦伤竭，强阴，久服延年，益寿令人有子。组方：钟乳（不拘多少）。

88. 玉霜圆

此药涩精纳气，肾中阳虚者最宜，亦丹药也。主治：真气虚惫，下焦伤竭，脐腹弦急，腰脚疼痛，精神困倦，面色枯槁，或亡血盗汗，遗沥失精，二便滑数，肌消阳痿，久服续骨联筋，秘精坚髓，安魂定魄，轻身壮阳。组方：白龙骨（细捣罗研，水飞三次晒干，用黑豆一斗蒸一伏，时以夹袋盛晒干）一斤，牡蛎（火煅成粉）、紫梢花（如无以木贼代之）各三两，牛膝（酒浸炙干秤）、磁石（醋淬七次）、紫巴戟（穿心者）、泽泻（酒浸一宿炙）、石斛（炙）、朱砂（研飞）、肉苁蓉（去皮酒浸一宿，炙干）各二两，茴香（微炒）、肉桂（去皮）各一两，菟丝子（酒浸一伏时，蒸杵为末）、鹿茸（酒浸一伏，时慢火炙脆）半两，韭子（微炒）五两，天雄（酒浸七日，掘一地坑，以炭烧赤，速去火令净，以醋二升沃于坑，候干乘热便投天雄在内，以盆合土拥之，经宿后取出，去皮脐）十两。

89. 礞石滚痰丸

下结痰之主方。主治：实热老痰之峻剂，虚寒者不可用。组方：黄芩、大黄（酒蒸）各八两，礞石（焰消煅过，埋地内七日）一两，沉香（忌火）五钱。

90. 黑锡丹

此镇纳上越之阳气，为医家必备之要药。主治：脾元久冷，上实下虚，胸中痰饮，或上攻头目，及奔豚上气，两胁膨胀，并阴阳气不升降，五种水气，脚气上攻，或卒暴中风，痰潮上膈等症。组方：沉香、附子、胡芦巴、肉桂各半两，茴香、补骨脂、肉豆蔻、金铃子、木香各一两，黑锡、硫黄（与黑锡结炒子）各三两。

91. 龙脑鸡苏丸

主治：上焦热，除烦解劳，去肺热，咳衄，血热，惊悸，脾胃热，口甘吐血，肝胆热，泣出，口苦，肾热，神志不定，上而酒毒，膈热消渴，下而血滞，五淋，血崩。组方：薄荷一斤，生地黄（另为末）六两，黄芩、新蒲黄（炒）、麦冬、阿胶（炒）、人参（俱为末）、木通、银柴胡（木通沸）各二两，甘草一两半，黄连一两。

92. 至宝丹

安神定魄必备之方。主治：中恶气绝，中风不语，中诸物毒，热疫烦躁，气喘吐逆，难产闷乱，死胎不下。心肺积热，呕吐，邪气攻心。大肠风秘，神魂恍惚，头目昏眩，口干不眠，伤寒，狂语并治之。组方：生乌犀屑、生玳瑁屑、琥珀（研）、朱砂（研飞）、雄黄（研细）各一两，龙脑、麝香（研）各一分，牛黄（研）五钱，安息香（为末，酒研飞净一两，熬膏，用水安息尤妙）一两半，银箔、金箔（研细为衣）各五十片。

93. 苏合香丸

主治：疗传尸骨蒸，殗殜肺痿，痓疰鬼气，卒心痛，霍乱吐利，时气瘴疟，赤白暴利，瘀血月闭，痃癖丁肿，惊痫，小儿吐乳，大人狐狸等疾。组方：苏合香油（入安息香内）五钱，安息香（另为末，用无灰酒半斤熬膏）一两，丁香、青木香、白檀香、沉香、荜拨、香附子、诃子（煨取肉）、乌犀（镑）、朱砂（水飞）各一两，熏陆香、龙脑（研）各五钱，麝香七钱半。

94. 琼玉膏

主治：虚劳干咳。组方：生地黄（若取鲜生地汁，当用十斤）四斤，白茯苓十二两，白蜜二斤，人参六两。有加沉香、血珀粉各一钱五分。

95. 大活络丹

主治：一切中风瘫痪，痿痹痰厥，拘挛疼痛，痈疽流注，跌扑损伤，小儿惊痫，妇人停经。组方：白花蛇、乌梢蛇、威灵仙、两头尖（俱酒浸）、草乌、天麻（煨）、全蝎（去毒）、首乌（黑豆水浸）、龟板（炙）、麻黄、贯众、炙甘草、羌活、官桂、藿香、乌药、黄连、熟地黄、大黄（蒸）、木香、沉香各二两，细辛、赤芍、没药（去油另研）、丁香、乳香（去油另研）、僵蚕、天南星（姜制）、青皮、骨碎补、白蔻、安息香（酒熬）、黑附子（制）、黄芩（蒸）、茯苓、香附（酒浸焙）、元参、白术各一两，防风二两半、葛根、虎胫骨（炙）、当归各一两半，血竭（另研）七钱，地龙（炙）、犀角、麝香（另研）、松脂各五钱，牛黄（另研）、龙脑（另研）各一钱五分，人参三两。

96. 紫雪

主治：脚气，口中生疮，狂易叫走，瘴疫毒厉，卒死温疟，五尸五痉，心腹诸疾，疗痛，及解诸热毒药，邪热卒黄等症，并解蛊毒鬼魅，野道热毒，又治小儿惊痫百病。组方：黄金一百两，寒水石、磁石、石膏、滑石各三斤，以上并捣碎，用水一斛煮至四斗，去滓入下药。羚羊角屑、犀角屑、青木香、沉香各五斤，丁香一两，元参、升麻各一斤，甘草（炙）八两，以上入前药汁中，再煮取一斗五升，去渣入下药。朴硝十斤，硝石四斤，二味入前药汁中，微火上煎，柳木篦搅不住手，候有七升，投在木盆中半日，欲凝入下药。麝香当门子一两二钱半，朱砂三两，上药入前药中，搅调令匀，磁器收藏，药成霜雪紫色，水调下。

97. 解毒万病丹

一名紫金锭。主治：一切药毒，菰子、鼠莽、恶菌、疫死牛马、河豚等毒，及时行瘟疫，山岚瘴疟，缠喉风痹，黄疸赤眼，疮疖热毒上攻，或自缢溺水，打扑伤损，痈疽发背，鱼脐疮肿，百虫蛇犬所伤，男子妇人癫邪狂走，鬼胎鬼气，并宜服之。组方：山茨菰（去皮，洗净焙）二两，川文蛤（一名五棓子，搥破洗刮内桴）二两，千金子（去壳，用纸包裹，换纸研，数十次，去尽油，无油成霜）二两，麝香（细研净）三钱，红芽大戟（洗焙）一两。

四、药：知彼知己

（一）谙熟药性善专

1. 用药如用兵

徐灵胎认为，"兵之设也以除暴"，而"药之设也以攻疾"。根据两者有类似的目的，故将兵法推演到方药的运用上来，论"用药如用兵"，并设《医学源流论·用药如用兵论》专篇加以详论。

首先，指出用药就如用兵一样，"选材必当，器械必良，克期不愆，布阵有方，此又不可更仆数也"，必须因故而用。即使甘草、人参这些平和温补之品，无故用之，亦可致害。"而毒药则以之攻邪，故虽甘草、人参，误用致害，皆毒药之类也……若夫虚邪之体，攻不可过；本和平之药，而以峻药补之，衰敝之日不可穷民力也；实邪之伤，攻不可缓；用峻厉之药，而以常药和之，富强之国可以振威武也。孙武子十三篇，治病之法尽之矣"（《医学源流论·用药如用兵论》）。

其次，用药也要讲究战略战术，根据病症确定治则治法。从用兵之道而言，"凡用兵之法，三军之众必有分合之变"（《六韬·犬韬·分合》）；兵力的分散与集中，要根据敌方情况而定。全军人多，必有分散与集中使用兵力的变化。从用药而言"一病而分治之，则用寡可以胜众，使前后不相救，而势自衰"；或"数病而合治之，则并力捣其中坚，使离散无所统而众悉溃"。摧其坚，夺其魁，以解其体。外患入侵，又有内忧困扰，当截断沟通，以防里应外合。"合旧疾而发者，必防其并，则敌之内应既绝"。如"挟宿食而病者，先除其食，则敌之资粮已焚"。治疗中也需根据具体病势发展，如"病方进，则不治其太甚，固守元气"，则守株待兔，老其师；"病方衰，则必穷其所之"，更益精锐，擒贼擒王，捣其穴。

再者，指出要知彼知己，以药物的偏性来攻脏腑之偏性。"以草木偏性，攻脏腑之偏胜，必能知彼知己"；并根据具体情况，从多方面制约病势，"多方以制之，而后无丧身殒命之忧"。如截断疾病的传变之路，就像断掉敌人前进的要道，如其言："是故传经之邪，而先夺其未至，则所以断敌之要道也。"固护未病之脏器，就像固守我方之疆塞，如其言："横暴之疾，而急保其未病，则所以守我之岩疆也。"明确药物的归经而灵活用药，就像使用向导之师，如其言："辨经络而无泛用之药，此之谓向导之师。"用反佐药，就像行离间之术，如其言："因寒热而有反用之方，此之谓行间之术。"说明药物的运用既灵活多变，又有规律可寻。

2. 性同而异用

徐灵胎对于临床用药颇有体会，在《医学源流论》中用了很大篇幅，讨论药物的理论和临床运用问题。此外，《神农本草经百种录》，选录《神农本草经》中药物 100 种详加剖析，并结合自己的用药经验进行注解。徐灵胎认为，《神农本草经》"纯正真确"，客观记述了药物的效用。"字字精确，非若后人推测而知之者。故对症施治，其应若响"。又云："仲景诸方之药，悉本此书。药品不多，而神明变化，已无病不治矣。"因此，"故论本草，必以《神农》为本，而他说则必审择而从之，更必验之于病而后可信"（《医学源流论·本草古今论》）。

徐灵胎研读《神农本草经》后，结合自己的学用心得，提出性同而用异的观点，认为一药有多种作用，非单一归经而治病。其云："盖人之气血，无所不通；而药性之寒热温凉、有毒无毒，其性一定不移；入于人身，其功能亦无所不到。岂有某药止入某经之理？即如参芪之类，无所不补；砒鸩之类，无所不毒，并不专于一处也。所以古人有现成通治之方，如紫金锭、至宝丹之类，所治之病甚多，皆有奇效。盖通气者，无气不通。解毒者，无毒不解。消痰者，无痰不消。其中不过略有专宜耳。至张洁古辈，则每药注定云独入某经，皆属附会之谈，不足征也。"（《医学源流论·躯壳经络脏腑论》）徐灵胎指出，过分强调药物归经，"以某药专派入某经，则更穿凿矣"（《医学源流论·本草古今论》），难免存在比附牵强之处，固守归经则药效堪疑。其在《医学源流论·治病不必分经络脏腑论》中提出，"以某药为能治某经之病则可，以某药为独治某经则不可。谓某经之病当用某药则可，谓某药不复入他经则不可。故不知经络而用药，其失也泛，必无捷效。执经络而用药，其失也泥，反能致害"。徐灵胎的这一论述，也符合临床实际情况。

关于性同而异用，徐灵胎还指出："盖古人用药之法，并不专取其寒热温凉补泻之性也。或取其气，或取其味，或取其色，或取其形，或取其所生之方，或取嗜好之偏。"一味药有多种治疗作用，在不同的组方中取其不同作用。"在此方则取其此长，在彼方则取其彼长。真知其功效之实，自能曲中病情，而得其力"。一味药的多种用途，可通过与不同药物配伍使用来实现。性质相同的药物，则要根据气味色形生偏而分别使用。如"同一热药，而附子之热，与干姜之热，迥乎不同。同一寒药，而石膏之寒，与黄连之寒，迥乎不同。一或误用，祸害立至。盖古人用药之法，并不专取其寒热温凉补泻之性也。或取其气，或取其味，或取其色，或取其形，或取其所生之方，或取嗜好之偏。其药似与病情之寒热温凉补泻若不相关，而投之反有神效"（《医学源流论·药石性同用异论》）。

徐灵胎指出，组方精妙在于巧用药性之专，妙用药之气味色形生偏之异。"学者必将神农本草，字字求其精义之所在，而参以仲景诸方，则圣人之精理，自能洞晓。而己之立方，亦必有奇思妙想，深入病机，而天下无难治之症也"（《医学源流论·药石性同用异论》）。

3. 取象比类法

徐灵胎根据《易经》中的"象"，使用取象比类的方法阐述药物的性味及功效。如其在《神农本草经百种录》中，论述上品药"牛膝"时曰："此乃以其形而知其性也。凡物之根皆横生，而牛膝独直下，其长细而韧，酷似人筋，所以能舒筋通脉，下血降气，为诸下达药之先导也。"又如，其论"菖蒲"时曰："菖蒲能于水石中横行四达，辛烈芳香，则其气之盛可知，故入于人身，亦能不为湿滞痰涎所阻。凡物之生于天地间，气性何如，则入于人身，其奏效亦如之。"此即用取类比象的方法阐释药物功效。

4. 以偏纠偏法

徐灵胎在《神农本草经百种录》中，谈到用药物之偏性纠正身体之偏态，即运用"以偏纠偏"法治疗疾病。其曰："凡药之用，或取其气，或取其味，或取其色，或取其形，或取其质，或取其性情，或取其所生之时，或取其所成之地，各以其所偏胜，而即资之疗疾，故能补偏救弊，调和藏腑。"徐灵胎从《神农本草经》中选取六十三种上品药物详论，认为"凡上品之药，皆得天地五行之精已成其质。人身不外阴阳五行，采其精气以补真元，则神灵通而形质固矣。但物性皆偏，太过不及，翻足为害"。上品药之用，也要根据体质偏性来调和纠偏，不可千人一方而乱服。徐灵胎从《神农本草经》中，选取了二十五种中品药物、十二种下品药物。关于下品药物，徐灵胎指出："凡有毒之药，皆得五行刚暴偏杂之性以成。"下品药"性寒者少，性热者多。寒性和缓，热性峻速，入于血气之中，刚暴驳烈，性发不支，藏府娇柔之物，岂能无害，故需审慎用之"（《神农本草经百种录·下品·附子》）。

5. 重道地药材

徐灵胎亲人相继发病，侍医过程中曾亲身参与制药，故知晓道地药材与非道地药材的区别，故在《医学源流论·药性变迁论》中，专门论述药材品种类别的差异，以及天然生长与人工种植的区别。指出以伪品替代真品，是导致药物临床疗效不佳的原因之一。徐灵胎强调道地药材，认为道地药材"乃其本生之土，故气厚而力全"；其"元气未泄，故得气独厚"；非道地药材，"传种他方，则地气移而力薄"，其"性平淡而薄劣"。此种情况，正如"橘生淮南则为橘，生于淮北则为枳，叶徒相似，其实味不同。所以然者何？水土异也"（《晏子春秋·内篇杂下》）。

非道地药材药性不同的另外一个原因，是"种类之异"，为"易种之种"，而非"至贵之种"。所以，"物虽非伪，而种则殊矣"，临床药效不如道地药材，即"药非当时之药，则效亦不可必矣"。种类之异，一则为"天生与人力之异"，二则"名实之讹"。而实名之讹，最为害人；"失其真"者，或误以他物充之，或以别种代之，或以近似者欺人取利。

自古以来，医、药一家。徐灵胎目睹当时某些药商牟利损人，贻误病家的不良风气，对方虽对证而药不中病深感痛惜，"今之医者，惟知定方，其药则惟病家取之肆中，所以真假莫辨；虽有神医，不能以假药治真病也"（《医学源流论·药性变迁论》）。《医学源流论·医必备药论》云："古之医者，所用之药皆自备之。"因此，在古运河畔的嘉兴自行开设了"兰台药局"，注重药品品质，减少"方虽对证而药不中病"的情况发生，以济世存仁。

（二）精于药轻少或非

1. 轻药愈病

徐灵胎提出"轻药愈病论"，认为"凡人偶有小疾，能择药性之最轻淡者，随症饮之，则服药而无服药之误，不服药而有服药之功，亦养生者所当深考也"（《医学源流论·轻药愈病论》）。平常清和之轻药，如小麦、大枣、甘蔗汁、萝卜汁等，平淡无奇，力单势薄，难救危重。徐灵胎断病精准，信手捏来，可令其大奏神效，平淡见奇效，轻药愈重疾。如"偶感风寒，则用葱白、苏叶汤取微汗；偶伤饮食，则用山楂、麦芽等汤消食；偶感暑气，则用六一散、广藿汤清暑；偶伤风热，则用灯心竹叶汤清火；偶患腹泻，则用陈茶佛手汤和肠胃"（《医学源流论·轻药愈病论》）。

《洄溪医案·痰喘亡阴》记载苏州沈母，患寒热痰喘案。徐灵胎视之时，脉洪大，手足冷，喘汗淋漓，按亡阴救治；令"急买浮麦半合、大枣七枚，煮汤饮之"；药后汗即立止，再用消痰降火之方二剂而安。如案中记载："苏州沈母，患寒热痰喘，浼其婿毛君延余诊视。先有一名医在座，执笔沉吟曰：大汗不止，阳将亡矣。奈何？非参、附、熟地、干姜不可。书方而去。余至不与通姓名，俟其去乃入，诊脉洪大，手足不冷，喘汗淋漓。余顾毛君曰：急买浮麦半合，大枣七枚，煮汤饮之可也。如法服而汗顿止，乃为立消痰降火之方二剂而安。盖亡阳亡阴，相似而实不同，一则脉微，汗冷如膏，手足厥逆而舌润。一则脉洪，汗热不粘，手足温和而舌干。但亡阴不止，阳从汗出，元气散脱，即为亡阳。然当亡阴之时，阳气方炽，不可即用阳药，宜收敛其阳气，不可不知也。亡阴之药宜凉，亡阳之药宜热，一或相反，无不立毙。标本先后之间，辨在毫发，乃举世更无知者，故动辄相反也。雄按：吴馥斋令姐体属阴亏，归沈氏后，余久不诊，上年闻其久嗽，服大剂滋补而能食肌充，以为愈矣。今夏延诊云：嗽犹不愈。及往视，面浮色赤，脉滑不调，舌绛而干，非肉不饱。曰：此痰火为患也。不可以音嘶胁痛，遂疑为损怯之未传。予清肺化痰药为丸噙化，使其廓清上膈，果胶痰渐吐，各恙乃安。其形复瘦，始予养阴善后。病者云：前进补时，体颇渐丰，而腰间疼胀，略一抚摩，嗽即不已，自疑为痰。而医者谓为极虚所致，补益加峻，酿为遍体之痰也。"

轻药虽平易轻浅，可奏奇效，但误用亦可致大病。如徐灵胎所云："又有其药似平常，而竟有大误者，不可不知。"如"腹痛呕逆之症，寒亦有之，热亦有之，暑气触秽亦有之。或见此症而饮以生姜汤，如果属寒，不散寒而用生姜热性之药，至寒气相斗，已非正治，然犹有得效之理。其余三症，饮之必危。曾见有人中暑而服浓姜汤一碗，覆杯即死。若服紫苏汤，寒即立散，暑热亦无害。盖紫苏性发散，不拘何症，皆能散也"（《医学源流论·轻药愈病论》）。可见，轻药虽"极浅之药，而亦有深义存焉"。故不要只认为"如此之类，不一而足，即使少误，必无大害"，用时亦当慎之又慎。

2. 单方疗疾

徐灵胎指出："古人有单方及秘方，往往以一二种药治一病而得奇中。及视其方，皆不若经方之必有经络奇偶配合之道，而反神速者，皆得其药之专能也。药中有如此者极多，可以类推。"（《神农本草经百种录·菟丝子》）。由于药性有专长，徐灵胎认为"古人用药，惟病是求，药所以制病，有一病则有一药以制之。其人有是病，则其药专至于病所而驱其邪，决不反至无病之处以为祸也"（《医学源流论·治病不必顾忌论》）。因为"药专则力厚，必有奇效"（《医学源流论·单方论》）。利用药物特殊专长的作用，可以使用单方治疗疾病。"药性之专长，即所谓单方秘方也"（《医学源流论·药性专长论》）。对这些专长药味，徐灵胎称之为单方、秘方。单方的妙用在于，"医者当广集奇方，深明药理，然后奇症当前，皆有治法，变化不穷"（《医学源流论·药性专长论》）。每一味药，既有共性的作用，"如性热能治寒，性燥能治湿，芳香则通窍，潜润则生津"；又有特殊作用，即所谓"有利必有害"，"用而不中，亦能害人"。应根据药物的药性专能作用，即具体药物所具有的不同于其他药物的特殊功效，来确定是否用单方疗疾。徐灵胎指出："凡药性有专长，此在可解不可解之间，虽圣人亦必试验而后知之。""但显于形质气味者，可以推测而知；其深藏于性中者，不可以常理求也"（《神农本草经百种录·菟丝子》）。

　　巧用不同，药性专长，单方可疗愈危重疾病。此如徐灵胎所言，"如同一发散也，而桂枝则散太阳之邪，柴胡则散少阳之邪。同一滋阴也，而麦冬则滋肺之阴，生地则滋肾之阴。同一解毒也，而雄黄则解蛇虫之毒，甘草则解饮食之毒，已有不可尽解者。至如鳖甲之消癥块，使君子之杀蛔虫，赤小豆之消肤肿，蕤仁生服不眠，熟服多眠；白鹤花之不腐肉而腐骨，则尤不可解者"（《医学源流论·药性专长论》），均是药物专长。以菟丝汁单方可治疗面䵟，"以其辛散耶，则辛散之药甚多；以其滑泽耶，则滑泽之药甚多。何以他药皆不能去，而独菟丝能之？盖物之生，各得天地一偏之气，故其性自有相制之理"（《神农本草经百种录·菟丝子》）。例如：白茅根治淮安程春谷肠红案，即是巧借"白茅根交春透发，能引阳气达于四肢，又能养血清火"之性，而治疗此病证的。如案中记载："淮安程春谷，素有肠红证。一日更衣，忽下血斗余，晕倒不知人。急灌以人参一两，附子五钱而苏。遂日服人参五钱、附子三钱，而杂以他药；参附偶间断，则手足如冰，语言无力。医者亦守而不变，仅能支持；急棹来招，至则自述其全赖参、附以得生之故。诊其六脉，极洪大而时伏，面赤有油光，舌红而不润，目不交睫者旬余矣。余曰：病可立愈，但我方君不可视。春谷曰：我以命托君，止求效耳，方何必视。余用茅草根四两作汤，兼清凉平淡之药数品，与参、附正相反。诸戚友俱骇，春谷弟风衣，明理见道之士也，谓其诸郎曰：尔父千里招徐君，信之至；徐君慨然力保无虞，任之至，安得有误耶。服一剂，是夕稍得寝，二剂手足温，三剂起坐不眩。然后示之以方，春谷骇叹，诸人请申其说。余曰：血脱扶阳，乃一时急救之法，脱血乃亡阴也。阳气既复，即当补阴。而更益其阳，则阴血愈亏，更有阳亢之病。其四肢冷者，《内经》所谓热深厥亦深也。不得卧者，《内经》所谓阳胜则不得入于阴，阴虚故日不眠也。白茅根交春透发，能引阳气达于四肢，又能养血清火。用之，使平日所服参、附之力皆达于外，自能手足温而卧矣。

于是始相折服。凡治血脱证俱同此。雄按：论治既明，而茅根功用，尤为发人所未发。"（《洄溪医案·肠红》）

3. 不药而愈

徐灵胎所谓不药而愈，是指或用或不用针灸、食疗、自然疗法等非药物疗法病可自愈而勿药，强调误治不如无药。

（1）病可自愈而勿药

病能自愈，愈需时日。《医学源流论·病有不必服药论》云："天下之病，竟有不宜服药者，如黄疸之类是也……药只在囊外，不入囊中，所服之药，非补邪即伤正，故反有害。若轻病则囊尚未成，服药有效。至囊成之后，则百无一效……外此，如吐血久痛等疾，得药之益者甚少，受药误者甚多。如无至稳必效之方，不过以身试药，则宁以不服药为中医矣。"此论与《素问·脏气法时论》所论"夫邪气之客于身也，以胜相加，至其所生则愈"的主张相同。徐灵胎主张静养调摄，但凡能自愈之病，不可乱投药石。

（2）误治不如无药

《医学源流论·轻药愈病论》云："古谚有不服药为中医之说，自宋以前已有之。盖因医道失传，治人多误，病者又不能辨医之高下，故不服药，虽不能愈病，亦不至为药所杀。"徐灵胎主张，不可乱投药石，多用重剂、补剂，即使不误，也有药石伤及元气之端。药不对症，则百害而无一益，"实则真杀之而不觉也"（《医学源流论·药误不即死论》）。

（3）非药而调摄生活亦可治病

①适度房事

在袁枚所著《小仓山房诗文集·卷三十四·徐灵胎先生传》中，记载了徐灵胎尝无以药而指导病家行房事而疗其疾愈之事。例如：商人汪令闻因长期不过性生活而生病，延请徐灵胎诊治。汪令闻乃扬州巨商之一，是袁枚的亲妹夫，徐灵胎则是袁枚的至交。徐灵胎通过望、闻、问、切四诊，得知汪令闻长期在外经商，竟有十年不过性生活，又常服食人参一类补药，忽然气喘嘘嘘，头部大汗淋漓，又通宵失眠。当即诊断为阴虚阳亢之症，诊后却不开处方，只劝说汪令闻回家与妻子同寝自愈。如案中记载："商人汪令闻，十年不御内，忽气喘头汗，彻夜不眠。（徐灵胎）先生曰：此阳亢也，服参过多之故。命与妇人一交而愈。"（《小仓山房诗文集·卷三十四·徐灵胎先生传》）本案患者与夫人同寝交合，使阴阳得以调理，疾病豁然而愈。《周易》六十四卦中有否、泰二卦，均由乾、坤二卦重叠所组成，这与天地阴阳互相交合及男女互相交媾更是密切相关。乾卦代表天与阳及男性，坤卦代表地与阴及女性。《周易·系辞》认为"一阴一阳之谓道"，"天地氤氲，万物化醇，男女媾精，万物化生"。认为天地、阴阳、男女互相交媾，乃是产生万事万物和繁衍后代的根源，也是自然界的普遍规律。坤卦在上，乾卦在下，二者重叠可组合成泰卦。泰卦表示地气上升，天气下降，天地阴阳能够互相交合，男女能够互相交媾，主吉祥，即"否去泰来"或"否极泰来"。在古代文献中，可以找到不少因阴阳失交而生病的医案记载。缺少性生活还会招致各种生理、心理上的病变，同样是不容忽视的。徐灵胎对《周易》的这类论述曾有精心研究，领会深刻，并且在其临床治病和摄生保养的实践过程中，得到了具体运用。徐灵胎认为性生活过多过滥，必致房劳损伤、房劳致病，故房事应节制。但也反对禁欲，禁欲亦会致病和减损寿命。他曾指出，房劳致病，房劳亦治病，关键是适度。适度的性生活有利于身心健康，有利于延年益寿，不但能够预防疾病，而且有助于治疗某些疾病。

②正确饮食

内科杂病以内服汤药为主治疗已成定法，徐灵胎却另辟蹊径，独具匠心，以食物和阳光治疗重证。《洄溪医案·暑邪热呃》案记载一例不以药物，而用西瓜治疗暑热呃逆重症的医案。东山席士俊，暑月感冒，邪留上焦，神昏、呃逆，医者皆以为坏证不治。更有医者以附子等药治之，呃益甚，病更深。延徐灵胎诊之，曰："此热呃也，呃在上焦，令食西瓜。"言刚落，群医大哗。病家坚持按徐灵胎所言，食西瓜而呃渐止，再辅以清降之药，二剂而诸病渐愈。

③效法自然

许夫人虚衰畏风，屡药无效，认为"阳气不接，卫气不闭，非阳光不可"。徐灵胎依"以天之阳气补人之阳气"之法，教患者晒太阳，而其病治愈。《洄溪医案·畏风》："嘉善许阁学竹君夫人抱疾，医过用散剂以虚其表，继用补剂以固其邪，风入营中，畏风如矢，闭户深藏者数月，与天光不相接，见微风则发寒热而晕，延余视。余至卧室，见窗棂皆重布遮蔽，又张帏于床前，暖帐之外，周以擅单。诊其脉微软无阳。余曰：先为药误而避风太过，阳气不接，卫气不闭，非照以阳光不可，且晒日中，药乃效。阁学谓见日必有风，奈何？曰：姑去其瓦，令日光下射晒之何如？如法行之，三日而能启窗户，十日可见风，诸病渐愈。明年阁学掣眷赴都，舟停河下，邀余定常服方。是日大风，临水窗候脉，余甚畏风，而夫人不觉也。盖卫气固，则反乐于见风，此自然而然，不可勉强也。雄按：论证论治，可与戴人颉颃。"

（三）精选药百种

"救人必先知物"。徐灵胎摘录百种药，分为上品、中品、下品，"辨明药性，阐发义蕴"，详细解说百种药独具特性，"著其所以然之故，而浅近易晓者则略焉"。

1.上品

上品六十三种，轻身益气延年以应天，无毒，多服久服获益而不伤人。包括丹砂、云母、石钟乳、矾石、朴硝、滑石、禹余粮、紫石英、五石脂、扁青、菖蒲、菊花、甘草、干地黄、白术、菟丝子、牛膝、柴胡、麦冬、车前子、木香、薏苡仁、泽泻、龙胆草、细辛、石斛、蓍实、黄连、黄芪、肉苁蓉、防风、续断、决明子、丹参、五味子、蛇床子、沙参、菌桂、松脂、槐实、柏实、茯苓、柏木、干漆、辛夷、桑上寄生、杜仲、发髲、龙骨、麝香、牛黄、白胶、阿胶、丹雄鸡、石蜜、桑螵蛸、藕实茎、橘柚、大枣、葡萄、鸡头芡实等。

2. 中品

中品二十五种，疗病轻身祛患以应人，无毒有毒，斟酌其宜，遏病补虚羸。包括石硫黄、水银、磁石、阳起石、干姜、苦参、当归、麻黄、芍药、玄参、百合、白芷、黄芩、狗脊、紫草、水萍、泽兰、牡丹、吴茱萸、栀子、鹿茸、犀角、伏翼、蚱蝉、白僵蚕等。

3. 下品

下品一十二种，毒烈治病攻邪以应地，多毒，损中和，不可久服，除邪气，破积聚。包括附子、半夏、大黄、葶苈、旋覆花、藜芦、白及、贯众、连翘、夏枯草、水蛭、桃核仁等。

（四）创兰台药局

徐灵胎以重视道地药材为初衷，在古运河畔的嘉兴开设了"兰台药局"。徐灵胎著医书取名《兰台轨范》，开设药局又将"兰台"作为店名，这绝非偶然。"兰台，为汉代宫内藏图书之处，以御史中丞掌之，后世因称御史台为兰台。有东汉时班固为兰台令史，受诏撰史，故后世亦称史官为兰台。"（《辞海》）兰台典藏十分丰富，包括皇帝诏令、臣僚章奏、国家重要率律令、地图和郡县计簿等。因兰台典藏档案最初是为监察弹劾百官之用，故后世也称御史台为兰台。

徐灵胎在乾隆二十五年（1760），奉诏入京为大学士蒋溥治病，因医术高明，乾隆留徐灵胎在宫中任医，并赐居"兰台"。"兰台"乃清代宫中藏书之地，徐灵胎虽在宫中居"兰台"阁仅短短五月，但他在"兰台"阅读并抄录了大量《本草》、医药经典和宫廷处方，极大地丰富了学识。回归故里后，一边行医看病，一边著书立说。《兰台轨范》，即是1764年自宫里回到家乡后完成的。同一时期，徐灵胎开设了兰台药局。为感念奉天子之诏入宫并赐居"兰台"阁，徐灵胎遂将"兰台"作为医书的书名和开设药局的店名，以示心意。

徐灵胎自行开设药局，其利有五。其中四利在《医学源流论·医必备药论》中详细论述，另一利在《慎疾刍言·治法》中论述。

其一，保证药物质量。其云："夫卖药者不知医，犹之可也；乃行医者竟不知药，则药之是非真伪，全然不问，医者与药不相谋，方即不误，而药之误多矣。"

其二，贮备待用丸散。其云："又古圣人之治病，惟感冒对疾，则以煎剂为主，余者皆用丸散为多。其丸散有非一时所能合者，倘有急迫之疾，必须丸散，俟丸散合就而人亡死矣。又有一病止须一丸而愈，合药不可止合一丸。若使病家为一人而合一料，则一丸之外皆为无用。惟医家合之，留待当用者用之，不终弃也。"

其三，贮备贵重之药。其云："又有不常用不易得之药，储之数年，难遇一用。药肆之中，因无人问，则亦不备，惟医者自蓄之，乃可待不时之需耳。"

其四，制备常用成药。其云："故为医者，必广求治法，以应病者之求。至常用之药，一时不能即合者，亦当豫为修制，以待急用。"（《慎疾刍言·治法》）

其五，制备外治围药。其云："若外治之围药、涂药、升药、降药，护肌腐肉，止血行瘀，定痛煞痒，提脓呼毒，生肉生皮，续筋连骨。又有熏蒸、烙灸、吊洗、点溻等药，种种各异。更复每症不同，皆非一时所能备，尤必须平时豫合。"

如上所述，医家自备药，其利有五。反之，只能是面对患者束手无策。如苏州顾某继室产后血臌案，应用抵挡汤却因备药不及，而用肉桂、黄连、人参、大黄、五灵脂成剂，下其瘀血，引至其他医生笑讥，幸而效佳。如案中记载："产后恶露不出，遂成血臌，医者束手，顾君之兄掌夫，余戚也，延余治之。余曰：此瘀血凝结，非桃仁等所能下，古法有抵当汤，今一时不及备，以唐人法，用肉桂、黄连、人参、大黄、五灵脂成剂，下其瘀血。群医无不大笑，谓寒热补泻并相犯之药合而成方，此怪人也。……是夕下瘀血升余，而腹渐平，思食。"（《洄溪医案·产后血臌》）

所以，徐灵胎强调："乃今之医者，既不知其方，亦不讲其法，又无资本以蓄药料。偶遇一大症，内科则一煎方之外，更无别方；外科则膏药之外，更无余药。即有之，亦惟取极贱极易得之一二味，以为应酬之具。则安能使极危极险极奇极恶之症，令起死回生乎？故药者医家不可不全备者也。"（《医学源流论·医必备药论》）

据考，"兰台药局"一成立，就受到了广大医者和患者的欢迎，驰名于江浙一带。药局成立之初，选址在嘉兴用里街，后迁至西河街，现位于嘉兴市建国路。药局自成立之始就管理甚严，凡进店从业者必须先熟读徐灵胎《兰台轨范》，要懂药理、明药性、工炮制；药物的进货、加工、制剂等，均有专人负责。药店还强调真诚为患者服务，店堂之中立有匾额一块，上书"谨慎真诚"四个大字，作为药店员工的座右铭。药局中膏、丹、丸、散一应齐备，其处方大多以清代《太医院方》为蓝本，并由徐灵胎本人加以订正，均选用药材地道，制作精良，尤其是细料的制作特别讲究，故而该店的各种制剂质量上乘，疗效可靠。在饮片的加工上，也强调规格一致，如法炮制。如参、芪、归、术之类，粗细分别切片，厚薄要求一致。由于徐灵胎重视药局的药品质量，注重员工的医德，使药局饮誉嘉兴乃至江浙。每到盛夏酷暑，便免费供市人服用药茶，以防暑解暑、清热解毒，并让这种良好风尚代代相传,久盛不衰。至今在嘉兴还有"乾隆年间老店"的盛誉。80年代初,嘉兴市中医院的有关人员,对这所建于清代的药店进行了考证,走访了药店员工及周围群众并得以证实。

五、专科临证

(一)内科

内科涉及范围广,病种复杂,在《洄溪医案》《伤寒论类方》《慎疾刍言》中均多有论述。徐灵胎在《兰台轨范·序》中,明确指出"欲治病者,必先识病之名,能识病之名,而后求其病之所由生。知其所由生,又当辨其生之因各不同,而病状所由异,然后考其治之之法。一病必有主方,一方必有主药"。临证中识病辨证,在《兰台轨范》中推荐了528首方治疗32门内科病证。

风门载风论,风方31首;痹、历节门载痹、历节论,痹、历节方10首;痿门列痿论,痿方6首;厥门列厥论,厥方5首;虚劳门列虚劳论,虚劳方19首;消渴门(附强中)列消渴论、强中论,消渴、强中方7首;伤寒门列伤寒论,伤寒6经治法方60首;百合门列百合论,百合方7首,附感冒方3首;寒热门列寒热论,寒热方6首;霍乱门附转筋,列霍乱、转筋论,霍乱、转筋方8首;痉门列痉论,痉方2首;癃闭利淋门列癃闭利淋论,列方21首;湿门有论、有方8首;暍门有论、有方8首;疟疾门有论、有方15首;痢门有论、有方17首;癫狂痫有论、有方11首;痰饮有论、有方23首;咳嗽门附肺胀,有论、有方17首;疝门有论、有方9首;喘门有论、有方6首;鼓胀水肿门有论、有方28首;肺痿门附肺痈,有论、有方5首;诸血门有论、有方37首;噎膈、呕吐门附关格,有论、有方30首;泄门有论、有方5首;积聚癥瘕门,有论、有方33首;虫门附狐惑，有论、有方 19 首；诸痛门有清痛论、头痛论，有方 16 首，心胃痛有论、有方 15 首，腰痛论有论、有方 8 首，腹痛论有论、有方 5 首；脚气门有论、有方 12 首；疫疠鬼疰门有论、有方 8 首；诸疸门附黄汗，有论、有方 18 首；情志卧梦门有论、有方 10 首。

以上病证论述之体例及内容，首选《黄帝内经》，次选《金匮要略》《伤寒论》，再选《诸病源候论》《千金要方》《千金翼方》《外台秘要》，也有采用宋以后的医著。徐灵胎根据以上著作，论述每种病的病因病机。每病必有专治主方，一病分几种，每种亦有主方。徐灵胎论述诸多门病证，本书以风证、咳嗽、血证、中暑、痢疾等病证为例，阐明其诊治观点。

1. 风证

徐灵胎认为，中风"名曰中风，则其病属风可知"，指出病因为风邪；而病机则为"内风与外风相煽"导致"痰火一时壅塞"；治疗"惟宜先驱其风，继清痰火，而后调其气血"。故患中风，祛风消痰为其治法大要，北方多兼寒宜散寒，南方多有火宜清火。但不应单纯使用温热滋补之剂，治疗应随症加减。如地黄饮子所治疗的中风瘖痱证，是因少阴气厥不至而表现为舌喑足痿，病机属于纯虚无邪，故由实邪引起的病症，不宜使用此方。《兰台轨范》中指出，中风在《黄帝内经》中即有论述。《素问·风论》提出了风证的病因病机及分类，指出"风之伤人也，或为寒热，或为热中，或为寒中，或为厉风，或为偏枯，或为风也"。按伤风的季节，分为肝风、心风、脾风、肺风和肾风；按部位可有脑风、目风眼寒等。徐灵胎在所列方剂中，提出"续命为中风之主方"的观点。

《慎疾刍言·中风》："风，北人多属寒，宜散寒；南人多属火，宜清火，而祛风、消痰则南北尽同。古方自仲景候氏黑散、风引汤而外，则续命汤为主方。续命汤共有数首，不外驱风，其随症加减，皆有精义。从未有纯用温热滋补，不放风寒痰火一毫外出，以致重病必死，轻病则使之不死不生。惟日服人参以破其家而恋其命，最可伤也！又有稍变其说者用地黄饮子，以为得阴阳兼补之法，亦大谬也。此方乃治少阴气厥不至，舌暗足痿，名曰痱症，乃纯虚无邪，有似中风，与风寒痰火之中风正相反，刘河间之书可考也。乃以此方治有邪之中风，其害相等。余每年见中风之症，不下数十人，遵古治法，十愈八九，服温补药者，百无一愈，未甚服补药者，尚可挽回；其不能全愈，或真不治者，不过十之一二耳！奈何一患此症，遂甘心永为废人，旁人亦视为必不起之症，医者亦惟令多服重价之药，使之直得一死而可无遗憾，岂不怪哉！愿天下之中风者，断勿以可愈之身，自投于必死之地也。"

（1）**酒风方**

主治：身热懈惰，汗出如浴，恶风少气。

组方：泽泻、白术各十分，麋衔五分，合以三指撮，为后饭。

（2）**侯氏黑散**

主治：大风，四肢烦重，心中恶寒不足者。

组方：菊花四十分，白术十分，细辛三分，茯苓三分，牡蛎三分，桔梗八分，防风十分，人参、矾石各三分，黄芩五分，当归、干姜、川芎、桂枝各三分。

（3）**风引汤**

主治：除热瘫痫。巢氏云：脚气宜风引汤。

组方：大黄、干姜、龙骨各四两，桂枝三两，甘草、牡蛎各二两，寒水石、滑石、赤石脂、白石脂、紫石英、石膏各六两。

（4）**防己地黄汤**

主治：病如狂状，妄行独语不休，无寒热，其脉浮。

组方：防己一分，桂枝、防风各二分，甘草一分。

（5）头风摩散

组方：大附子（泡）一枚，盐等分。

（6）越婢汤

主治：风水恶风，一身悉肿，脉浮不渴，续自汗出，无大汗者主之。

组方：麻黄六两，石膏半斤，生姜三两，甘草二两，大枣十五枚。

（7）小续命汤

主治：卒中风欲死，身体缓急，口目不正，舌强不能言，奄奄忽忽，神精闷乱，诸风服之皆验。

组方：麻黄、防己、人参、黄芩、桂心、芍药、甘草、川芎、杏仁各一两，防风一两半，附子一枚，生姜五两。

（8）录验续命汤

主治：中风痱，身体不能自收，口不能言，冒昧不知痛处，或拘急不得转侧。

组方：麻黄、桂枝、当归、人参、石膏、干姜、甘草、川芎各三两，杏仁四十枚。

（9）近效术附汤

主治：风虚，头重眩苦极，不知食味，暖肌补中益精气。

组方：白术二两，附子（泡去皮）一枚半，甘草（炙）一两。

（10）地黄煎

主治：热风，心烦闷，及脾胃间热，不下食方。

组方：生地黄汁、枸杞根汁各二两，生姜汁、酥各三升，荆沥、竹沥各五升，天门冬、人参各八两，茯苓六两，大黄、栀子各四两。

（11）三黄汤

主治：中风，手足拘急，百节疼痛，烦热心乱，恶寒，经日不欲饮食。

组方：麻黄五分，独活四分，细辛、黄芪各二分，黄芩三分。

（12）风痱方

主治：手足不遂，僵直。

组方：伏龙肝五升。

（13）蒸半身不遂方

主治：熨痹症。

组方：蚕沙两石。

（14）治风懿方

主治：半身不遂，手足拘急，身冷强直，不语或狂言，角弓反张，或食或不食，或大小便不利（治风懿之法与治风痱之法不相远）。

组方：竹沥一升。

（15）口眼㖞僻方

主治：中风面目相引，偏僻，牙车急，舌不转。

组方：牡蛎（熬），矾石（烧），附子（泡去皮），伏龙肝（等分）。

（16）口眼㖞斜又方一

大皂荚（去皮子）五两。

（17）口眼㖞斜又方二

主治：风着人面，引口偏着耳，牙车急，舌不得转。

组方：生地黄汁、竹沥各一升，独活（切）三两。

（18）开心肥健方

主治：老人及风燥者最宜。

组方：人参五两，大猪肪八枚。

（19）一切风虚方

组方：杏仁（去尖及两仁曝干）九升。

（20）竹沥汤

主治：此通经络之法。诸中风。

组方：竹沥二升，生葛根（按亦当用汁）一升，生姜汁三合。

（21）卒不得语方

组方：苦酒，芥子。

（22）中风不语方

组方：龟尿。

（23）地黄饮子

主治：中风，舌瘖不能言，足废不能行，此少阴气厥不至，名曰风痱。急当温之。

组方：熟地黄、山茱萸、五味子、肉苁蓉（酒浸）、石斛、麦冬、石菖蒲、远志、茯苓、桂心、附子（炮）、巴戟天（去心）等分，薄荷七叶。

（24）稀涎散

主治：急救吊痰开喉之法。中风，牙关紧急，并治单蛾、双蛾。

组方：江子仁六粒，牙皂三钱，明矾一两。

（25）豨莶丸

主治：口眼㖞斜，偏风，失音不语，时时吐涎。久服并眼目清明，髭须乌黑，筋骨强健。缓治之剂非一时救病之法。

组方：豨莶草。

（26）控涎丹（《三因极一病证方论》）

主治：下痰之方人实症实者用之。

组方：甘遂、大戟、白芥子等分。

（27）涤痰散

主治：中风，痰迷心窍，舌强不能言。主治心经之痰。

组方：南星（姜制）、半夏各二钱半，枳实、茯苓各二钱，橘红一钱五分，石菖蒲、人参各一钱，竹茹七分，甘草。

（28）胜金丸

主治：中风，忽然昏倒若醉，形体昏闷，四肢不收，风涎潮于上膈，气闭不通。

组方：生薄荷半两，猪牙、皂角各二两（捣碎水一升，二味一处浸，取汁，研成膏），瓜蒂末一两，藜芦二两，朱砂（许研）五钱。

（29）银液丹

主治：诸风痰涎蕴结，心膈满闷，头痛目运，面热心忪，痰唾黏稠，精神昏愦，及风涎潮搐并宜服之。

组方：天南星（为末）三分，朱砂（研飞）半两，铁粉、水银（结砂子）各三两，腻粉一两研，黑铅（炼十遍，称三两与水银结沙为小块，同甘草十两，水煮半日，候冷研）。

（30）疗风方

主治：眉落鼻坏，遍体生疮。

组方：角刺（烧灰）一二升，大黄（九蒸晒）。

（31）青州白圆

主治：风痰之要药。一切风，及小儿惊风，妇人血风，大人头风。

组方：胆南星三两，白附子二两，半夏七两，川乌（生用）半两。

2. 咳嗽肺胀

徐灵胎认为，咳嗽由风寒引起者，不可用熟地黄、麦冬、山萸肉、五味子等滋腻酸敛之品，以免补助外邪而致各种变证。对于张仲景治咳嗽方中加五味子，是用其配合干姜使用，可达一收一散的作用以治疗寒嗽之证，而非治疗风火咳嗽。《慎疾刍言·咳嗽》云："咳嗽由于风寒入肺，肺为娇脏，一味误投，即能受害。若用熟地、麦冬、萸肉、五味等滋腻酸敛之品补住外邪，必至咯血、失音、喉癣、肛痈、喘急、寒热。近者半年，远者三年，无有不死。盖其服此等药之日，即其绝命之日也。间有见几而停药者，或能多延岁月，我见以千计。故今之吐血而成痨者，大半皆由咳嗽而误服补药所致也。或云五味子乃仲景治嗽必用之药，不知古方之用五味必合干姜，一散一收，以治寒嗽之症，非治风火之嗽也。况加以熟地、麦冬，则受祸尤烈。又嗽药中多用桔梗，桔梗升提，甘桔汤中用之以载甘草上行，治少阴之喉痛，与治嗽宜清降之法非宜，服者往往令人气逆痰升不得着枕。凡用药当深知其性而屡试屡验，方可对病施治，无容冒昧也。"

徐灵胎在《兰台轨范》中，论及《素问·咳论》"五脏咳"和"六腑咳"的主要症状。五脏咳："肺咳之状，咳而喘息有音，甚则唾血。心咳之状，咳则心痛，喉中介介如梗状，甚则咽痛喉瘗。肝咳之状，咳则两胁下痛，甚则不可以转，转则两胠下满。脾咳之状，咳则右胠下痛，阴阴引肩背，甚则不可以动，动则咳剧。肾咳之状，咳则腰背相引而痛，甚则咳涎。"六腑咳："脾咳不已，则胃受之。胃咳之状，咳而呕，呕甚则长虫出。肝咳不已则胆受之。胆咳之状，咳呕胆汁。肺咳不已，则大肠变之。大肠咳状，咳而遗失。心咳不已则小肠受之。小肠咳状，咳而失气，气与咳俱失。肾咳不已，则膀胱受之。膀脱咳状，咳而遗溺。久咳不已，则三焦受之。三焦咳状，咳而腹满，不欲食饮。"此外，还论及《外台秘要》有"十咳"之说，分别为风咳、寒咳、支饮、肝咳、心咳、脾咳、肺咳、肾咳、胆咳和厥阴咳等，简要地列出了此十咳的症状。徐灵胎指出，"诸病之中，唯咳嗽之病因各殊，而最难愈，治之稍误，即贻害无穷"。提醒医家在诊治咳嗽时，要明确病因，审因论治，以免误治。在治疗喘病时应先别虚实，而后治之，其引用《黄帝内经》"邪气盛则实，精气夺则虚"的理论，指出"凡言盛者皆指邪气，凡言虚者皆指精气。凡盛虚有二种：有外感及别藏之气来乘而盛者，有本经之气血结聚而盛者；有外感及别藏之邪消伐而虚者，有本经之气血衰少而虚者。病情不同，治法亦异"。

（1）射干麻黄汤

主治：咳而上气，喉中作水鸡声，此汤主之。

组方：射干（十三枚一法）三两，麻黄、生姜各四两，紫菀、款冬花各三两，五味子半升，细辛三两，半夏（八枚一法）半升，大枣七枚。

（2）皂荚丸

主治：咳逆上气，时时唾浊，但坐不得眠，此方主之。

组方：皂荚（刮去皮酥炙）八两。

（3）厚朴麻黄汤

主治：咳而脉浮者此主之。

组方：厚朴五两，麻黄四两，石膏（如鸡子大）、杏仁、半夏各半升，干姜、细辛各二两，小麦一升，五味子半升。

（4）泽漆汤

主治：咳而脉沉者此主之。

组方：半夏半升，紫参（一作紫菀）五两，泽漆（以东流水五斗，煮取一斗五升）三斤，生姜、白前各五两，甘草、黄芩、人参、桂枝各三两。

（5）越婢加半夏汤

主治：咳而上气，此为肺胀，其人喘，目如脱状，脉浮大者主之。

组方：麻黄六两，石膏半斤，生姜三两，大枣十五枚，甘草二两，半夏半升。

（6）小青龙加石膏汤

主治：肺胀，咳而上气，烦躁而喘，脉浮者，心下有水，此主之。

组方：即小青龙加石膏二两煎法同（小青龙汤方见痰饮）。

（7）杏仁煎

主治：气嗽。

组方：杏仁（去皮尖）一斤，糖（疑是饴糖）一合，酥一合，生姜汁一合，蜜五合，贝母（另研末）八合，苏子（水研绞汁七合）一升。

（8）十味丸

主治：久嗽有声成肺痈者

组方：麻黄（去节）、白前各二两，桑白皮六两，射干四两，白薇三两，百部五两，地黄六两，地骨皮五两，橘皮三两。

（9）疗上气方

组方：葶苈（熬紫色为泥）五合，桑白皮、大枣各二十枚。

（10）鲤鱼汤

主治：上气，咳嗽有水声，身浮肿最妙。

组方：杏仁（熬）、贝母、桂枝各三两，橘皮、人参、甘草（炙）、厚朴（炙）、麻黄（去节）、茯苓、胡麻、白前各二两，生姜六两，半夏（洗）五两，鲤鱼五斤。

（11）观音应梦散

主治：老人虚。

组方：人参一寸，胡桃（不去皮）二枚。

（12）补肺阿胶散

主治：止嗽生津。

组方：阿胶一两半，马兜铃（焙）、恶实（炒）、甘草（炙）各一两，杏仁（七钱），

（13）清音丸

主治：咳，失音。

组方：桔梗、诃子各一两，甘草五分，硼砂三钱，青黛三钱，冰片三分。

（14）葶苈丸

主治：肺气咳　面目浮肿，喘促不安，小便赤色。

组方：甜葶苈（隔纸炒）、贝母（煨黄色）、木通各一两，杏仁、防己各二两。

（15）苏子煎

主治：上气咳嗽。

组方：苏子、生姜汁、生地汁、白蜜、杏仁各一升。

（16）苏子降气汤

主治：虚阳上攻，气不升降，上盛下虚，痰涎壅盛，胸膈噎塞，并久年肺气至效。

组方：苏子、半夏各二钱半，前胡、甘草（炙）、厚朴、陈皮各八分，当归二钱，沉香七分，姜三片，

（17）治久咳上气心胸烦热吐脓血方

主治：寒嗽。

组方：苏子、鹿角胶（炒）、杏仁（炒）各三两，姜汁一合，白蜜一盏，生地黄汁一合。

（18）麦冬汤

主治：火逆上气，咽喉不利，止逆下气，此主之。

组方：麦冬七升，半夏一升，人参、甘草各二两，粳米三合，大枣十二枚。

（19）小青龙汤

主治：心下有水气，干呕发热，或咳或痢，少腹满而喘。

组方：麻黄（去节）、芍药各三两，五味子半升，干姜、甘草（炙）、细辛、桂枝（去皮）各三两，半夏（汤洗）半升。

（20）葶苈大枣泻肺汤

主治：支饮不得息。

组方：葶苈子（熬令黄色捣丸如弹子大），大枣十二枚。

（21）桂苓五味甘草汤

主治：咳逆倚息不得卧。服小青龙已，多唾口燥，寸脉沉尺脉微，手足厥逆，气从小腹上冲胸咽，手足痹；其面翕热如醉状，因复下流阴股，小便难时，复冒者，与此汤治其气冲。

组方：茯苓四两，桂枝（去皮）四两，甘草（炙）三两，五味子半升。

（22）桂苓五味去桂加姜辛汤

主治：冲气即低，而反更咳，胸满者，以治其咳满。

组方：茯苓四两，甘草、干姜、细辛各三两，五味子半升。

（23）桂苓五味去桂加姜辛半夏汤

主治：咳满即止，而更复渴，冲气复发者，当遂渴而渴，反止者为支饮也。

组方：茯苓四两，甘草、细辛、干姜各二两，五味子、半夏各半升。

（24）桂苓五味去桂加姜辛半夏杏仁汤

主治：水去呕止，其人形肿者。

组方：前方加杏仁（去皮尖）半升。

（25）桂苓五味去桂加姜半夏杏仁大黄汤

主治：若面热如醉，此为胃热上冲，熏其面。

组方：前方再加大黄三两。

（26）麻黄附子细辛汤

主治：少阴始得病，反发热脉沉者。

组方：麻黄（去节）、细辛各二两，附子（泡去皮破八片）一枚。

（27）乌梅丸

主治：病者，静而时烦，因脏寒，蛔上入其膈，为蛔厥，当吐蛔。

组方：乌梅三百个，黄连一斤，黄柏六两，干姜十两，附子（泡）六枚，蜀椒（熬去汗）四两，桂枝六两，细辛六两，人参六两，当归四两。

（28）金珠化痰丸

主治：胸膈烦闷，涕唾黏稠，痰实咳嗽，咽溢不利。

组方：辰砂（研飞）二两，生白龙脑（细研）半两，皂荚子（炒黄色）、白矾（光明者于铁石器内熬汁尽冷研）、鈆白花（细研）、天竺黄（研）各一两，金箔（为衣）二十片，半夏（汤洗七次，用生姜一两去皮同捣细作饼，炙微黄色）四两。

（29）人参蛤蚧散

主治：二三年间，肺逆喘嗽，咳吐脓血，满面生疮，遍身黄肿。

组方：蛤蚧（全者河水浸五宿，逐日换水，洗去腥气，酥炙黄）一对，杏仁五两，甘草（炙）三两，人参、茯苓、贝母、知母、桑白皮各二两。

3. 痢

徐灵胎认为，痢疾有多种，病症不一，应该随症治疗。阴证危症痢疾，则可用人参、附子、干姜等；暑热毒邪之痢疾，可遵仲景，以黄芩汤为主方加减使用；而对于久痢虚乏之人，可适当辨证用六味汤及人参、黄芪等药补益。《慎疾刍言·痢疾》云："痢有数种，误治则生死立判。凡脾气不实，饮食不化，昼夜无度，无红白积者，此为脾泻。其方不一，当随症施治。若伤寒传入阴经，下痢清谷，脉微厥冷，此为纯阴之危症，非参、附、干姜不治，患此者绝少。若夫夏秋之月，暑邪入腑，脓血无度，此名滞下；全属暑热之毒，蒸肠烂胃，与阴寒之痢，判若水火。仲景以黄芩汤为主而因症加减，此千古不易之法。今乃以暑毒热痢，俱用附、桂、姜、茸，始则目赤、舌焦，号痛欲绝，其色或变如豆汁，或如败肝，热深厥深，手足逆冷，不知其为热厥，反信为真寒，益加桂、附，以至胃烂肠裂，哀号宛转，如受炮烙之刑而死。我见甚多，惟有对之流涕。更有用六味汤及参芪等补药者，于久痢虚乏之人，或有幸中，若邪气未清，非成痼疾，即至不救。盖治痢之方甚多，博考古书，自能穷其变化，何得以不入痢症之药，每投必误也。"

徐灵胎在《兰台轨范》中，将《金匮要略》有关痢疾条文集成，使痢疾的诊断、治法了然于目；在引用《诸病源候论》时，将痢疾的分类和相应的症状列出以供参考。辨证选方上，徐灵胎认为，桃花汤为治疗下焦滑脱之痢疾，甘草泻心汤治上焦不和之痢疾，黄芩汤为热痢之主方，干姜黄连黄芩人参汤为痢疾之正方，《夷坚甲志》中雄黄丸治暑毒痢，《外台秘要》中主赤白痢方治血热之痢，而《太平惠民和剂局方》诃黎勒丸则为温湿之剂，可用于治疗痢疾后期，胃肠积寒证。

（1）桃花汤

主治：下痢，便脓血。

组方：赤石脂（一半剉一半筛末）一斤，干姜一两，粳米一升。

（2）白头翁汤

主治：热痢下重。

组方：白头翁、黄连、黄柏、秦皮各三两。

（3）紫参汤

主治：下痢肺痛。

组方：紫参半斤，甘草三两。

（4）诃梨勒散

主治：气痢。

组方：诃梨勒（煨）十枚。

（5）甘草泻心汤

主治：伤寒中风，医反下之，其人下痢日数，行谷不化，腹中雷鸣，心下痞鞭而满，干呕，心烦不得安者。

组方：甘草（炙）四两，黄芩、干姜各三两，半夏半升，黄连一两，大枣十二枚。

（6）黄芩汤

主治：热痢之主方。太阳与少阳合病，自下痢者，与黄芩汤。若呕者，黄芩加半夏生姜汤，若伤寒本自寒下，医复吐下之，寒格更逆吐下，若食入口即吐，干姜黄连黄芩人参汤主之。

组方：黄芩三两，甘草、芍药各二两，大枣十二枚。

（7）黄芩加半夏生姜汤

组方：黄芩汤加半夏半升，生姜三两，煎服法同。

（8）干姜黄连黄芩人参汤

主治：痢疾之正方。

组方：干姜、黄连、黄芩、人参各三两。

（9）赤石脂禹余粮汤

主治：伤寒服汤药，下痢不止，心下痞硬，服泻心汤已，复以他药下之，痢不止，医以理中汤与之，痢益甚，属痢在下焦者。

组方：赤石脂（碎）、禹余粮（碎）各一斤。

（10）雄黄丸

主治：暑毒痢。

组方：独炼雄黄，蒸饼和药，甘草作汤，服之安乐，别作治疗，医家大错。

（11）柴胡加芒硝汤

主治：伤寒，胸满而呕，日晡所发，潮热已，而微痢，先以小柴胡解外，后以此主之。

组方：柴胡汤方，加芒硝二两。

（12）瓜蒌散

主治：五色痢久不愈者。

组方：瓜蒌（以炭火煨，存性，盖地上，出火毒）一个。

备注：研细温酒服尽。

（13）疗热毒痢血片脐下绞刺痛方

主治：血痢之主方。

组方：升麻、地榆、茜草、黄连各六分，犀角四分，生地黄八分，栀子、薤白、香豉各二合。

（14）主赤白痢方

主治：血热之痢。

组方：黄连二两，阿胶四片。

（15）疗五疳蒸下痢方

主治：痢下，兼治虫。

组方：苦参、青葙子、甘草（炙）各三两。

（16）薤白汤

主治：伤寒下痢，如烂肉汁，赤白带下，伏气腹痛，诸热毒并皆治之。

组方：豉（绵裹）半斤，薤白一把，栀子（大者破之）七枚。

（17）诃梨勒丸

主治：肠胃积寒，久痢纯白，或有青黑，日夜无度。

组方：肉豆蔻（去皮）、木香、干姜（泡）各二十两，缩砂仁、诃梨勒皮、川乌头（泡去皮脐）、白矾（煅）各二十分，龙骨（洗）、赤石脂各八十两。

（18）葛根汤

主治：太阳病，项背强，无汗恶风者；又治太阳阳明合病，自下利者。

组方：葛根四两，麻黄（去节）三两，桂枝（去皮）二两，芍药（切）二两，甘草（炙）二两，生姜（切）三两，大枣（擘）十二枚。

（19）葛根黄芩黄连汤

主治：太阳病误下，利遂不止，喘而汗出者。

组方：葛根半斤，甘草（炙）、黄芩各二两，黄连三两。

（20）当归四逆汤

主治：手足厥冷，脉细欲绝，脉浮革，因而肠鸣者。

组方：当归、桂枝、芍药各三两，细辛二两，大枣二十五枚，甘草、通草各二两。

（21）大承气汤

主治：伤寒十余日，吐下后不解，晡时发潮热，独语如见鬼状，寻衣摸床，胃中有燥屎者。

组方：大黄（酒洗）四两，厚朴（去皮炙）半斤，枳实（炙）五枚，芒硝三合。

（22）小承气汤

主治：汗多，微发热，不恶寒，或小便数而大便硬，谵语者。

组方：大黄四两，厚朴（去皮炙）二两，枳实（炙）三枚。

（23）四逆散

主治：少阴传经，热邪四逆，或咳或悸，或小便不利，或腹中痛，或泄痢下重者。

组方：甘草（炙）、枳实（破水渍炙干）、柴胡、芍药各十分。

（24）四逆汤

主治：脉沉，体痛，温温欲吐，下利清谷，手足厥冷，内寒外热，脉微欲绝。

组方：甘草（炙）二两，干姜一两半，附子（生用去皮破八片）一枚。

（25）白通汤

主治：少阴下痢，寒痢。

组方：葱白四茎，干姜一两，附子（生用去皮破八片）一枚。

（26）白通加猪胆汁方

主治：服白通汤利不止，汗出而厥逆，无脉，干呕而烦者。

组方：即白通汤煎成，纳人尿五合，猪胆汁一合，分温再服。

（27）四逆加人参汤

主治：痢后亡血。

组方：四逆汤加人参。

（28）通脉四逆汤

主治：下利清谷，里寒外热，汗出而厥者。

组方：加干姜一倍。

（29）猪肤汤

主治：少阴病，下痢咽痛，胸满心烦者。

组方：猪肤一斤。

（30）生姜泻心汤

主治：胃中不和，心下痞硬，干噫食臭，胁下有水气，腹中雷鸣下痢。

组方：生姜四两，甘草（炙）、人参、黄芩各三两，半夏、干姜各一两，大枣十二枚。

（31）乌梅丸

主治：蛔厥。病者，静而时烦，因脏寒，蛔上入其膈。

组方：乌梅三百个，黄连一斤，黄柏六两，干姜十两，附子（泡）六枚，蜀椒（熬去汗）四两，桂枝六两，细辛六两，人参六两，当归四两。

（32）威喜丸

主治：饮食积滞，虫痞，胀满，久痢久疟，沉冷积寒。

组方：广木香、肉豆蔻各四钱，干姜（泡炒）二钱五分，巴豆（去皮心及油炒研）二十粒，杏仁（去皮尖研）四十粒，百草霜（加茯苓亦可）五钱。

4. 诸血证

徐灵胎认为，血证多因伤风、咳嗽引起，因虚劳伤损而起者较少，前者为患，不可用熟地黄、人参、麦冬、五味子等滋补酸敛之品，以致敛邪入里，咳嗽不止。若吐血而嗽者，治宜清肺降气，略进补阴之品。若血从络出，当用补络之药，以填损处即愈。《慎疾刍言·吐血》云："五十年前，吐血者绝少，今则年多一年。其症本皆可愈，而多不治者，药误之也。盖血症因伤风咳嗽而起者，十之七八，因虚劳伤损而起者，十之一二。乃医者概以熟地、人参、麦冬、五味等滋补酸敛之药，将风火痰瘀俱收拾肺管，令其咳嗽不止，元气震动，津液化痰，不死何待？凡风寒补住，必成痨病，无人不知，今竟无一人知之矣。盖吐血而嗽者，当清肺降气，略进补阴之品；其不嗽者，乃喉中之络破，故血从络出，并不必服药，其甚者，只取补络之药以填损处，自可除根，即不服药，亦能自愈，历试不爽。乃病者进以不服药之说，则虽或面从，背后必非笑随之，进以熟地、麦冬、人参、五味等药，则甘心就死。前者死矣，后者复然，岂非命乎！"

（1）血枯方（《素问》）

以四乌鲗骨、一藘茹，二物并合之，丸以雀卵，大如小豆，以五丸为后饭，饮以鲍鱼汁，利肠中及伤肝也。

备注：后饭，先药后饭也。乌鲗即乌贼。主治女子赤白漏下，令人有子。藘茹即茜草，能益精通经。雀卵即麻雀卵，补精血，主治阴痿。鲍鱼即淡干鱼，石首为胜，能通血脉益阴气。

（2）柏叶汤

主治：吐血不止。

组方：柏叶、干姜各三两，艾三把。

（3）泻心汤

主治：心气不足，吐血，衄血，此汤主之。

组方：大黄二两，黄连、黄芩各一两。

（4）滋血润肠汤

主治：血枯及死血在膈，饮食不下，大便燥。

组方：当归三钱，白芍（煨）、生地各一钱半，红花、桃仁（炒）、大黄（酒煨）、枳壳各一钱，韭汁（酒）半盏。

备注：八味以水一钟半，煎七分，食前服。

（5）吐血方

组方：地黄汁半斤，大黄生末一方寸。

（6）犀角地黄汤

主治：伤寒及温病，应发汗而不汗之，内蓄血者，及鼻衄吐血不尽，内余瘀血，大便黑，面黄。消瘀血。

组方：犀角一两，生地黄八两，芍药三两，丹皮二两。

（7）四生丸

主治：吐血，衄血，血热妄行。

组方：生荷叶、生艾叶、侧柏叶、生地黄等分。

（8）白及枇杷丸

主治：咯血。

组方：白及一两，枇杷叶（去毛蜜炙）、藕节各五钱。

备注：为细末，另以阿胶五钱，蛤粉炒，用生地黄汁调之，火上顿化，入前药为丸，如龙眼大，每服一丸（此主治：肺血之方枇杷藕节只宜作汤为丸非法）。

（9）皮肤血汗方

主治：血汗。

组方：郁李仁（去皮研）一钱，以鹅梨捣汁调下。

（10）汗血方

主治：血汗。

组方：用人中白，新瓦焙干，入麝香少许，温酒调服，立效。

（11）诸窍出血方

组方：头发、败棕、陈莲蓬（并烧灰）等分。

备注：三味，每服三钱，木香汤下。

（12）舌上出血如孔钻者方

主治：舌上出血如孔钻者。

组方：煎香薷，饮汁服。

（13）舌血不止方

主治：舌血不止者。

组方：用槐花炒为末，糁上（蒲黄炭亦可糁）。

（14）齿龈出血方

主治：齿龈出血。

组方：竹茹四两，醋浸一宿含之。

（15）酒醉牙齿涌血法

主治：酒醉牙齿涌血。

方法：烧钉赤，烓血孔中，即止（此烙法也）。

（16）雄黄麝香散

主治：牙龈肿烂，出血。

组方：雄黄、血竭、白矾（枯）各一钱半，麝香一字，铜绿、轻粉、黄连、黄丹（炒）各一钱，共为末，研匀，敷患处。

（17）牙缝出血方

主治：牙缝出血。

组方：以纸纴子，蘸干蟾酥少许于血处，按之立止。

（18）黄连散

主治：齿缝间出血，吃食不得。

组方：黄连、白龙骨、牙硝各一两，白矾一分，龙脑一钱。

备注：为细末，每用少许，敷牙根上。

（19）满口齿血出方

主治：满口齿血出。

组方：枸杞子为末，煎汤漱之，然后吞下，立止。根亦可。一方用子汁含满口，更后吃。

（20）牙宣方

主治：牙宣。

组方：用棉花核，煅灰擦。

（21）鼻衄血三升气欲绝方

组方：龙骨末一，枣核许微，以气吹入鼻中，即断更出者更吹之。

（22）茅花汤

主治：鼻衄。

组方：茅花，每服三钱，煎服，不拘时。

（23）地黄散

主治：鼻衄久不愈。

组方：生地黄、熟地黄、地骨皮、枸杞子，等分，焙干，为末，蜜汤调下。

（24）疗淋血方

主治：血淋。

组方：苎麻根十枚，水五升，煮取二升。

（25）小便出血方（《外台秘要》）

主治：小便出血。

组方：龙骨末二方寸匕，酒一升，服之日三。

（26）瞿麦散

主治：血淋，尿血。

组方：瞿麦穗、赤芍、车前子、白茅根、赤茯苓、桑白皮、石韦（去毛）、生干地黄、阿胶（炒）、滑石、黄芩、甘草（炙）各二钱。

（27）神效方

主治：血淋。

组方：海螵蛸、生干地黄、赤茯苓等分，为细末，每服一钱，用柏叶、车前子煎汤下。

（28）发灰散

主治：血淋，小便出血如尿。

组方：乱发（烧灰入），麝香（少许），每服一钱，用米醋温汤调下。

（29）玉屑散

主治：尿血并五淋砂石，疼痛不可忍受者。

组方：黄芪、人参等分。

（30）鹿角胶丸

主治：房劳伤，小便尿血。

组方：鹿角胶半两，没药（另研）、油头发绳各三钱。

（31）黄土汤

主治：近血，下血，先便后血。

组方：甘草、干地黄、白术、附子（泡）、阿胶、黄芩各三两，灶中黄土半斤。

（32）赤小豆当归散

主治：远血，下血，先血后便。

组方：赤豆（浸令芽出，晒干）三升，当归三两。

（33）牛角䚡灰散

主治：卒下血。

组方：黄牛角䚡（烧赤色，为细末，煮）一具，豉汁（和，服，重者日三）二钱。

（34）猪脏丸

主治：大人、小儿大便下血，日久多食易饥，腹不痛里不急。妇人血崩亦良。

组方：先用海螵蛸（炙黄去皮）白者为末，木贼草煎汤，调下三日后，效后，用黄连二两，嫩猪脏（去肥）二尺。

（35）又猪脏丸

主治：痔漏下血。

组方：猪脏（洗净，捏干）一条，槐花（炒为末，填入脏内，两头扎定，石器内米醋煮烂）。

（36）抵当汤

主治：蓄血。伤寒六七日，少腹硬，小便自利，其人如狂，喜忘，大便黑者。

组方：水蛭（熬）、虻虫（去翅足熬）各三十个，桃仁（去皮尖）三十个，大黄（酒浸）三两。

（37）抵当丸

主治：瘀血。伤寒有热，少腹满，小便不利利者。

组方：水蛭二十个，虻虫二十五个，桃仁（去皮尖）二十个，大黄三两。

（38）桃核承气汤

主治：太阳病不解，热结膀胱，如狂，小腹急结者。

组方：桃仁（去皮尖）五十个，桂枝（去皮）二两，大黄四两，芒硝、甘草（炙）各二两。

（39）大黄蛰虫丸

主治：五劳虚极，羸瘦腹满，不能饮食，食伤忧伤，饮伤房室，伤饥伤劳，伤经络，荣卫气伤，内有干血，肌肤甲错，两目暗黑。

组方：大黄（蒸）十分，黄芩二两，甘草三两，桃仁一升，杏仁一升，芍药四两，干地黄十两，蛴螬一升，干漆一两，虻虫一升，水蛭百枚，蛰虫半斤。

（40）百花煎

主治：吐血，咳嗽。

组方：生地黄汁、藕汁、黄牛乳各一升，胡桃（研细）十枚，黄明胶（炙燥末，阿胶尤佳）半两，生姜汁半升，干柿（细研）五枚，大枣（煮，去皮核，研烂）二十一枚，清酒一升，秦艽（末，秦艽味太苦，当用薄荷或苏子汁）半两，杏仁（研细）三两。

（41）人参蛤蚧散

主治：二三年间，肺逆喘，咳吐脓血，满面生疮，遍身黄肿。

组方：蛤蚧（全者河水浸五宿，逐日换水洗，去腥气，酥炙黄）一对，杏仁五两，甘草（炙）三两，人参、茯苓、贝母、知母、桑白皮各二两。

（42）琼玉膏

主治：虚劳，干咳。

组方：生地黄（若取鲜生地黄汁，用十斤）四斤，白茯苓十二两，白蜜二斤，人参六两。有加沉香、血珀粉，各一钱五分。

（43）龙脑鸡苏丸

主治：上焦热，除烦解劳，去肺热，咳衄，血热，惊悸，脾胃热，口甘吐血。肝胆热，泣出，口苦，肾热，神志不定。上而酒毒，膈热消渴。下而血滞，五淋，血崩。

组方：薄荷一斤，生地黄（另为末）六两，黄芩、新蒲黄（炒）、麦冬、阿胶（炒）、人参（俱为末）、木通、银柴胡（木通沸），（汤浸一日夜，绞汁）各二两，甘草一两半，黄连一两。

（二）外科

王孟英赞扬徐灵胎曰："洄溪神于外科，读其所评《外科正宗》等书，已见一斑。是编列案仅十余条，然各大症治法略备，洄痈疽家赤文绿字之书也，可不奉为圭臬哉。"（《洄溪医案·筋瘤》）从徐灵胎的著作可见，其非常强调外治法，外科诸案，更是匠心独具，疗效卓著。

1. 外科本于内科

徐灵胎认为，"凡言外科者，未有不本于内科者也"（《疡科心得集·序》）。擅内科者，必善辨识病症，"凡辨形察色，以知吉凶，及先后施治，皆有成法"（《医学源流论·疡科论》）。外科之理，必当分清气血阴阳。因此，强调指出："故外科之道，浅言之，则惟记煎药数首，合膏围药几料，已可以自名一家；若深言之，则经络脏腑、气血骨脉之进，乃奇脉怪疾，千态万状，无不尽识；其方亦无病不全，其珍奇贵重难得之药，亦无所不备；虽遇极奇险之症，亦了然无疑。此则较之内科为更难，故外科之等级高下悬殊，而人之能识其高下者，亦不易也。"（《医学源流论·疡科论》）论中阐明习外科者必须深明经络脏腑、气血骨脉之理，强调"此必平日讲于内科之道而通其理，然后能两全而无失。若不能治其内症，则并外症亦不可救，此则全在学问深博矣"。如此临证才会了然无疑，得心应手。"若为外科者不能兼，则当另请名理内科为之定方"（《医学源流论·疡科论》）。可见，内科治疗对于外科治疗的重要性。所以，治痈疽疮疡，要辨清阴阳寒热虚实，绝不能仅知几张方子，合几料丸散，就算外科。"必读书、临证二者皆到，然后无误……此必平日讲求内科之道而通其理，然后能两全而无失"（《外宗正科·脑疽门》）。

外科常需内外同治，外治同时亦可采取内治方法。徐灵胎指出："诸痛痒疮，皆属于火；脓流肉腐，皆伤于阴。凡属外证，总以清火养阴为主而加开胃健脾之药，人参止用钱许，数剂即止，此从古一定之法。"（《洄溪医案·项疽》）。外科危重急险之症，常加用护心丸内服以安神排毒。又曰："至于内服之方，护心托毒，化脓长肉，亦有真传，非寻常经方所能奏效也。"其目的在于，"令毒不内攻"。在《洄溪医案》中，记载了诸如郡中朱姓患项疽案、同学沈自求项疽案、苏州章倚文夫人项疽案、白龙桥吴时臣对口案、平湖徐抢斋对口案、洞庭吴姓发背案、周庄陆姓发背案、郡中唐廷发对心发案等外科险急病症，均是用内外合治之法而愈。如《洄溪医案·发背》云："洞庭吴姓，从徐州经纪返棹，背起粟粒，深紫色而痛应心，周围肌肉皆不仁，知非轻证，未至家而就余治。余辞不能，再三恳求，姑用围药束之。稍定，病者谓我尚未到家，当归处分家事，求借一廛，如果不治，死无余憾。归二日而复来，其疮不甚大，顶微高而坚黑，当用刀挑破，方可上药。以洋刀点之，洋刀坚利非凡，竟不能入。用力挑之，刀头折，乃用金针四面刺之，以泄毒气。内托外敷，其方屡变，然后脓从四旁出，顽盖自落，约深半寸，脊骨隐露，其尖亦腐去，急以生肌散填补之，内服峻补之剂，两月而肉满皮完。此九死一生之证，不早为外束内托，则焦骨攻脏，无生理矣。"背发疮疡，实为邪毒内伤，郁而外发。故以外治法排脓，速消毒出，内服药补气生肌，助邪外出。外科病加以内治，或内外同治，方能从病因而治，此可谓急则治其标，缓则治其本。

2. 外科三慎三忌

徐灵胎认为，"盖外科病不治者绝少，皆由医之不得其道，所以动手辄误，病变日增，而药无一验，即束手无策矣"（《洄溪医案·项疽》）。因此，指出外科"较之内科为更难，故外科之等级高下悬殊，而人之能识其高下者，亦不易也"（《医学源流论·疡科论》）。徐灵胎在《洄溪医案》《医学源流论》中，及批注《外科正宗》《疡科选粹》等书时，多次指出外科的"三慎"和"三忌"问题，以提醒医者注意。

（1）外科"三慎"

①慎汗

汗法适用于疮疡初期，或其他各期而有表证者。若疮疡破溃日久，正气虚弱，则不可汗，汗多有亡阳、损阴之虞。徐灵胎则认为，应该慎用汗法，在批注《外科正宗·疔疮论第十六》中，指出"以上五疔，相应五脏……用针于红丝尽处挑断出血，寻至初起疮上挑破，俱用蟾酥条插入，膏盖，内服汗药散之自愈……如项之以下者，三阴受毒，即当艾灸，灸之不痛，亦须针刺、插药方效；随后俱用蟾酥丸，冬月万灵丹发其大汗，毒方得解，庶不稽留毒气，致生变症"。明代陈实功《外科正宗·脑疽门》："凡治此症，必内分虚实，外辨阴阳，体顺天时，察其病理，七日以前疮势未成者，当通窍，以汗发之。以汗发之……予尝治此及诸发背初起未成者，用披针当顶点入知痛处，出其恶血，通其疮窍，随插蟾酥条直至疮底，外用膏盖；内服万灵丹或蟾酥丸发其大汗，解散内蕴之毒。"徐灵胎就《外科正宗》上述治法，明确指出"发大汗，必致阳脱不救"。

②慎下

外科诸病，与火毒关系密切。《疡科选粹》认为，"凡痈疽始作，须以大黄等药疏转利之"。徐灵胎则不同意采用此法，其在批注中表明观点"此说真误，断不可行"，易致表邪内陷，成险恶证。已化脓肉腐者，"脓流肉腐，皆伤于阴"，下之则虚其虚，病必不愈而甚。此种情况下，宜采用清热泻火解毒之法。只有在毒盛邪结，非下而邪不去或毒不消的情况下，才宜使用下法。《外科正宗·杨梅疮论第三十六》云："夫杨梅疮者，以其形似杨梅；又名时疮，因时气乖变，邪气凑袭；又名绵花疮，自期绵绵难绝。有此三者之称，总由湿热邪火之化……精化者，毒在骨髓，未透肌肤，宜服九龙丹通利大小二便以泻骨中之毒，甚者二服皆可。"在批注中，徐灵胎阐明杨梅疮慎下。例如，其在《（徐批）疡科选粹》瘰疬门记载，有妇人患瘰疬伴有经闭，用玉烛散。徐灵胎持反对意见，认为玉烛散方中硝、黄，对此患者不宜妄用。因疮疡托毒排脓，全靠正气，若妄用攻泻，反致正伤邪陷，不能托毒外出，病反缠绵。然若毒盛邪结者，就当用下法。

③慎补

外科病症，因多与火毒有关，故慎用温补。在《（徐批）疡科选粹》卷二中，徐灵胎指出："古方多用人参，故攻散消通寒热托补之药，可以并行不悖。今以人参为难得之药，不能常用，尤宜仔细。如表散寒凉等味，不可过剂。"《外科正宗》在痈疽疮疡门的各章节中，介绍运用人参的病案颇多。如治发背一案，竟用人参达五斤多，对此徐灵胎一一加以批注。其在《洄溪医案·项疽》中亦指出："其用温补，乃后世讹传之术，无不阴受其害。"并载有横泾钱某之女腿痈案，说明此中之危害。该案记载："素有痞块，从腹入少腹；又从少腹入环跳之下，大腿外臁，变成大痈。脓水淋漓成管，管中有饭粒流出，真不可解，日渐狼狈，诸医束手。其父泣而告余曰：寒俭之家，服人参已费百金，而毫无效验，惟有立而视其死耳。余曰：人参不可长继，祛脓填漏，外科自有正方也。乃为合治漏之药，内服外敷，所服末药，亦有从疮口流出者，继乃渐少，胃气亦开，肌肉内生，数月之后，痂结筋舒。前此从未生育，期年怀孕生子。凡治病各有对证方药，非可以泛治之方，图侥幸也。"（《洄溪医案·腿痈》）徐灵胎治此案例，用内服外敷之法而数月告愈。

外科阴毒，亦不可乱用温补。如平湖徐抢斋阴毒对口案，患者"颈项漫肿而色紫，有头如痘者百余，神烦志乱，医者束手"。徐灵胎认为"此乃阴毒，兼似有祟"，遂"用药外敷之，色稍鲜，肿亦稍消。明晨视之，色转淡红，其如痘者，俱出微脓而低软，中聚一头，亦不甚大，势已消其十之三，神亦渐清，而思饮食"。因"病虽属阴，亦不可用热药以增火邪，惟和血通气，使荣卫充盈，使血中一点真阳透出，则阴邪自退。若用热补，则反助毒火，而生机益绝。故治外科之阴证，非若伤寒之阴证为外感之寒邪，可专用桂附以驱之也。今之号外科者，惟拾内科之绪论，以热可御寒，则贻害不少矣"（《洄溪医案·对口》）。

（2）外科"三忌"

①忌早开刀、早用蚀药

徐灵胎反对早以针刺破疮肿、早用腐蚀药。《外科正宗·脑疽论第十六》"神妙拔根方"下，论述治脑疽、发背阴症的方法。其中，言："十日以前，用披针当顶插入，知痛处方止，随用蟾酥条插至孔底，每日二条膏盖。三日后，加添插药，其根高肿作疼，外用神灯照法，助阴为阳。插、照七日，其疮裂缝流脓；至十三日，其根自脱。如日多根深蒂固不能脱者，披针取之，内用玉红膏。"而徐灵胎坚决反对此法，在批注中指出："凡疮未成，一见血则毒走肌伤，轻者变重，重者必死，况有插入药条，以致痛极腐烂，断无消理。此等恶法，害人不浅。"临床上，脓尚未成，过早使用腐蚀药，筋肉易伤，脓腐难去，疔毒走散，甚则现走黄危候。

②忌不分阴阳，乱用火灸

自宋以降，治外科疮疡，不分阴阳寒热，首先用火灸之，谓"以火引火"之法，《外科正宗》《疡科选粹》亦承其法。如《外科正宗·痈疽治法总论第二》云："痈疽发背怎生医，不论阴阳先灸之，不痛灸至痛，疼灸不疼时。"徐灵胎批曰："阳毒及头面忌灸"，怒批"此说误人不少，同道中有人专用此法，医尚不悟，后用以自治，竟至殃殒命。可怜可叹"。指出火灸之法"若用于纯阴之症则可，若用于阳症，毒随火散，未有不大坏者"。因此，强烈提出"阳毒及头面忌灸"的治疗原则。

③忌滥施毒烈之品

外科疾病治疗，常常应用水银、砒石、硫黄、焰硝、枯矾等毒烈峻猛之品。徐灵胎认为，"此法误人不浅，目击几人致死"，愈病者有之，而误人乃至中毒死亡者亦有之，而告诫慎用之。徐灵胎在对《外科正宗》《疡科选粹》等书进行批注时，阐明滥施毒烈之品的危害。汞、砒之类，因其毒性大，腐蚀力强，过量或使用不当，可能损伤筋骨。

3. 外治当重围药

外科病症的治疗一般以外治法为主，在外治法中，徐灵胎最重围药。其言"外科之法，最重外治；而外治之中，尤当围药"（《医学源流论·围药论》）；并在《医学源流论·围药论》中，阐述了围药的作用及机理、使用范围和使用方法等。

《慎疾刍言·外科》云："最重围药，束其根盘，截其余毒，则顶自高而脓易成。继则护心托毒治其内，化腐提脓治其外。"围药，有束毒截毒、化腐提脓的作用。其中，束毒、截毒是其关键，即"惟围药能截之，使不并合，则周身之火毒不至矣。其已聚之毒，不能透出皮肤，势必四布为害。惟围药能束之使不散漫，则气聚而不外泄矣"（《医学源流论·围药论》）。其使用范围，"不但初起为然，即使脓成收口，始终赖之，一日不可缺"。因疮疡初起，可以使之清解消散；毒已结聚，可以促使疮面缩小，防止扩散，并促使成脓溃破；破溃之后，余肿未消者，可以用之消肿，截其余毒；即使毒尽肿消者，还可以生肌收口，所以在外科中，围药"一日不可缺"。

"围药之方，亦甚广博"，且"随症去取"，用药灵活。对于外科某些病症，围药效果尤佳。如鬈疽用围药极好，疮毒大者必多头，最宜围药。如冲和膏乃因于风痰之围药、四虎散乃因于寒痰之围药、金黄散为因于火毒之围药等。围药运用时，"大段以消痰拔毒，束肌收火为主；而寒热攻提、和平猛厉，则当随症去取"。《洄溪医案·项疽》案中，详细记载了使用围药时，如何随证变化换药，以及如何用围药收功。如郡中朱姓患项疽案记载："大痛彻心，时时出血。延医施治，漫肿滋甚，神思昏迷，束手待毙。"徐灵胎诊后，急用围药裹住根盘，敷以止血散，饮以护心丸，痛缓血止，神安得寝。如案中所记载："明日前医来，告以故。医谓同一金黄散，我用无效，彼用神验，此命运不同，非药异也。彼盖不知围药每病各殊耳。疮口已定，乃大托其脓，兼以消痰开胃之品，饮食渐进，坐卧皆安，两月而愈。凡治痈疽之法，在视其人之肥瘠、瘦弱之躯，尤忌见血。疮口若大，则肌肉难生，所以最重围药。其方甚多，不可不广求而预备也。"

又如，徐灵胎的同学沈自求之项疽案中记载："丧子，忧愁郁结，疽发于项，调治无效。项三倍疮口，环颈长尺余，阔三寸，惟近咽喉处二寸未连，而枕骨直下之筋未断，血流不止。"在患者的再三坚持下，徐灵胎同意给予治疗。"先进护心丸二粒，令毒不内攻。又付止血散止其血，外用围药厚涂束其根，更以珠黄等药，时时敷疮口上，其膏药长一尺三寸，再以黄芪四两煎汤，煎药服之"。病势定而饮食稍进，数日血止脓成，肌与腐肉，方有界限。疮口太大，皮肉不能合，又"以生肌等药，并参末厚涂而封之，月余口乃合"。此案详细记述了内服外用法的运用，随病情变化而变更药物，以及不同时间不同围药的功用。

围药之用，当适时精当，无一虚设；不知其中玄妙，不可轻改。据《洄溪医案·项疽》记载，苏州章倚文夫人项疽案："体质本弱，平时饮食绝少，忽患项毒，平漫不肿，痛辄应心。医者谓大虚之证，投以峻补，毒伏神昏，奄奄一息。"徐灵胎认为"毒无补理"，以围药束之，饮以清凉养血之品，托毒于外，兼服护心丸，痛定而疮根渐收。转托其他医生，他医不明其中缘由，"不得其道"，而炫耀自己的能力，"曰围药不过金黄散之类，无益也，去之，用药亦意为改易"，且"动手辄误，病变日增，疮遂散大，血出不止，痛复甚而神疲，于是仍用前法，脓成食进，而后得安"（《洄溪

医案·项疽》)。外科病治疗无效，很多情况是"医之不得其道，所以动手
辄误"。故"外科总以传授为主，徒恃学问之宏博无益也。有传授，则较之
内科为尤易……而为外科者，参议于其间，使其药与外症无害，而后斟酌
施治，则庶几两有所益"(《医学源流论·疡科》)。

由上可见，徐灵胎对于中医外科学确有深刻见地，且有临床上成功诊
治的经验。医案中的一些观点和方法，至今仍有较大的临床参考价值。

（三）妇产科

徐灵胎认为，妇人之病"总属于带下"，多"以经带胎产之血易于凝
滞"之故，而"多癥瘕之疾"，其治疗妇科病，具有深厚的理论基础和丰富
的临床经验。徐灵胎指出，"冲任脉皆起于胞中，上循背里，为经脉之海。
此皆血之所从生，而胎之所由系。明于冲任之故，则本原洞悉，而后其所
生之病，千条万绪，可以知其所从起"。(《医学源流论·妇科论》) 所以，
"凡治妇人，必先明冲任之脉"，以冲任二脉为妇人之根本。因妇人之特殊
性，故"不概治以男子泛用之药"。其在《医学源流论》中，专设"妇科
论""胎产论"，又著《女科指要》以详细论述。

1. 调经

徐灵胎在《女科指要》中，治疗闭经以四物汤为主方，根据血之寒、
热、瘀、枯而加减。如血热者，加山栀子、丹皮以凉血；血寒者，加炮姜、
肉桂以温经；血瘀者，加桃仁、五灵脂以破消；血枯者，加阿胶以润补。
另外，兼风，加荆芥、防风以驱风；兼湿，加苍术、白芷以除湿；兼暑，
加香薷、藿香以祛暑；兼气滞，加香附、木香以行气。

2. 不孕

一妇人，十五年来无子嗣，丈夫急欲弃之。徐灵胎诊其脉沉而迟，尺
脉洪大而有力，非无子之候，故以三圣散吐涎一斗，次服白术调中汤、五
苓散，后以四物汤加木香、香附，调和经脉，终妇人于数年间连孕二子。

徐灵胎认为，此乃冷痰凝结，气机不周，阳气不敷。

3. 养胎

养胎之方，多以黄芩为主，且以养血为法。《医学源流论·胎产论》云："妇科之最重者二端，堕胎与难产耳。"堕胎不能纯用滋补，"皆由内热火盛，阳旺而阴亏也"。

《洄溪医案·胎中毒火》曰："南门陈昂发夫人怀娠三月，胎气上逆，舌肿如蛋，色紫黑，粒米不能下。医者束手，延余治。余曰：此胎中有毒火冲心，舌为心苗，故毒聚于舌，肿塞满口，则饮食绝矣。乃用珠黄散及解毒软坚之药，屡涂其舌，肿渐消而纳食；复用清凉通气之方，消息治之。或谓解毒清火，于胎有害。余曰不然。胎气旺甚，愈凉愈安，但热毒伤阴，当滋养其血气耳。乃专服余药，孪生二子。后询其得病之故，乃曾听邪人之言，服不经之药，几至伤生，可为戒也。"

徐灵胎在《医学源流论·胎产论》中提出，生产育子之事，"乃天地化育之常，本无危险之理"；妇人"半产滑胎，皆火盛阴衰，不能全其形体也"。生产过程中，"其法在乎产妇，不可令早用力，盖胎必转而后下"，过早用力，一则胎下坠，致横生倒产；二则胞浆骤下，致胎枯涩。生产过程中，尤忌讳举手上头，"盖大脱血之后，冲任空虚，经脉娇脆"，用力稍重，气冒血崩，如是死者极多。

4. 产后诸病

（1）产后瘀血热结

徐灵胎提出，产后瘀血热结，宜养血化瘀。其云："阴血尽脱，孤阳独立，脏腑如焚……仲景专以养血消瘀为主，而石膏、竹茹亦不禁用。"徐灵胎坚决反对"胎前宜凉，产后宜温"，认为此乃"世俗相传之邪说"，若临证独守"产后宜温之邪说"，极易造成血干火燥或阴阳俱脱，而"杀人无数"。如"产后宜温，则脱血之后，阴气大伤，孤阳独炽；又瘀血未净，结为蕴热，乃反用姜桂等药"。徐灵胎认为，"产后瘀血热结为多"，治疗当效"仲景先生于产后之疾以石膏、白薇、竹茹等药治之"；产后若用温药，则"热瘀成块，更益以热，则炼成干血，永无解散之日。其重者，阴涸而即死；轻者，成坚瘕褥劳等疾"。"惟实见其真属寒气所结之瘀，则宜用温散"。

徐灵胎在点评《临床指南医案》时曰："近来诸医，误言产后属寒之说。凡产后，无不用炮姜、熟地、肉桂、人参等药。不知产后血脱，孤阳独旺，虽石膏、竹茹，仲景亦不禁用。而世之庸医，反以辛热之药，伤其阴而益其火，无不立毙，我见甚多。"徐灵胎还具体指出，若产后恶露未净，症见身热、气塞、烦躁、不寐、心烦、腹痛等，皆由败血为患；再用姜桂，助其火而坚其瘀，则"重者即死，轻者变成褥劳"。

（2）产后风热

据《洄溪医案·产后风热》记载，西濠陆炳若夫人产后感风热案："瘀血未尽。医者执产后属虚寒之说，用干姜、熟地治之，且云必无生理，汗出而身热如炭，唇燥舌紫。"徐灵胎认为，此病乃生产致血枯火炽，又兼风热；复加以刚燥滋腻之品，益火塞窍，非石膏则阳明之盛火不解。因此，他遵张仲景法，用竹茹、石膏等药。夫人立服之，一剂而苏。

（3）产后血臌

据《洄溪医案·产后血臌》记载，苏州顾某继室产后血臌案："产后恶露不出，遂成血臌。医者束手，顾君之兄掌夫，余戚也，延余治之。余曰：此瘀血凝结，非桃仁等所能下，古法有抵当汤，今一时不及备，以唐人法，用肉桂、黄连、人参、大黄、五灵脂成剂，下其瘀血。群医无不大笑，谓寒热补泻并相犯之药合而成方，此怪人也。其家因平日相信，与服。明日，掌夫告余曰：病不可治矣。病者见鬼窃饮所服药，乃大呼曰：我不能食鬼之所吐也，先生可无治矣。余往验之，药本气味最烈之品，尝之与水无二，怪之。仍以前方煎成，亲往饮之，病者不肯饮，以威迫之，惧而饮，是夕下瘀血升余，而腹渐平，思食。余以事暂归，隔日复往，其门首挂榜烧褚，余疑有他故，入门见者皆有喜色，询之，则曰：先生去之夕，病者梦其前夫人怒曰：汝据余之室，夺余之财，虐余之女，余欲伤汝命，今为某所治，余将为大蛇以杀汝，即变为大蛇，大惊而醒，故特延僧修忏耳。盖前夫人以产后血臌亡，病状如一，而医者治不中病，遂致不起。盖一病有一病治法，学不可不博也。"徐灵胎诊为血臌，属于瘀血凝结型，只能用桃仁等才能下瘀血，最好依古法采用抵当汤。因仓促而备药不全，故用肉桂、黄连、人参、大黄、五灵脂等，逐下瘀血。当晚排下瘀血升余，腹渐平而思食。考虑方中五灵脂善于破血行血，代替诸虫破瘀血，合大黄沉降之性，通经下行，有抵当之意。产后气伤，配伍人参，益气养正，又助瘀血下行；佐以肉桂辛甘大热之品，温通血行；为防肉桂助热，配苦寒之黄连，使寒热相济而无偏胜之害。此方中数药，君臣佐使伍用，虽然攻瘀之药量少，而逐瘀之力却不弱，且能顾及产后特点。此方构思巧妙，组方严谨，寒热并用，补泻同施，符合产后体质特点。

（4）产后肠痈

《洄溪医案·产后肠痈》记载的洞庭某妇产后肠痈案："产后小腹痛甚，恶露不止，奄奄垂毙。余诊之，曰：恶露如此多，何以其痛反剧？更询其所行之物，又如脓状。余曰：此乃子宫受伤，腐烂成痈也。宜令名手稳婆探之，果然。遂用绵作条，裹入生肌收口之药，而内服解毒消瘀之方，应手而愈。"产后多瘀血停滞，可能为外科病，在临证中需留意辨别，以防误判。

（四）儿科

徐灵胎在《医学源流论·幼科论》中，论述了儿科疾病的特点。指出"小儿纯阳之体，最宜清凉"；儿科难治，在于患儿不能言，不知病之所在，儿科为哑科；家长养护不当，"调摄之法，病家能知之者，千不得一"，甚至"不但不肯信，反将医者诟骂"。小儿之病，虽难诊，但总以痰和火为病。《慎疾刍言·小儿》："小儿之疾，热与痰二端而已。盖纯阳之体，日抱怀中，衣被加暖，又褪裤之类，皆用火烘，内外俱热；热则生风，风火相煽，乳食不歇则必生痰；痰得火炼则坚如胶漆，而乳仍不断，则新旧之痰日积。"

1. 饮食不当

患儿调摄不得太暖，亦不得太饱。久病后哺乳尤当慎之又慎，不可"数与之乳"。因久病后，较平常乳汁充盈，迅疾涌出，较平日之下咽更多，而此时，患儿因久病后，消化功能未全恢复，且"前乳未消，新乳复充，填积胃口，化为顽痰；痰火相结，诸脉皆闭而死矣"，以致留痰火于体内。而病家不以此为害，固守"乳犹水也，食之何害？况儿虚如此，全赖乳养，若复禁乳，则饿死矣"。而医者，往往不敢使用重剂，"草木和平之药治之，往往迁延而死"。所以，"故小儿之所以难治者，非尽不能言之故也"。（《医学源流论·幼科论》）

2. 虫证

虫证，常见于小儿，发作时可予化虫丸；虫去后，当以安胃补脾之法，以绝虫之根。虫走窜，可远避杀虫之药，可以在周身皮肤、头中等处，用杀虫药末，调糊外敷。如《洄溪医案·虫痛》："苏州黄四房女，年十二，患腹痛，愈医愈甚。余偶至其家，昏厥一夕方苏，舌俱咬破，流血盈口，唇白而目犹直视，脉参错无常。余曰：此虫痛也。贯心则死，非煎药所能愈，合化虫丸与之，痛稍缓，忽复更痛，吐出虫二十余条，长者径尺，紫色，余长短不齐，淡红色，亦有白者，自此而大痛不复作，小痛未除，盖其窠未去也。复以杀虫之药，兼安胃补脾之方调之，而虫根遂绝。盖此证甚多，医者既不能知，惟认为寒与食，即以为虫，又无杀虫之方，在精力强旺者，久能自化；其不足者，变为丁奚、劳怯、痞瘕等证，至死而人不能知，亦可哀也。余治此证不一，姑举其最剧者以明治法。"

又如，"常州蒋公讳斌之孙，患心腹痛，上及于头，时作时止，医药罔效，向余求治。余曰：此虫病也，以杀虫之药，虫即远避，或在周身皮肤之中，或在头中，按之如有蠕动往来之象。余用杀虫之药为末，调如糊，到处敷上，而以热物熨之，虫又逃之他处，随逃随敷，渐次平安，而根终不除，遂授方令归。越二年书来，云虫根终未尽，但不甚为害耳，此真奇疾也"（《洄溪医案·虫痛》）。

3. 痘疹

儿科易发痘疹。徐灵胎在《医学源流论·痘科论》中，论述痘疹最初由内火致邪发，后伏于脏腑、骨脉之中而形成伏邪。徐灵胎指出："痘之源，藏于脏腑骨脉，而发于天时。所谓本于脏腑骨脉者，凡人受生之初，阴阳二气，交感成形。其始因火而动，则必有渣滓未融之处，伏于脏腑骨脉之中，此痘之本源也。然外无感召，则伏而不出，及天地寒暑阴阳之气，沴戾日积，与人身之脏腑气血相应，则其毒随之而越，此发于天时者也。"徐灵胎认为，痘疹之发作与天时有关。若"外无感召，则伏而不出"；若"天地寒暑阴阳之气，沴戾日积"，以致人体气血失衡，则毒邪随之发越。"而天时有五运六气之殊，标本胜复之异。气体既禀受不同，感发又随时各别，则治法必能通乎造化之理而补救之，此至精至微之术也"。治疗原则为"火郁发之"。若天热，可用清解法；若冬春寒冷之际，以温散提托补养法，而不使用寒凉药和毒药。"至其用蚯蚓、桑虫、全蝎等毒药，为祸尤烈。夫以毒攻毒者，谓毒气内陷，一时不能托出，则借其力以透发之。此皆危笃之症，千百中不得一者，乃视为常用之药，则无毒者反益其毒矣"。痘证之生死，全赖气血，清火解毒与温托滋补，随症加减，则效而无误。

4. 种痘之法

徐灵胎在《医学源流论·痘科论》中，附论种痘方法。其曰"种痘之人，更能略知治痘之法"，有九善。接种痘疹的人，一定要知道这九种接种注意事项，以防不测而万全。"若种痘之人略知此些法则，则尤为十全也"。

其一，痘不聚，毒不敛。"凡物欲其聚，惟痘不欲其聚，痘未出而强之出，则毒不聚，一也"。

其二，痘欲少，不欲多。"凡物欲其多，痘欲其少，强之出必少，二也"。

其三，痘宜小，不宜大。"凡物欲其大，痘欲其小，强之出必小，三也"。

其四，不感时疫、痘疫等戾气。"不感时痘之戾气，四也"。

其五，选择气候温和的时候接种。如"择天地温和之日，五也"。

其六，选择小儿无病、身体健康之时。如"择小儿无他病之时，六也"。

其七，痘苗应取无毒之善种而种。如"其痘苗皆取种出无毒之善种，七也"。

其八，种痘之药五分以上而无害，因痘必装成十分而毒不内陷。

其九，种痘则九朝已回即可，因痘一般十二朝成瘢，亦有延至一月余者。

（五）急症

急症诊治，强调"速"与"效"。《洄溪医案》中，记载了许多危重急症，或不省人事，或昏厥遗尿，或气方绝，或阳越之症等。徐灵胎洞察入微，辨病症精准，力持己见，随病症处方用药，多使患者转危为安。

急症虽急，急而不乱，徐灵胎认为，对于急症仍应遵循经典理论，讲究随病症之变而变化用药，甚或"非朝夕换方不可"。如郡中唐廷发对心发案。徐灵胎偶然发现其背上新发小瘰，诊为对心发。唐不甚信，次日已大如酒杯而痛甚，求医。徐灵胎指出，此急症当非朝夕换方不可。因故就医余家，且暮易法，其中变迁不一，卒至收口，后因贪凉当风而卧，疮口对风，膏药又落，风贯疮中，即所谓破伤风也。乃从外感治法，随用风药得汗而解，身凉神清，疮口复起，仍前治法而痊。如案中记载："郡中唐廷发，偶过余寓，时方暑，谓背上昨晚起一小瘰，搔之甚痒，先生肯一看否。余视之骇曰：此对心发也。唐不甚信，曰：姑与我药。余曰：君未信余言，一服药而毒大发，反疑我误君矣。含笑而去，明日已大如酒杯而痛甚，乃求医治。余曰：此非朝夕换方不可。我不能久留郡寓，奈何？因就医余家，且暮易法，其中变迁不一，卒至收口。其收口前十日，忽头痛身热，神昏谵语，疮口黑陷，六脉参差。余适出门两日，归而大骇，疑为疮证变重，几无可药。细询其仆，乃贪凉当风而卧，疮口对风，膏药又落，风贯疮中，即所谓破伤风也。乃从外感治法，随用风药得汗而解，身凉神清，疮口复起，仍前治法而痊。若不审其故，又不明破伤风治法，则必无效，惟有相视莫解而已。"（《洄溪医案·对心发》）

又如琼玉膏，方后注明"此为血证第一方……修合之法，当随时随地变通也"。寥寥数语，却是徐灵胎临证经验的结晶。在《洄溪医案》中，载有平望镇张氏案："素有血证，卒发，危在旦夕，服琼玉膏数两后，而血不吐，嗽亦止，精神强健，与昔迥异。"本案治以琼玉膏，"其时不用人参，只用参须，生地则以浙中所出鲜生地，打自然汁熬之，不用干地黄，治血证舍此无有无弊者。雄按：行医要诀，尽此数语，所谓以药失者鲜，学者勿以为浅论也"（《洄溪医案·吐血》）。

徐灵胎认为，急症一定要辨证精准。如《洄溪医案·产后风热》所载"西濠陆炳若妇人产后风热案"中，患者产后感风热，瘀血未尽。当时医生均拘于产后属虚寒一说，给予干姜、熟地黄，服药后患者汗出而身热如炭，唇燥舌紫，却仍用前药。徐灵胎据证认为，此证属阳明之盛火，非石膏不解，用竹叶、石膏等药，二剂则愈。"而医者群以为怪，是不知此乃古人定法，而囿于服姜桂则必死的说法"。徐灵胎诊病必以四诊为据来断病，并不拘泥于某种说法，真正做到随症认病。

再如，《洄溪医案·中风》所载"运使王叙揆中风"案，此公平日即体胖而痰多，徐灵胎认为属痰流经脉体质，嘱咐其"宜搏节为妙"。一日忽昏厥遗尿，口噤手拳，痰声如锯。其他医生认为这是脱证，主张服参、附、熟地等药，药煎成而未服。徐灵胎诊其脉洪大有力，面赤气粗，再结合患者平素的体质及饮食习惯，认为此"痰火充实，诸窍皆闭"之证，服参、附立毙矣。而以小续命汤去桂、附，加生军一钱为末，将生军假称他药纳之，恐旁人之疑骇也。服药五剂后患者能言，然后以"消痰养血之药"调之，一个月后患者走路步履如初。徐灵胎善于结合患者的体质、饮食习惯等个体变化情况，考虑病情发展状况，准确地找出疾病之癥结。

急症诊疗的关键，在于辨病症准确及时，尤其对于亡阴亡阳危重而用药截然相反的病症，辨别尤当谨慎，稍有误治则"生死立判"。对于亡阴亡阳二证，徐灵胎更是辨别入微。如徐灵胎在《慎疾刍言·痢疾》论痢疾时，认为同一病而分数种，"其方不一，当随症施治"。脾泻者，"凡脾气不实，饮食不化，昼夜无度，无红白积"，分为阴阳二种。阴病以参、附、姜；"若伤寒传入阴经，下利清谷，脉微厥冷，此为纯阴之危症，非参、附、干姜不治，患此者绝少"。阳病以黄芩汤，"若夫夏秋之月，暑邪入腑，脓血无度，此名滞下。全属暑热之毒，蒸肠烂胃……仲景以黄芩汤为主而因证加减，此千古不易之法"。阴阳两证，判若水火。阳证辨识不清，误以附、桂、姜、茸，药后"热深厥深，手足逆冷，不知其为热厥，反信为真寒，益加姜、附"，则"如受炮烙之刑而死"。"今乃以暑毒热痢，俱用附、桂、姜、茸，始则目赤舌焦，号痛欲绝，其色或变如豆汁，或如败肝，热深厥深，手足逆冷，不知其为热厥，反信为真寒，益加姜、附，以至胃烂肠裂，哀号宛转，如受炮烙之刑而死。我见甚多，惟有对之流涕。更有用六味汤及参、芪等补药者，于久痢虚乏之人，或有幸中。若邪气未清，非成痼疾，即至不救。"痢疾本以危急，施以误治，则贻害深遂，故急重症当及时准确确定病证，以施正确治则而救急。

如《洄溪医案·痰喘亡阴》所载"苏州沈母痰喘亡阴案"中，也强调亡阴亡阳之危急重证的鉴别。患者寒热痰喘，大汗不止，一名医生辨为亡阳之证而用参、附、熟地、干姜，而徐灵胎从其脉洪大、手足不冷、喘汗淋漓辨为亡阴之证，急用浮小麦、大枣煎汤服用，"立消痰降火"，而汗顿止。在这种危急时刻，亡阴亡阳一旦误辨，患者即刻会有生命之忧。故此，徐灵胎随后专门指出了亡阴亡阳的具体辨别方法，以及在治疗时的注意事项。他认为，"盖亡阴亡阳，相似而实不同，一则脉微，汗冷如膏，手足厥逆而舌润。一则脉洪，汗热不黏，手足温和而舌干。但亡阴不止，阳从汗出，元气散脱，即为亡阳。然当亡阴之时，阳气方炽，不可即用阳药，宜收敛其阳气，不可不知也。亡阴之药宜凉，亡阳之药宜热，一或相反，无不立毙。标本先后之间，辨在毫发，乃举世更无知者，故动辄相反也"（《洄溪医案·痰喘亡阴》）。

徐灵胎认为，医生应广备急救成药，以救急危重症。其在《慎疾刍言·治法》中曰："故为医者，必广求治法，以应病者之求，至常用之药，一时不能即合者，亦当豫为修制，以待急用。"

（六）养生

袁枚在《徐灵胎先生传》中说道："先生长身广颡，音声如钟，白须伟然，一望而知为奇男子。"由此可见，徐灵胎身体伟岸，额头宽广，声音洪亮，须发皆白，却精神抖擞，身体非常健康。徐灵胎享年79岁，在当时来说属于高寿了。徐灵胎在《医学源流论·肾藏精论》中，提到了养生总则："老子云：天法道，道法自然；自然之道，乃长生之诀也。"徐灵胎的养生思想与养生方法，大致可总结为以下几点。

第一，恬淡虚无，少私寡欲。徐灵胎自少年时代起，就研读《周易》并注释老子《道德经》，深厚的养生文化根柢体现在为人处世中，对道家的少私寡欲，见素抱朴，爱气养神，祸福相倚，以柔克刚，无为而治，清心寡欲，无不拳拳服膺。从徐灵胎立身处世，待人接物，摄生保养的具体行事中，可以看出道家思想贯穿于其思想观念及行为规范之中。如乾隆二十五年（1760），文华殿大学士蒋溥患病，徐灵胎被召进京诊治。经过全面而精心的诊察，徐灵胎认为蒋溥病入膏肓，已无力回春，便实事求是地回复。在"上嘉其朴诚，欲留在京师效力"时，徐灵胎"乞归故里"，不仰慕荣华富贵，乐得民间轻松自在，这是老子"功成身退"思想的体现。徐灵胎晚年隐居于太湖之滨洄溪，号洄溪老人。袁枚在所撰《徐灵胎先生传》中描述："先生隐于洄溪，矮屋百椽。有画眉泉，小桥流水，松竹铺纷。登楼则太湖奇峰鳞罗布列，如儿孙拱侍状。先生啸傲其间，望之疑真人之在天际也。"晚年赏湖光山色美景，登楼赋诗吟唱，任意抒发其豪情，或著书立说，或治病救人，与友人谈笑风生，如神仙自得逍遥。此外，在他的著作和为他人著作评注或作序中，从不用大业之名，而署徐大椿、徐灵胎，以及晚号洄溪道人、洄溪老人、洄溪主人。

第二，乐于运动，勤于锻炼。"流水不腐，户枢不蠹，动也。形气亦然，形不动则精不流，精不流则气郁"（《吕氏春秋·尽数》）。徐灵胎自幼身体柔弱，但其乐于运动，勤于锻炼，还专门学习武艺两年。诸如散打、拳击、舞刀、击剑、使枪、弄棒等，样样都学。二十二岁时身体矫健，力大无比，竟然"可举三百斤巨石"。

第三，参透生死，从容面对。徐灵胎极力辩驳"长生不老"的虚妄之说。在《医学源流论·元气存亡论》中曰："养生者之言曰：天下之人，皆可以无死。斯言妄也。"徐灵胎认为，即使"果能绝嗜欲，戒劳动，减思虑，免于疾病夭札则有之。其老而眊眊而死，犹然也"。但是，可以通过保养元气以延年，"故终身无病者，待元气之自尽而死，此所谓终其天年也"。徐灵胎注重养生保健，主张切实养护好元气，防范疾病，延年益寿，以尽终其天年。但其同时指出，最终谁也逃离不了衰老乃至死亡的规律，绝不可能永远"无死"；"若欲与造化争权，而令天下之人终不死，则无是理矣"。乾隆三十六年（1771），乾隆皇帝再次征召徐灵胎进京治病。此时徐灵胎已 79 岁高龄，鉴于君命不可违，只好勉强答应，但"自知衰矣，未必生还"。考虑到年事已高，身体衰老，未必能够活着返回，于是携棺材一道进京。十月二十五日奉诏起程，腊月初一抵达北京，三天后过世了。此如《徐灵胎先生传》曰："先生已有七十九岁，自知衰矣，未必生还，乃率其子爔载楄柎以行，果至都三日而卒。"临终前仍在"从容议论阴阳生死出入之理"，还亲自为自己草拟墓前挽联："满山芳草仙人药，一经清风处士坟。"而后，"至夜谈笑而逝"，临终时没有一丝痛苦、忧愁或遗憾，笑而离开。对于徐灵胎的遽然逝世，乾隆皇帝十分惋惜，赏赐府库白银一百两，命其子扶棺返乡。徐灵胎自身对待生死的态度，足以驳斥长生不死的虚妄非分之想。

第四，道法自然，调和阴阳。在《医学源流论·用药如用兵论》中，徐灵胎强调"圣人之所以全民生也，五谷为养，五果为助，五畜为益，五菜为充"，十分注重饮食调摄。又如，"商人汪令闻，十年不御内，忽气喘头汗，彻夜不眠。（徐灵胎）先生曰：此阳亢也，服参过多之故。命与妇人一交而愈"。(《小仓山房诗文集·卷三十四·徐灵胎先生传》)此案是法自然之道而养生、治病的实例。徐灵胎根据《周易·系辞》中"一阴一阳之谓道"，"天地氤氲，万物化醇；男女媾精，万物化生"之道，法自然而疗疾。

第五，辨证养生，因人而宜。养生分寒热，忌滥用温补。用于摄生颐养的药物，也要辨明体质寒热和阴阳虚实等情况，因人而异地选用，否则就有可能造成欲益反损的不良后果。清代许多医家，推崇明代赵献可的《医贯》，力主用六味地黄丸和八味肾气丸通治百病，甚则将其当作日常养生和保健的药物服用。徐灵胎对此并不盲从，而是根据临床实践，正确加以判断和取舍，明确指出以六味地黄丸、八味肾气丸通治百病是有害的，可能造成"杀人而人不知"的严重后果。其专门撰写《医贯砭》阐述相关理论问题和临床实际问题。徐灵胎指出，无论是六味地黄丸，还是八味肾气丸，均必须辨证使用，既便是用于日常摄养，也决不可随意滥用。又如，人参性微温而味甘微苦，入脾、肺经，是常用的补气药物，适用于元气虚弱者。当时所用的人参，都是野山参，价钱极其昂贵。《医学源流论·人参论》指出，"人参用之而当，实能补养元气，拯救危险"；若用之不当，"将邪气尽行补住，轻者邪气永不复出，重者即死矣"。医家和患者盲目相信人参的作用，而不知乱用人参的弊端。徐灵胎分析曰："盖愚人之心，皆以价贵为良药，价贱为劣药。而常人之情，莫不好补而恶攻。故服参而死，即使明知其误，然以为服人参而死……此命数使然，可以无恨矣。"野山参价格极其昂贵，"若富贵之人，则必常服补药，以供劳心纵欲之资，而医家必百计取媚，以顺其意。其药专取贵重辛温为主，无非参、术、地黄、桂、附、鹿茸之类，托名秘方异传。其气体合宜者，一时取效，久之必得风痹阴涸等疾，隐受其害，虽死不悔。此等害人之说，固不足论……取贵僻之药以为可以祛病长生者，非其人本愚昧，即欲以之欺人耳"（《医学源流论·补药可通融论》）。徐灵胎指出，人们一味贪服贵重药以求防病长生的做法是错误的；而医生为了向患者讨好和献媚，也专门开处贵重偏僻之药，此种行径是在故意欺骗人和残害人，都是不可取的。经济不充裕的人家，往往为购买贵重药而导致倾家荡产。鉴于滥服人参既费人家财，又害人性命，故徐灵胎在《医学源流论·人参论》中告诫："吾愿天下之人，断不可以人参为起死回生之药而必服之。医者必审其病，实系纯虚，非参不治，服必万全，然后用之。又必量其家业，尚可以支持，不至用人参之后，死生无靠，然后节省用之。一以惜物力，一以全人之命，一以保人之家，如此存心，自然天降之福。"徐灵胎告诫医者和病家，切勿滥用人参等温补贵重药以养生。

（七）针灸

徐灵胎在《医学源流论·汤药不足尽病论》中指出："《内经》治病之法，针灸为本，而佐之以砭石、熨浴、导引、按摩、酒醴醋等法。病各有宜一，缺一不可。盖服药之功，入肠胃而气四达，未尝不能行于脏腑经络。若邪在筋骨肌肉之中，则病属有形，药之气味，不能奏功也。故必用针灸等法，即从病之所在，调其血气，逐其风寒，为实而可据也。"此言针灸适于治疗"邪在筋骨肌肉"所致的疾病。

徐灵胎发现，今之针灸较之古代之用，出现了明显衰退的现象。其曰："《灵》《素》两经，其详论脏腑经穴疾病等说，为针法言者，十之七八。为方药言者，十之二三。上古之重针法如此，然针道难而方药易，病者亦乐于服药，而苦于针。所以后世方药盛行，而针法不讲。今之为针者，其显然之失有十，而精微尚不与焉。两经所言，十二经之出入起止，浅深左右，交错不齐；其穴随经上下，亦参差无定。"因而，其在《医学源流论·针灸失传论》中，不仅强调针灸的重要性，阐发针法不传之秘，还指出针灸失传体现在以下十个方面。

第一，取穴失度。不依经曲折，则经不经、穴不穴。徐灵胎指出："今人只执同身寸，依左右一直竖量，并不依经曲折，则经非经而穴非穴，此一失也。"（《医学源流论·针灸失传论》）《灵枢·九针十二原》曰："所言节者，神气之所游行出入也，非皮肉筋骨也。"取穴依经而定，是脏腑经络之气输注于体表的特殊部位。体表位置不固定，而是随经脉循行的深浅出入而变化的。如不依经脉循行的深浅曲折，只执同身寸取穴位，则或使取穴失度。

第二，针理不清，只知刺穴而不知刺经。徐灵胎指出："两经治病，云某病取某穴者固多，其余则指经而不指穴。如《灵枢·终始篇》云：人迎一盛，泻足少阳，补足厥阴；《厥病篇》云：厥头痛，或取足阳明、太阴，或取手少阳、足少阴；耳聋取手阳明，嗌干取足少阴。皆不言其穴，其中又有泻子补母等义。今则每病指定几穴，此二失也。"（《医学源流论·针灸失传论》）徐灵胎主张临床进行针刺治疗时，应当根据经穴的相生相克关系，进行子母补泻。

第三，五输穴失用，不讲井荥输经合。徐灵胎指出："两经论治，井、荥、输、经、合最重。冬刺井，春刺荥，夏刺输，长夏刺经，秋刺合。凡只言某经，而不言某穴者，大者皆指井荥五者为言。今则皆不讲矣，此三失也。"（《医学源流论·针灸失传论》）徐灵胎认为，古人治病以五输穴为关键，而今人忽视了井荥输经合的应用，以致五输穴失用。

第四，补泻手法单一。针刺补泻，其法多端，今则以大指推出为泻，搓入为补。徐灵胎指出："补泻之法，《内经》云：吸侧内针，无令气忤；静以久留，无令邪布。吸则转针，以得气为故；候呼引针，呼尽乃去，大气皆出为泻。呼尽内针，静以久留，以气至为故；候吸引针，气不得出，各在其处，推阖其门，令神气存，大气留止为补。又必迎其经气，疾内而徐出，不按其为泻；随其经气，徐内而疾出，即按其为补。其法多端。今则转针之时，以大指出为泻，搓入为补，此四失也。"（《医学源流论·针灸失传论》）

第五，不重视得气，不问气之至与不至。徐灵胎认为，古人重视针刺得气，即"纳针之后，必候其气。刺实者，阴气隆至乃去针；刺虚者，阳气隆至乃出针。气不至，无问其数；气至即去之，勿复针。《难经》云：先以左手压按所针之处，弹而努之，爪而下之。其气来如动脉之状，顺而刺之。得气因推内之，是谓补。动而伸之，是谓泻。今则时时转动，俟针下宽转，而后出针，不问气之至与不至，此五失也"（《医学源流论·针灸失传论》）。

第六，不依时而刺，四季针刺各有深浅，今则反是。徐灵胎认为，古人针刺，其深浅依时而定、随着季节的变化而变化。即"凡针之深浅，随时不同。春气在毛，夏气在皮肤，秋气在肌肉，冬气在筋骨，故春夏刺浅，秋冬制深，反此有害。今则不论四时，分寸各有定数，此六失也"。(《医学源流论·针灸失传论》)

第七，针灸适应病症减少。古人用针无所不至，今则只治经络形体。徐灵胎就此论述到："古之用针，凡疟疾、伤寒、寒热咳嗽，一切脏腑七窍等病，无所不治。今则只治经脉形体痿痹屈伸等病而已，此七失也。"(《医学源流论·针灸失传论》)

第八，刺络放血，言之最详，施之最效，今则被医者视为畏途，即便放血，刺血量亦不足。徐灵胎指出："古人刺法，取血甚多，《灵枢》血络论言之最详。而头痛腰痛，尤必大泻其血，凡血络有邪者，必尽去之。若血射出而黑，必令变色，见赤血而止，否则病不除而反有害。今人则偶尔见血，病者医者已惶恐失据，病何由除？此八失也。"(《医学源流论·针灸失传论》)

第九，针法有九变十二节，今则只有直刺一法。徐灵胎指出："《内经》刺法，有九变十二节。九变者，输刺、远道刺、经刺、络刺、分刺、大泻刺、毛刺、巨刺、焠刺。十二节者，偶刺、报刺、恢刺、齐刺、扬刺、直针刺、输刺、短刺、浮刺、阴刺、傍刺、赞刺。以上二十一法，视病所宜，不可更易；一法不备，则一病不愈。今则只直刺一法，此九失也。"(《医学源流论·针灸失传论》)

第十，古之针有九种，随病所宜而用；今只有大者圆针、小者毫针，在痼疾暴病面前，显得治疗手段不足。徐灵胎指出："古之针制有九：镵针、员针、鍉针、锋针、铍针、员利针、毫针、长针、大针，亦随病所宜而用。一失其制，则病不应。今则大者如员针，小者如毫针而已，岂能治痼疾暴气？此十失也。"(《医学源流论·针灸失传论》)

徐灵胎强调，古人治病之法，首选针灸，"为针法言者，十之七八。为方药言者，十之二三。上古之重针法如此"(《医学源流论·针灸失传论》)，而今之人乐于服药。又言"古圣人治病之法，针灸为先，《灵》《素》所论，皆为针灸而设。即治伤寒，亦皆用针刺。《热病篇》所载是也。至仲景专以汤剂治伤寒，尤为变化神妙，然亦有汤剂所必不能愈，而必用刺者，仲景亦不能舍此而为治"（《伤寒类方·刺法》）。经络之功，不仅在于针灸，也可以用来指导用药，"不知经络而用药，其失也泛，必无捷效"（《医学源流论·治病不必分脏腑经络论》）。目前针灸已然处于"此十失也"的状态，故其指出："其大端之失已如引，而其成尤要者，更在神志专一，手法精严……慎守勿失，深浅在志，远近若一，如临深渊，手如握虎，神无营于众物……其专精敏妙如此……其外更有先后之序，迎随之异，贵贱之殊，劳逸之分，肥瘦之度，多少之数，更仆难穷。果能潜心体察，以合圣度，必有神功。"（《医学源流论·针灸失传论》）

针灸，包括针刺法和各种灸法。徐灵胎重视针灸，针药并用治疗多种疾病。如《医学源流论·五方异治论》中，论及人禀天地气而生，故气随地不同。所产之地，所出之泉，皆能致病，土人皆有效方，皆宜详审访查。其中记载："湖州长兴县有合溪，小儿饮此水则腹中生癖。土人治法：用线挂头，以两头按乳头上剪断，即将此线挂转，将两头向背脊上一并拽齐线头尽处，将黑点记脊上。用艾灸之，或三壮，或七壮，即消。永不再发，服药无效。"此案例中，在线头尽处将墨点记于脊上，用艾条灸之，概取艾灸之辛温，温经散结，消癖除满。又如，一妇人腹痛，徐灵胎采用蒸脐法，可随病所在蒸之，药味亦可因症加减。选丁香、木香、半夏、南星、川乌、当归、肉桂、麝香、冰片、乳香、大黄、穿山甲、雄黄、白蔻，上为粗末，用烧酒、姜汁等搅湿，放面圈内，上用铜皮一片，多钻细眼，用艾火灸铜皮上，每日十余火，满三百六十火，病除。

徐灵胎

后世影响

一、历代评价 🦤

《四库全书》中，收录了徐灵胎所著《兰台轨范》《医学源流论》。《四库全书总目提要》中，有关于徐灵胎及其著作的评价内容。《四库全书》是在乾隆皇帝主持下，由纪昀等三百多位官员、学者编撰的古典文献丛书，总计收录古籍 10289 种，成书于乾隆四十六年（1781）。丛书分经、史、子、集四部，故名四库。编纂《四库全书》时，对"著录书""存目书"逐一撰写提要，汇为《四库全书总目提要》。其中，《医学源流论》的提要中曰："持论多精凿有据……其说皆可取。而《人参论》一篇、《涉猎医书论》一篇，尤深切著明；至于有欲救欲医之弊而矫枉过直者，有求胜古人之心而大言失实者。故其论病，则自岐黄以外，秦越人亦不免诋诽。其论方，则自张机《金匮要略》《伤寒论》之外，孙思邈、刘守真、李杲、朱震亨皆遭驳诘，于医学中殆同毛奇龄之说经。然其切中庸医之弊者，不可废也。"《兰台轨范》的提要中曰："大椿持论，以张机所传为主，谓为古之经方，唐人所传已有合、有不合，宋元以后则弥失古法，故是编所录病论，惟取《灵枢》《素问》《难经》《金匮要略》《伤寒论》，隋巢元方《病源》、唐孙思邈《千金方》、王焘《外台秘要》而止。所录诸方，亦多取于诸书。而宋以后方，则采用其义有可推试，多获效者，其去取最为严谨。每方之下，多有附注，论配合之旨与施用之宜，于疑似出入间，辨别尤悉，较诸家方书但云治某证而不言其所以然者，特为精密。独其天性好奇，颇信服食之说，故所注《本草》于久服延年之论，皆无所驳正；而此书所列通治方中，于《千金方》钟乳粉，《和剂局方》玉霜丸类金石燥烈之药，往往取之，是其过中之一弊。观是书者，亦不可不知其所短焉。"

赵尔巽主持纂修的《清史稿》中，有关于徐灵胎的记载与评价。《清史稿》取材，"以实录为主，兼采国史旧志及本传，而参以各种记载，与夫征访所得，务求传信"。《清史稿》系统整理了清代的史料，为后人研究清代历史，提供了丰富的素材，比照正史体例分纪、志、表、传四部分。其中，关于徐灵胎有如下记载："生有异禀，长身广颡，聪强过人。为诸生勿屑，去而穷经，探研《易》理，好读黄老与《阴符》家言；凡星经、地志、九宫、音律、技击、勾卒、赢越之法，靡不通究，尤邃于医，世多传其异迹。然大椿自编《医案》，惟剖析虚实寒温，发明治疗方法，归于平实，于神异者仅载一二。"（《清史稿·列传二百八十九》）

清代袁枚，对徐灵胎予以很高的评价乃至赞誉。袁枚（1716 — 1797），字子才，号简斋，别号随园老人，时称随园先生。清代诗人，散文家。钱塘（今浙江杭州）人，祖籍浙江慈溪，曾任江宁知县。为"清代骈文八大家""江右三大家"之一，文笔又与大学士直隶纪昀齐名，时称"南袁北纪"。袁枚评价徐灵胎曰："呜呼！先生以吴下一诸生，两蒙圣天子蒲轮之徵，巡抚司道到门速驾，闻都皆惊且羡，以为希世之荣……先生生有异禀，聪强过人。凡星经、地志、九宫、音律，以至舞刀夺槊、勾卒、赢越之法，靡不通究，而尤长于医。每视人疾，穿穴膏肓，能呼肺腑与之作语。其用药也，神施鬼设，斩关夺隘，如周亚夫之军从天而下。诸岐黄家目憕心骇，帖帖折服，而卒莫测其所以然……先生长身广颡，音声如钟，白须伟然，一望而知为奇男子……赞曰：纪称德成而先，艺成而后。似乎德重而艺轻。不知艺也者，德之精华也，德之不存，艺于何有？人但见先生艺精伎绝，而不知其平素之事亲孝，与人忠，葬枯粟乏，造修桥梁，见義心为，是据于德而后游于艺者也。宜其得心应手，驱遣鬼神。呼呼！岂偶然哉！"（《小仓山房诗文集·卷三十四·徐灵胎先生传》）

清代周中孚，对徐灵胎及其著作也有评价。周中孚（1768—1831年），字信之，别字郑堂（或说号），乌程（今湖州）人，为清代著名学者。清嘉庆六年(1801)拔贡，曾就学阮元，入诂经精舍，参与修辑《经籍籑诂》，著《郑堂读书记》。此书是一部大型书目，体例模仿《四库全书总目提要》，分经、史、子、集4部，以类从部，以属从类，分列著作名称、版别、卷帙、作者和内容提要，共71卷；又有补逸30卷，总计101卷。该书在《医学源流论》的提要中曰："洄溪少时颇有志于穷经，因骨肉数人病亡略尽，于是博览方书，寻本溯源。谓唐宋而来，无儒者为之振兴，以至医学失传，乃著是书……穷探医学源流，指摘医家利弊，亦如药石之可以伐病，而言之过当，工于诋诃，自秦越人以下，无一足当其意者。盖洄溪本儒者，未免染毛西河说经习气，然为庸医痛下针砭，亦不可少此种议论也。"该书在《兰台轨范》的提要中曰："洄溪以自宋以还医书，无非阴阳气血寒热补泻诸肤廓笼统之谈，间有分门立为者，其议论杂论无统，方药则浮泛不经，因著是书以正之……其于病之各有定名，方之各有法度，药之各有专能，无不溯本穷流，简括明备，人人易晓，病者医家对证录方，互相考证，则非是立辨，不致以性命轻掷，未始非卫生一助云。"

清代谢嘉孚，道光年间医家，重刊《慎疾刍言》并为之作序。序中评曰："先生……阅历既深，言皆老当。观引首数言，更见先生之心，有大不得已于言者，故自觉其言之太过，而惟恐不痛切，不畅悉，不能仿人惕目惊心。以致民命不长，异端不熄，斯道不传，在先生不得不尽言发开其悟，而凡病者、医者，皆不可不慎也。"（《慎疾刍言·序一》）

陆懋修，字九芝、勉斋，号江左下工、林屋山人，文和（今江苏苏州）人，出身于世医之家。陆懋修最为折服柯琴与尤怡，常以两家之结论为依据而评述他家之观点，平时著述甚多。著成《世补斋医书》（包括《文集》《不谢方》《伤寒论阳明病释》《内经运气病释》《内经运气表》《内经难字音义》），且重订及校正《傅青主女科》《广温热论》《理虚元鉴》《校正王朴庄伤寒论注》，合为《世补斋医书续集》。陆懋修评《慎疾刍言》曰："先生之书，则专教病家者也，此其所以可贵，不独亲灸先生，以求进于至道，而恨不能使病家皆知治病之理，则锋是先生之意也。"（《世补斋医书》）

黄彭年（1824—1890），清代官吏、学者。字子寿，号陶楼，晚号更生，贵州贵筑县（今贵阳市）人，道光二十五年进士，授编修。黄彭年著有《三省边防考略》《金沙江考略》《陶楼文钞》等。黄彭年在《医学三书合刊·序》中指出："灵胎、天士，同以医术得名。灵胎承电发之后，家学渊粹，其辨《本草》之精微，考《素》《灵》之轨范，铆剖利弊，洞见本原……如《刍言》之宗传治法，必衷一是。其于秘方诡诞，辨之尤严……学者得灵胎之书而读之，以之治己而明哲保身，以之治人而谨慎寡过。"

二、学派传承

徐灵胎之治医，既无家学渊源，又无师道传授，纯粹是自学成才。其广求博学，于古今杏林，当属罕见。

徐灵胎的学习方法很有特色，一定要穷源及流。对于中医的学习重视学派传承，徐灵胎的学派传承，主要是淹通经典、注重临床。其"循序渐久，上追《灵》《素》根源，下延汉唐支派"，"如是者十余年，乃注《难经》；又十余年而注《本草》；又十余年而作《医学源流论》；又五年而著《伤寒类方》"。

徐灵胎不同的学术思想和临证经验，来自不同医家和典籍的影响。如徐灵胎重视以方类证，其类方思想承自张仲景、孙思邈、成无己、朱肱等，尤其受朱肱影响较深。徐灵胎虽无法与这些先贤面论，但在著作典籍中与其神交，悟其思想之真谛。

以方类证，是对主方及其加减类方进行归纳分类研究的方法，旨在辨主方类方方证之异同。徐灵胎认为，张仲景"当时著书，亦不过随证立方，本无一定次序也"，且"方之治病有定，而病之变迁无定，知其一定之法，随其病之千变万化，而应用不爽"。故将《伤寒论》中的方剂分为12类，以方类证，"每类先定主方，即以同类诸方附焉"。其按《伤寒论》方剂，归纳证候类型、整理条文，从而探讨其辨证论治规律。

孙思邈开类方之先河，最早运用"以方类证"方法研究《伤寒论》，即"方证同条，比类相附"。《千金翼方》卷九至卷十中，有关伤寒部分的论述，方随证立，证随方呈。其将太阳篇条文按类方形式排列，如《太阳病用桂枝汤法第一》《太阳病用麻黄汤法第二》《太阳病用青龙汤法第三》《太阳病用柴胡汤法第四》等；每类方大法后，罗列加减方之条文，如《太阳病用桂枝汤法》后列桂枝加附子汤、桂枝麻黄各半汤等条文。这种按主、从方剂排列条文的形式，为后世的主从方分类奠定了基础。

宋代朱肱则"汇治法于方后"。朱肱《活人书》之卷十二至卷十五的部分内容，采用"汇治法于方后"的形式，按《伤寒论》112方编次条文，按方证重新组合，总结相应方剂，病证方药结合，明确地论述了112个方证的辨治要点。

金代成无己《伤寒明理论·药方论》中的"方药论"部分，也采用以方类证的方法，然而载方数量较少，仅有21首，且只有方解而未列方证条文。但成无己对《伤寒论》释方及分类研究方法的形成，确实起到了重要的作用。在《伤寒明理方论》中，用以经释经的方式，引用《黄帝内经》《神农本草经》对《伤寒论》方进行阐释。如桂枝汤、麻黄汤、小青龙汤、大承气汤、大柴胡汤、小柴胡汤等二十类，以"十剂"为"制方之体"，以"十方"为"制方之用"，参合四气五味以论方之成，君臣佐使以论方之伍。

以方类证的研究方法被徐灵胎认同，对朱肱及其所著《类证活人书》

给予较高的评价。如《医学源流论·活人书论》中，对朱肱给予很高的评价："宋人之书，能发明《伤寒论》，大有功于仲景者，《活人书》为第一。"由此可见，徐灵胎可能是在《类证活人书》基础上，进一步分门别类、注释阐发，形成了《伤寒类方》。如徐灵胎在《伤寒论类方·序》中曰："前宋朱肱《活人书》亦曾汇治法于方后，但方不分类，而又无所发明，故阅之终不得其要。"（《伤寒类方·序》）因此，将《伤寒论》方分为十二大类，"每类先定主方，即以同条诸方附焉，其方之精思妙用又复一一注明，条分而缕悉之，随以论中用此方之症列于方后，而更发明其所以然之故"。徐灵胎承续孙思邈"方证同条，比类相附"的形式，使用类方排列法并有所发挥，按主方及加减方分类。认为朱肱分类方法，"各有条理，解肌发汗、攻邪散痞、逐水驱寒、温中除热，皆有主方。其加减轻重，各有法度，不可分毫假借"（《伤寒类方·序》）。后世医家多采用徐灵胎的类方分类法。诚如左季云所言："伤寒类方派者，谓不类经而类方，见证施治，不拘于传经之说。此派首创北宋朱肱，改进者柯韵伯，继述者徐洄溪。朱肱《活人书》亦汇治法于方后，惜方不分类，又无所发明，故阅之终不得其要领。柯韵伯出奇标异，所谓读书独具只眼，不蹈前人窠臼者也。而以方名编次，又是一局。徐灵胎《伤寒类方》，实宗其式，简洁明净，以少许胜人多许，实足为后世读《伤寒论》者之津梁。"徐灵胎借鉴孙思邈《千金翼方》卷九卷十伤寒部分的体例、朱肱《活人书》相关内容，以及许宏《金镜内台方议》、柯琴《伤寒来苏集》等，吸取前人经验，使"以方类证"的方法得以发展。

　　关于徐灵胎的学术传人及后代情况，相关史料较少。在袁枚《小仓山房诗文集·卷三十四·徐灵胎先生传》中记曰："子爔，字榆村，倜荡有父风，能活人济物，以世其家。孙垣，乙卯举人，以诗受业随园门下。"徐灵胎次子爔，字鼎和，号榆村，又号镜缘、种缘，少受医学于乃父，"亲承指授，究力研深，久之尽得其父传，寓之于医囷"（《松陵文录·卷十六·榆村徐君墓志铭》），又工诗词，精音律。晚年亦居吴山之画眉泉，过着"窗临青嶂留寒月，路绕丹崖入乱云；山野不知名利事，笑人车马自纷纭"（《松陵女子诗徵·卷四·吴江别野漫成》）的生活，生有四子四女。

三、后世发挥

徐灵胎首次提出《伤寒论》为张仲景"救误之书"，这一观点也被后世医家所推崇。其对《伤寒论》"不类经而类方"的分类研究方法，从方证相应的角度揭示了《伤寒论》辨证论治的规律，得到诸多医家的肯定，也深得后世赞赏。如《郑堂读书记》："使读者于病情药性，一目显然，不论从何经来，从何经去，而见症施治，与仲景之意无不吻合，诚至便之法也。""以方类证"，针对临床上的千变万化，既有一定之方，又有变化之法，灵活化裁，不离立方主旨。如徐灵胎曰："盖方之治病有定，而病之变迁无定，知其一定之法，随其病之千变万化，而应用不爽。此从流溯源之法，病无遁形矣。"《伤寒类方》一书，在后世产生了深远的影响，多为医家所采用，相关医家如下。

（一）王旭高

王旭高（1798—1862），名泰林，字以行，晚号退思居士，江苏无锡人，嘉庆、道光年间名医。王旭高起初从事外科，后专力于内科杂病，重视温病，著述甚丰。后世将王旭高的《退思集类方歌注》《医方证治汇编歌括》《医方歌括》《薛氏湿热论歌诀》《医方歌诀》，连同《西溪书屋夜话录》，合刊为《王旭高医书六种》。曾著《医学刍言》，门人方耕霞（仁渊）搜集编辑其师脉案，于1879年刊行《王旭高医案》4卷。江阴柳宝诒尝选刊王旭高医案。

　　《退思集类方歌注》，乃是继承了徐灵胎的分类法并加以改进，将《伤寒论》《金匮要略》及后人附方，按主方、从方分为二十四种。其中，包括《伤寒论》方十八类，《金匮要略》方六类。伤寒类方，即麻黄汤类、桂枝汤类、桂枝麻黄各半汤类、葛根汤类、瓜蒂散类、栀子豉汤类、白虎汤类、承气汤类、十枣汤类、备急丸类（三物白散）、柴胡汤类、泻心汤类、黄芩汤类、五苓散类、理中汤类、四逆汤类、黄连阿胶汤类、炙甘草汤类，共计十八种。王旭高对《伤寒论》方的分类，比徐灵胎的分类方法多六类，但没有徐灵胎的"杂法方类"。王旭高增加的六类，即瓜蒂散类、十枣汤类、备急丸类（白散）、黄芩汤类、黄连阿胶汤类、炙甘草汤类。王旭高在徐灵胎《伤寒类方》基础上加以发挥，于张仲景正方之后，附以后世加减方，以"使人从流溯源，知夫熔古化新之妙"。如栀子豉汤类，徐灵胎此类方中汇集《伤寒论》的方剂共计7首，即栀子豉汤、栀子甘草豉汤、栀子生姜豉汤、栀子干姜汤、栀子厚朴枳实汤、栀子柏皮汤、枳实栀子豉汤等。王旭高在此基础上，增加了《金匮要略》之栀子大黄汤，并附有张文仲之豉薤汤（即栀子豉汤原方加薤白一两）、刘完素之越桃散；又如白虎汤类，王旭高补充了《金匮要略》之白虎加桂枝汤，另附有钱仲阳之苍术白虎汤、刘完素之泻黄散、张介宾之玉女煎等。由此可见，王旭高的目的在于掌握张仲景立方主旨、加减变化规律，与后世加减方比较，溯源流以证张仲景之意；在徐灵胎《伤寒类方》上加以发挥，使之更为完备。"详阅《退思集类方》，本徐灵胎氏《伤寒类方》化裁编辑，以《金匮》方、后人方附丽之，分为二十四类。其《医方歌诀》亦本《兰台轨范》通治方而作，故所注多遵徐书，而博采群书，间有先生新注，及自制数方附见，去取颇属审慎，注释亦极明白。余尤佩其虽一以仲圣方为宗，而能集仲圣以下医方之长，绝不拘泥一家言，观其治案可知也"（《退思集类方·序》）。《医方歌诀》亦本《兰台轨范》通治方而作，注释多遵从徐灵胎医书，博采群书，中间也有王高旭的新注解，和根据个人学识自创的新方附录，取舍审慎，注释明白，如此可见，徐灵胎对王旭高影响之深。

（二）左季云

左季云（1891—1942），四川江北县洛碛人。民国初年毕业于日本早稻田大学，归国后，初任铁道部杭江局秘书，后弃政从医救民，潜心研究中医学，长于内科、妇幼科及诸杂症。撰写《中医病理学》《伤寒注释》《杂病治疗大法》《附金匮医案150例》等。1957年，其遗著《伤寒论类方法案汇参》出版。此书，是参照徐灵胎《伤寒类方》，论述张仲景之心法，遵从徐灵胎以方类证而撰写的。如《伤寒论类方法案汇参·序》曰："宗洄溪之方式，以方名编次，不类经而类方，且繁微博引。为见证施治之准绳，必不拘于一经二经，单传双传，自与仲景之意无不符合。"此书在《伤寒类方》基础上，在每一方剂下详列适应证、禁忌证、方解、加减变化、煮服方法、药后反应、预后等，鉴别各方主治证与类似证的异同，辨析近似方剂的异同，与《金匮要略》方治条文对举合勘，相互发明，大量补充《伤寒论》方的适应证，扩大经方运用范围。

（三）刘渡舟

刘渡舟（1917—2001），当代中医名家，着力于《伤寒论》研究。代表著作有《伤寒论通俗讲话》《伤寒论十四讲》《新编伤寒论类方》《伤寒论诠解》《伤寒契要》等。《新编伤寒论类方》提出，《伤寒论》398条原文之间的组织排列是一个有机的整体。刘渡舟推崇徐灵胎《伤寒类方》，取徐灵胎的主从方分类法而有所发明，但认为《伤寒类方》"文简而义略"，遂予阐释和补充。《新编伤寒论类方》，按照《伤寒类方》顺序论述十八类方，每类从概述、方名、药物组成、煎服法、加减法、适应证、原文、方义、选注、按语、方歌、医案选录等十二项，详细论述，通过分类比较主方及加减方，比较在病机、立法、用药等方面，主从方之类方的异同之处，抓住主方特点及类方的内在规律性，掌握张仲景制方用药主旨及方药加减变化规律，以便临证准确用方，灵活加减，并指导临床应用和理论研究。

综上所述，王旭高《退思集类方歌注》、左季云《伤寒论类方法案汇参》、刘渡舟《新编伤寒论类方》等，都是在徐灵胎《伤寒类方》的基础上加以发挥，补充了《金匮要略》及后人之附方详加分类而成，扩大了张仲景方的适用范围，对经方的临床应用，起到了重要的促进作用。

四、国外流传

日本医家喜多村直宽（士栗）。整理厘正、重新编辑徐灵胎《伤寒类方》、日本吉益东洞《类聚方》，于1852年编撰而成《伤寒杂病类方》。书中录《伤寒论》方及《金匮要略》方共计281首，按照桂枝汤类、麻黄汤类、葛根汤类、柴胡汤类、栀子汤类、承气汤类、瓜蒂散类、泻心汤类、半夏汤类、甘草汤类、芍归汤类、杂法方类等16类加以分类。该书不足之处是，各类方剂中仅列相关条文及方药，但并未予以注释和评价。

综上所述，徐灵胎是清代中叶著名的中医理论家、临床家和医学评论家。其传统文化根柢深厚，学识渊博，聪明过人；尊崇儒道，精通理学杂学，凡周易、老子、音律、天文、水利、技击等无所不通。其所著《道德经注释》，"在老子注本尚为善本"（《四库全书总目提要》）。徐灵胎在医学上，崇尚《黄帝内经》《难经》《神农本草经》《伤寒论》《金匮要略》等经典，并汲取《备急千金要方》《外台秘要》诸书精萃，进行临床辨证论治。其从医一生，善于集前人之大成，厚古师古而不泥古，自成一家，颇有建树；医理深邃，悬壶济世；洞明药性，手到病除。

徐灵胎重视医道及医之大法，强调元气的重要性，主张顾护元气，养阴精，慎温补。其针砭时弊，震聋发聩，批驳时医不深求学、乱开处方、滥用温补之弊端。他还主张规范医学教育的考核方法，要求医者正确认识从医的利弊，端正从医目的和态度。徐灵胎还在其著作中，以身示范地讲解博览经典、由源及流、务实自考等学医和治学的思路与方法，颇具启迪和借鉴意义。

徐灵胎在临证方面，提出先辨病、后识症，辨识病症异同，主张审因论治、确定主方主药。就临床诊治，从看病，经过诊病、治病、防病、煎服药等各个步骤、要领，乃至最终效验的全过程，都进行了详细而明晰的阐述，旨在减少医家误治、患家延误的情况发生。其在治法中尤其强调不拘泥于煎方，除了煎煮汤药之外，广求治法，创新治法，尤重外治。在方剂使用中，完善方证相类，强调用药如用兵，性同异用；其尊《易经》之法，以取象比类法认识药物，通过药物治疗以偏纠偏。由于徐灵胎认病精准，常以轻药、单方，甚至不药而愈重疾。徐灵胎对外科、妇产科、儿科、急科等临床各科疾病的诊疗及养生、针灸等都有独到见解。

徐灵胎的医学思想和临证经验，对后世产生了深远影响，谨以此书抛砖引玉。

徐灵胎

参考文献

著作类

［1］难经经释，徐氏洄溪草堂精刻处印家藏本（影印本），雍正五年.

［2］神农本草经百种录，吴江徐氏刻本（影印本），乾隆元年.

［3］医贯砭，半松斋初刻本（影印本），乾隆六年.

［4］医学源流论，半松斋初刻本（影印本），乾隆二十二年.

［5］伤寒类方，半松斋初刻本（影印本），乾隆二十四年.

［6］兰台轨范，洄溪草堂原刻本（影印本），乾隆二十九年.

［7］慎疾刍言，蔡氏涵虚阁本（影印本），道光十八年.

［8］洄溪医案，蒋氏衍芬草堂刻本（影印本），咸丰七年.

［9］洄溪道情［M］.丹东：辽东学院，1990.

［10］黄帝内经素问(中医临床必读丛书)［M］.田代华，整理.北京：人民卫生出版社，2005.

［11］灵枢经(中医临床必读丛书)［M］.田代华，整理.北京：人民卫生出版社，2005.

［12］河上公.道德真经注［M］.北京：学苑出版社，2014.

［13］道德经［M］.北京：中华书局，2010.

［14］论语［M］.北京：中华书局，2006.

［15］庄子［M］.北京：中华书局，2007.

［16］中庸 大学(中华经典藏书)［M］.北京：中华书局，2008.

［17］孙思邈.千金要方［M］.北京：人民卫生出版社，1982.

［18］孙思邈.千金翼方［M］.北京：人民卫生出版社，1982.

［19］成无已.伤寒明理论［M］.北京：商务印书馆，1955.

［20］朱肱.活人书［M］.北京：中国中医药出版社，2009.

［21］李中梓.医宗必读［M］成莉，校注.北京：中国医药科技出版社，
2011.

［22］张介宾.景岳全书（名中医临床必读丛书）［M］李继明，整理.北京：
人民卫生出版社，2007.

［23］四库全书总目提要［M］.北京：中华书局，2008.

［24］续修四库全书总目［M］.北京：中华书局，2004.

［25］费振勒.榆村徐君墓志铭，木刻本（影印本），清同治十三年.

［26］王孟英.潜斋医学丛书十四种［M］.集古阁印行本，1928.

［27］王泰林.王旭高医书六种·退思集类方歌注［M］.上海：上海科学技
术出版社，1979.

［28］袁枚.徐灵胎先生传.小仓山房诗文集［M］.上海：上海古籍出版社：
1988.

［29］周中孚撰.郑堂读书记［M］黄曙辉，印晓峰，标校.上海：上海书
店出版社，2009.

［30］薛凤昌.松陵女子诗徵，吴江费氏华粤堂铅印本，民国八年.

［31］赵尔巽.清史稿［M］.北京：中华书局，1977.

［32］中国中医研究院，广州中医学院.中医大辞典［M］.北京：人民卫生
出版社，1981.

［33］刘渡舟.新编伤寒论类方［M］.太原：山西人民出版社，1984.

［34］高铎.精于辨证的徐灵胎［M］.北京：中国科学技术出版社，1990.

［35］王璟.陆懋修医学全书·世补斋医书（明清名医全书大成）［M］.北
京：中国中医药出版社，1998.

［36］刘洋 . 徐灵胎医学全书［M］. 北京：中国中医药出版社，1999.

［37］左季云 . 伤寒论类方法案汇参［M］. 天津：天津科学技术出版社，2000.

［38］刘祖贻，孙光荣 . 中国历代名医名术［M］. 北京：中医古籍出版社，2002.

［39］刘时觉 . 中国医籍考［M］. 北京：人民卫生出版社，2011.

论文类

［1］宋大仁 . 徐灵胎手迹和史迹［J］. 江苏中医药，1958，1:50.

［2］宋大仁 . 清代江苏名医徐灵胎先生象传 (附年表)［J］. 江苏中医药，1958，1:27–28.

［3］邹仲彝 ."医学源流论"评议 (一)［J］. 成都中医学院学报，1958，1:62–67.

［4］朱孔阳 . 清代名医徐灵胎的别墅画眉泉［J］. 上海中医药杂志，1959，5:2.

［5］朱孔阳 . 徐灵胎著书遗蹟——画眉泉发现记［J］. 中医杂志，1962，2:37–38.

［6］宋大仁 . 清代伟大医学家徐灵胎的一生［J］. 江苏中医，1963，11:30–34.

［7］姜春华 . 对徐灵胎学术思想的评价［J］. 上海中医药杂志，1964，3:36–41.

［8］弗原子 . 徐灵胎与《慎疾刍言》［J］. 江苏中医杂志，1980，6:7–8.

［9］徐涌浩 . 略论洄溪的医学成就［J］. 浙江中医学院学报，1982，1:17–20.

［10］盛燮荪，徐树民 . 谈徐灵胎、王孟英对叶案中外感病的不同看法［J］. 浙江中医学院学报，1983，2:54.

［11］徐涌浩 . 徐灵胎治疗经验初探［J］. 安徽中医学院学报，1983，3:21–24.

［12］佚名.徐灵胎刺八股［J］.中医药文化，1984，4:65.

［13］徐涌浩.徐灵胎治疗经验再探［J］.安徽中医学院学报，1984，4:9-12.

［14］黄煌.针砭时弊发皇古义——徐灵胎医学思想剖析［J］.上海中医药杂志，1984，4:38-39.

［15］邹正和.徐大椿著作真伪考［J］.中医杂志，1985，4:76-77.

［16］顾泳源.徐灵胎著书曾就教于阮姜村［J］.江苏中医杂志，1985，7:40.

［17］何宇声.任应秋谈方剂［J］.湖南中医学院学报，1985，3:34-35.

［18］蒯伟勇.徐灵胎学术思想讨论会在苏州举行［J］.江苏中医杂志，1985，11:47.

［19］王云飞.试论古代著名医家的成才经验［J］.陕西中医，1985，5:227.

［20］梁德任.徐灵胎与《伤寒类方》［J］.新中医，1985，4:47-55.

［21］方文辉.徐灵胎先生传译释［J］.新中医，1987，5:42-44，52.

［22］黄煌.徐灵胎对治疗急症的认识与实践［J］.江苏中医，1988，4:34-36.

［23］费原子，费一峰.略论徐灵胎学术思想［J］.浙江中医学院学报，1988，2:37-38.

［24］郭桃美.徐灵胎学术思想初探［J］.新中医，1990，6:42-43.

［25］杨运高.徐灵胎用药经验初探［J］.山西中医，1991，4:8-9.

［26］任佐嘉.徐灵胎《行医叹》［J］.内蒙古中医药，1991，3:41.

［27］杨运高.徐灵胎重阴精学术思想初探［J］.四川中医，1991，4:8-9.

［28］杨运高.徐灵胎慎温补学术思想探析［J］.浙江中医学院学报，1992，3:36-37.

［29］徐涌浩.论徐灵胎的治学精神和治学方法［J］.江苏中医，1993，9:36-38.

［30］葛胜华.已识庐山真面目八股骗人又误身——徐灵胎《刺时文》诗评

析［J］.阅读与写作，1994，1:10.

［31］徐景藩.徐灵胎《洄溪医案》学术思想探讨［J］.中医杂志，1994，
7:395-396.

［32］朱炳林.怎样看待徐灵胎《医者误人无罪论》［J］.中医教育，1994，
4:49.

［33］吴国良.徐灵胎世系及相关问题考证［J］.中华医史杂志，1995，
3:165-168.

［34］只堪.薛雪诗与徐灵胎［J］.医古文知识，1998，3:16-17.

［35］陈泳超.徐灵胎与《洄溪道情》［J］.苏州大学学报，1998，1:60-63.

［36］方春阳.徐灵胎的药性论［J］.浙江中医杂志，1998，10:435-437.

［37］刘洋，高传印.浅论徐灵胎的医学成就［J］.中医杂志，1999，
11:699-700.

［38］刘洋，芮立新，高传印.论徐灵胎的自学治医成就及其启示［J］.中
国医药学报，2001，4:13-16.

［39］李古松.徐灵胎外科学术思想探要［J］.中医文献杂志，2001，4:18-19.

［40］刘洋，高传印.徐灵胎治医成就及其启示［J］.江苏中医，2001，
3:40-41.

［41］赵正秋.读徐大椿医著体会［J］.中国水电医学，2002，4:242.

［42］何任.徐灵胎及其医学著作［J］.浙江中医学院学报，2002，4:13-14.

［43］莫伟，肖莹.徐灵胎学术思想渊源初探［J］.中医文献杂志，2003，
4:9-11.

［44］孟光.浅议徐灵胎溯源重本、尚实戒虚学术思想［J］.山东中医杂志，
2005，10:636.

［45］董永悦，刘淑娥.谈徐灵胎在本草学方面的成就［J］.辽宁中医学院

学报，2005，4:350-351.

［46］黄煌.徐灵胎医案选读——清代名医医案选读之三［J］.江苏中医药，
　　　2005，8:36-39.

［47］周贻谋.清代名医徐灵胎的养生之道［J］.现代养生，2005，3:17-18.

［48］姜云武，汤晓云.徐灵胎的"针灸失传论"对当代针灸的启示［J］.
　　　云南中医学院学报，2006，4:39-40，43.

［49］叶险峰，李成文，张会芳.徐灵胎针灸思想探讨［J］.中国中医基础
　　　医学杂志，2007，7:545-546.

［50］张琳叶，徐伟，焦振廉.《洄溪医案》述要［J］.福建中医药，2007，
　　　2:56-57.

［51］汤晓龙，包来发.徐灵胎与《洄溪医案》(二)［J］.上海中医药杂志，
　　　2007，4:80-81.

［52］俞志高.徐灵胎《洄溪府君自序》介绍［J］.浙江中医杂志，2007，
　　　1:43-45.

［53］包来发，汤晓龙.徐灵胎与《洄溪医案》(一)［J］.上海中医药杂志，
　　　2007，3:80-81.

［54］沈思钰，张永文，董晓蕾，赵凌杰，蔡辉.徐灵胎《慎疾刍言》急难
　　　重症学术思想剖析［J］.中国中医急症，2008，11:1591-1592.

［55］陈曦.重评徐灵胎、缪希雍的运气观［J］.中国中医基础医学杂志，
　　　2008，7:485，490.

［56］钱超尘.徐灵胎的文学情怀［J］.中医药文化，2008，2:21.

［57］周贻谋.精于颐养的清代名医徐灵胎(六)［J］.长寿，2008，7:42.

［58］朱萸.吴江有个徐灵胎［J］.苏州杂志，2008，3:50-53.

［59］周贻谋.精于颐养的清代名医徐灵胎(五)［J］.长寿，2008，6:42.

［60］周贻谋.精于颐养的清代名医徐灵胎（四）［J］.长寿，2008，5:44-45.

［61］周贻谋.精于颐养的清代名医徐灵胎（三）［J］.长寿，2008，4:40-41.

［62］周贻谋.精于颐养的清代名医徐灵胎（二）［J］.长寿，2008，3:42.

［63］周贻谋.精于颐养的清代名医徐灵胎（一）［J］.长寿，2008，2:42-43.

［64］车振华.闲游之乐与警世之谈——徐灵胎及其《洄溪道情》［J］.临沂师范学院学报，2009，5:138-141.

［65］梁慧秋.浅谈徐灵胎妇科学术思想［J］.世界中医药，2009，5:266.

［66］梁慧秋.浅谈徐灵胎妇科学术思想［J］.光明中医，2009，9:1655-1656.

［67］李知行.徐灵胎"元气存亡论"对中医临床的指导意义［J］.内蒙古中医药，2010，10:127.

［68］李知行.谈徐灵胎"用药如用兵论"兵法思想特色［J］.吉林中医药，2010，6:540-541.

［69］张文平，秦玉龙.从《洄溪医案》探析徐灵胎对急危重症的诊疗［J］.山西中医学院学报，2011，6:6-7.

［70］王东坡.徐灵胎中医教育思想探讨［J］.中医教育，2011，2:63,64,74.

［71］杨代竹.论张锡纯中风病学术思想渊源［J］.中医临床研究，2012，23:63-64.

［72］许敬生.灵胎诚恳谢病人［J］.河南中医，2012，11:1424.

［73］张文平，秦玉龙.徐大椿慎用温补思想浅析［J］.江西中医学院学报，2013，3:3-6.

［74］张勇风.评张泽洪《道教唱道情与中国民间文化研究》［J］.文艺研究，2013，5:125-133.

［75］丁晶，汪伟，沈津湛.徐灵胎"元气论"学术思想初探［J］.浙江中医药大学学报，2013，11:1291-1293.

［76］张敬敬，林慧光.《神农本草经读》力纠用药时弊探析［J］.中医药学报，2013，6:5-6.

［77］王子川，徐世杰.徐灵胎《洄溪医案》特色验案方剂浅析［J］.中国中医基础医学杂志，2013，2:188，196.

［78］李彦奇.徐灵胎的秘方［J］.家庭中医药，2014，5:10.

［79］丁晶，袁静.徐灵胎"主病主方主药"医学思想探究［J］.安徽中医药大学学报，2014，5:7-9.

［80］王丽华，单兆伟，孙丽霞.从《神农本草经百种录》谈中药的学习及运用［J］.四川中医，2014，9:13-14.

［81］吴丽丽，严灿.对《中医基础理论》教材中"元气"概念内涵的解析［J］.中国中医药现代远程教育，2014，13:2-4.

［82］周路红.论徐灵胎的医学成就［J］.光明中医，2014，4:669-670.

［83］周路红，宋志萍.徐灵胎治学特点研究［J］.医学与哲学(A)，2014，4:88-89.

［84］刘铨，陈文锋.徐灵胎论治咳嗽浅析［J］.中医药导报，2015，7:22-24.

［85］李冬霞，王浩浩，刘文礼.从《洄溪医案》试析徐大椿诊治特色［J］.江苏中医药，2015，4:64-66.

［86］徐亚兰，鲍晓东.论徐灵胎"治病必分经络脏腑"思想及其在《洄溪医案》中的运用［J］.山西中医学院学报，2015，1:10-11，14.

学位论文

［1］赵晶.《难经》的文献研究［D］.山东中医药大学，2008.

［2］徐笋晶.徐灵胎对《伤寒论》辨证论治及处方用药特点的研究［D］.广西中医学院，2011.

［3］马良梅.徐灵胎对《伤寒论》学术思想的继承和发展［D］.北京中医药大学，2012.

［4］尤娟.清代文人三家道情［D］.扬州大学，2012.

［5］王子川.徐灵胎学术思想与临床经验研究［D］.中国中医科学院，2013.

［6］耿尊恩.《神农本草经百种录》文献研究［D］.山东中医药大学，2017.

汉晋唐医家（6名）

张仲景　王叔和　皇甫谧　杨上善　孙思邈　王　冰

宋金元医家（19名）

钱　乙　刘　昉　陈无择　许叔微　陈自明　严用和

刘完素　张元素　张从正　成无己　李东垣　杨士瀛

王好古　罗天益　王　珪　危亦林　朱丹溪　滑　寿

王　履

明代医家（24名）

楼　英　戴思恭　刘　纯　虞　抟　王　纶　汪　机

薛　己　万密斋　周慎斋　李时珍　徐春甫　马　莳

龚廷贤　缪希雍　武之望　李　梴　杨继洲　孙一奎

吴　崑　陈实功　王肯堂　张景岳　吴有性　李中梓

清代医家（46名）

喻　昌　傅　山　柯　琴　张志聪　李用粹　汪　昂

张　璐　陈士铎　高士宗　冯兆张　吴　澄　叶天士

程国彭　薛　雪　尤在泾　何梦瑶　徐灵胎　黄庭镜

黄元御　沈金鳌　赵学敏　黄宫绣　郑梅涧　顾世澄

王洪绪　俞根初　陈修园　高秉钧　吴鞠通　王清任

林珮琴　邹　澍　王旭高　章虚谷　费伯雄　吴师机

王孟英　陆懋修　马培之　郑钦安　雷　丰　张聿青

柳宝诒　石寿棠　唐容川　周学海

民国医家（7名）

张锡纯　何廉臣　陈伯坛　丁甘仁　曹颖甫　张山雷

恽铁樵